사상체질 건강요리

사상체질 건강요리

인쇄일	2022년 9월 2일
발행일	2022년 9월 7일
지은이	김수범
펴낸곳	도서출판 청연
주소	서울시 금천구 독산동 967번지 2층
전화	(02) 866-9410
팩스	(02) 855-9411
신고번호	제2001-000003호
이메일	chungyoun@naver.com

내 몸에 꼭 맞는

사상체질 건강요리

한의학박사
김수범 지음

도서출판 **청연**

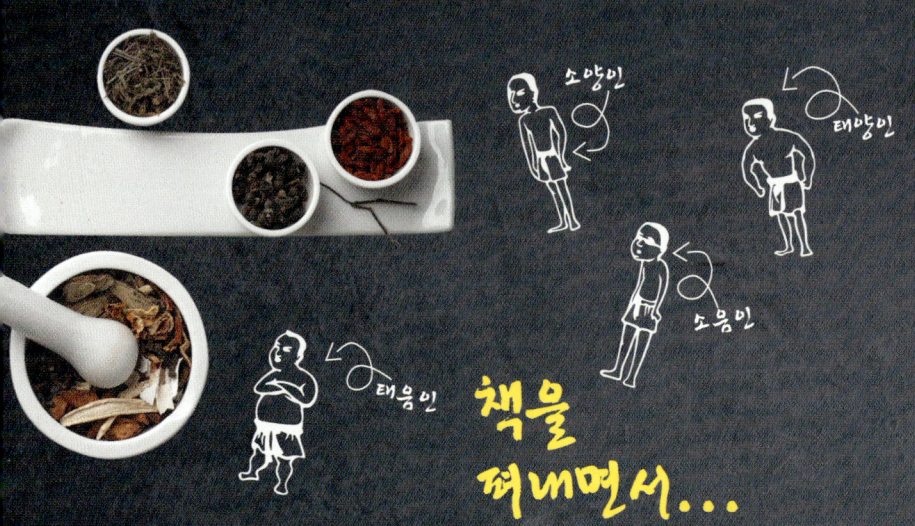

책을 펴내면서...

사상체질의학의 창시자인 이제마 선생이 새롭게 조명되면서 사상체질의학에 사람들의 관심이 집중되고 있다. 사상체질의학을 전공한 한의사로서 이 같은 변화가 반갑기 그지없다. 그것은 분명 국민 건강에 도움이 될 수 있으리라 보기 때문이다.

무엇보다 사상체질의학은 자신의 건강을 스스로 지킬수 있는 방법을 제시해놓았다는 점에서 의학저거 가치가 높다 할 것이다.

일찍이 동무 이제마 선생은 각각의 체질에 따라서 사람의 장부생리가 다르다는 것을 발견한 후 이를 의학에 적용하여 질병의 예방과 치료에 새로운 발전을 가져왔다.

즉 인간의 심성인 애노희락의 성정(性情)에 따라서 장부의 대소가 다른데 이를 태양인, 태음인, 소양인, 소음인으로 구별한 후 각각의 체질에 따라서, 또 한약의 기미에 따라서 체질에 맞는 약과 맞지 않는 약을 구별하였던 것이다.

특히 사상체질의학은 일반인들도 자신의 체질을 알아서 자신의 체질에 맞는 생활을 함으로써 스스로 자신의 건강을 지킬 것을 강조하였다.
그 방법의 하나로 특별히 강조하고 있는 것이 바로 음식이다. 이제마 선생은 음식도 각 체질에 따라서 좋은 음식과 나쁜 음식이 있다고 밝히고 되도록 자기 체질에 맞는 음식을 먹을 것을 당부했다.

즉 음식도 약과 같은 것으로 보았던 것이다. 따라서 자기 체질에 잘 맞는 음식을 먹으면 약을 먹은 것과 같이 건강을 유지할 수 있지만 자신의 체질에 맞지 않는 음식을 먹는다면 표시도 안 나게 점점 몸이 나빠진다는 것이다.

이것이 바로 스스로 자신의 체질을 알아서 자신의 체질에 맞는 음식을 먹어야 하는 이유이다.

이번에 출간하게 된 〈내 몸에 꼭 맞는 사상체질 건강요리〉는 이러한 사상체질의학을 재해석한 건강 지침서이다.

우리가 흔히 먹는 음식에 대한 체질적 궁합과 그 활용법을 밝혀 일반인 스스로 건강할 수 있는 방법을 제시하고자 하는 바람에서 기획되었기 때문이다.

미진한 부분도 많을 것이다. 그러나 필자가 말하고 싶은 결론은 하나다. 음식 하나를 먹더라도 자신의 체질에 맞는 것을 먹어야 한다는 것이다. 그것이 건강을 지키는 지름길이라고 믿고 있기 때문이다.

부디 이 한 권의 책이 건강한 삶을 추구하는 독자 제위님들께 귀중한 복음서가 되기를 기대해본다.

진료실에서 김수범

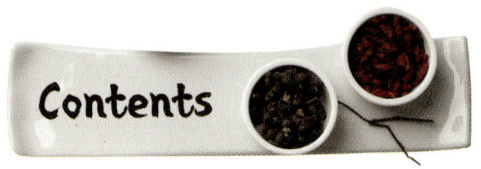

Contents

1장 체질부터 제대로 알자

1. 지금은 체질의학시대 ——————————————— 12
2. 사상체질의학의 창시자 '태양인 이제마'는 누구인가? ——— 13
3. 사상체질음식이란 무엇인가? ——————————— 19
4. 사상체질로 본 외형적인 특징 ——————————— 22
5. 성격과 심성으로 체질을 구별하는 법 ———————— 27
6. 사상체질의학으로 본 장부의 크기 ————————— 30
7. 사람의 체질은 과연 바뀌나? ——————————— 33
8. 내 체질은 무슨 체질일까? 스스로를 알아보는 체질 진단법 ——— 35

2장 내 체질을 알고 스스로 건강 지키자

1. 내 체질에 맞는 음식을 먹어야 하는 이유 ——————— 50
2. 체질별 좋은 음식 & 나쁜 음식 —————————— 52
3. 내 체질에는 채식이 좋을까, 육식이 좋을까? —————— 54
4. 보약도 체질에 맞아야 효과 본다 —————————— 58
5. 인삼, 홍삼도 체질에 맞아야 '약'이 된다 ——————— 63
6. 내 체질에 맞는 보양식을 골라 먹자 ————————— 65
7. 슬로우음식을 먹자 ———————————————— 71

8. 체질에 맞게 술 마시는 법 ——— 73
9. 환절기 감기도 체질 따라 치료법 다르다 ——— 79
10. 체질에 따라 '땀'다스리기 ——— 82
11. 사상체질의학과 성인병 ——— 86
12. 체질과 당뇨병 ——— 91
13. 봄철 원기를 회복시키는 체질 보약 ——— 100
14. 삼복더위에 좋은 체질보양식 ——— 104
15. 여름 휴가철에 먹으면 좋은 체질별 한방보양식 ——— 110
16. 내 체질에 좋은 가을철 보약 ——— 114
17. 체질별로 다스리는 겨울철 마른기침 ——— 119
18. 겨울을 이기는 체질별 보약 ——— 121
19. 체질에 따른 효율적인 운동법 ——— 126

3장 사상체질의학으로 살 빼는 비법

1. 비만은 질병이다 ——— 130
2. 비만의 원인에는 어떤 것이 있나? ——— 132
3. 비만하면 어떤 증세가 나타나나? ——— 134
4. 비만은 어떻게 치료해야 하나? ——— 135
5. 사상체질로 살을 빼면 병도 치료한다 ——— 136
6. 술과 비만 ——— 144
7. 일주일에 1kg을 빼려면 하루 1000kcal를 줄여라 ——— 146
8. 다이어트와 뇌 ——— 149
9. 체지방을 없애는 운동법 ——— 153
10. 비만증을 다스리는 음식요법 ——— 155
11. 과일도 살이 찐다 ——— 157
12. 살을 빼려면 두 끼식으로 바꾸자 ——— 159

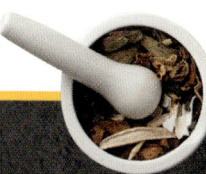

4장 수험생의 건강

1. 수험생의 마무리 건강법 ──── 164
2. 수험생의 머리를 맑게 하는 차와 과일 ──── 171
3. 공부잘하게 도와주는 수험생 보약식 ──── 173
4. 머리 무겁고 뒷목 뻣뻣 수험생 항강증 개선하는법 ──── 176

5장 생식과 건강

1. 생식이란 무엇인가? ──── 180
2. 자연식과 생식은 어떻게 다른가 ──── 182
3. 생식하는 사람과 회식하는 사람의 차이 ──── 184
4. 생식이 가져다주는 7가지 효능 ──── 185
5. 생식을 하면 신진대사가 원활해진다 ──── 187
6. 생식을 하면 피가 깨끗해진다 ──── 189
7. 생식은 대장암의 발병률을 낮춘다 ──── 191
8. 생명의 씨앗이 있는 씨눈은 영양의보고 ──── 194
9. 생식은 오염되지 않은 자연식을 먹어야 한다 ──── 196
10. 생식은 진공동결방식이어서 영양가 손실이 적다 ──── 198
11. 생식을 행할 때도 체질에 따라 한다 ──── 200
12. 권하고 싶은 생식 재료 ──── 204
13. 집에서 생식을 만드는 법 ──── 229

6장 약이 되는 사상체질 요리로 건강 지키자

느타리양파국 234/ 홍화갑오징어찌개 236/ 백출백숙 239/ 우슬돼지족조림 241 / 오징어찌개 243/ 해삼해우탕245/ 목통가물치국 247/ 부추찹쌀죽 249/

구기자돼지고기찌개 251/ 음양곽꼬리곰탕 253/ 파고치 추어탕 255/ 칡대구탕 257/
우슬도가니탕 259/ 굴 북어국 261/ 꽃게탕 263/ 생지황오이냉국 265/
성인병을 예방하는 건강식 3가지 267/ 속단미역국 269/ 소콩팥전골 271/
지황복탕 273/ 은행도라지나물 276/ 봄나물도 체질에 맞게 먹자 278/ 냉이국 280/
달래무침 282/ 쑥국 284/ 씀바귀나물 286/ 취나물 288/ 여름철 보신탕 290/
임자수탕292/ 육계장294/ 팥빙수 296/ 황기삼계탕 298/ 오미자수박화채 300/ 민어매운탕 302/
죽여냉콩국수 304/ 보양식의 대명사 '장어' 306/ 송이산적 311/ 꽁치조림 313/
연근조림 315/ 육계생태매운탕 317/ 감기에 좋은 요리 5가지 320/ 은행쇠고기찜 324/
곽향차와 귤 326/ 굴뱃춧국 328/ 박하차와 오이즙 330/ 칡차와 배 332/ 칡콩나물국 334/
쇠고기무국 336/ 조개탕 338/ 도라지대구탕 340/ 파김치 342/ 한국의 대표음식 불고기 345/
뼈곰탕 346/ 육계삼계탕 348/ 율무밥 · 율무차 350/ 팥보리밥 352/ 현미찹쌀밥 354/
차조찹쌀밥 357/ 전주 비빔밥 360/ 옥수수수염차 362/ 율무차 364/ 현미대나무밥 366/
대보름의 오곡밥 368/ 새해 건강 다지는 한방 보양식 3가지 370/
새해 건강 지키는 보양차 3가지 372/ 꿩떡국 374/ 대합조개만두 376

7장 체질에 맞는 한방 약차로 건강 지키자

1. 한방차가 약이 되나? ─────────────── 380
2. 소양인 체질에 좋은 약차 3가지 ─────────── 383
3. 소음인 체질에 좋은 약차 4가지 ─────────── 385
4. 태음인 체질에 좋은 약차 4가지 ─────────── 387
5. 태양인 체질에 좋은 약차 3가지 ─────────── 389
6. 스스로 달여 먹으며 건강 지키는 한방차 ─────── 391
7. '약'으로 마시는 한방차 ──────────────── 395

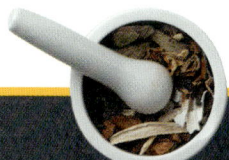

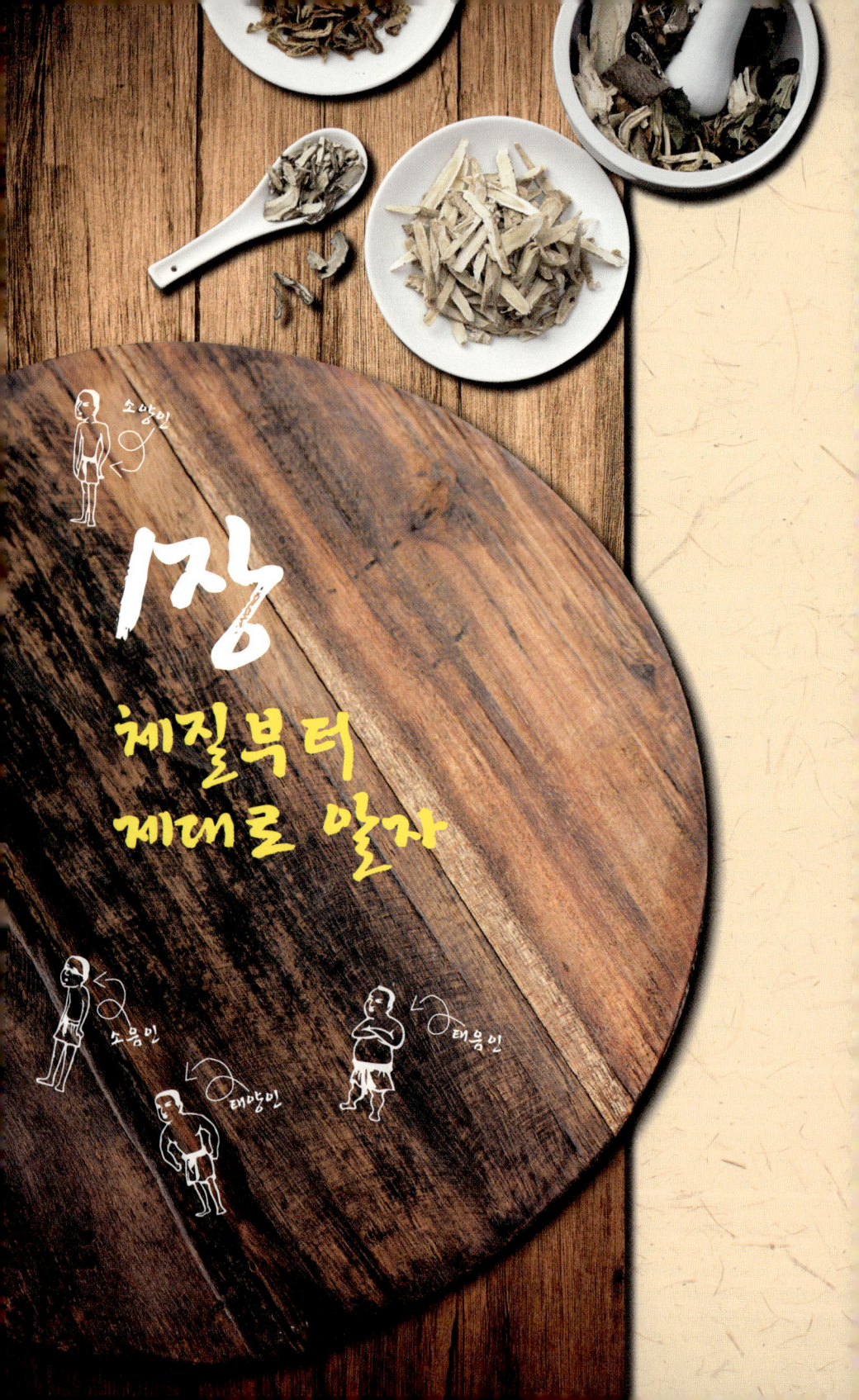

1장

체질부터 제대로 알자

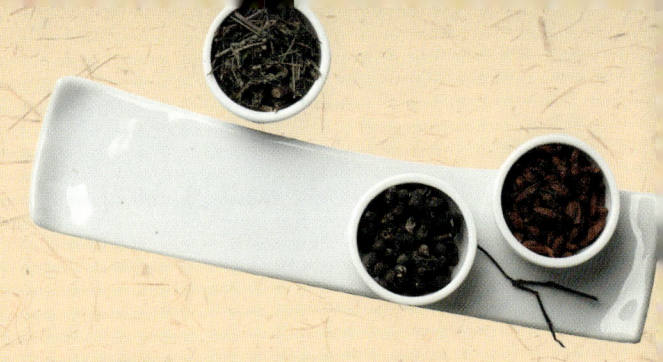

1. 지금은 체질의학시대
2. 사상체질의학의 창시자 '태양인 이제마'는 누구인가?
3. 사상체질음식이란 무엇인가?
4. 사상체질로 본 외형적인 특징
5. 성격과 심성으로 체질을 구별하는 법
6. 사상체질의학으로 본 장부의 크기
7. 사람의 체질은 과연 바뀌나?
8. 내 체질은 무슨 체질일까? 스스로를 알아보는 체질 진단법

1. 지금은 체질의학시대

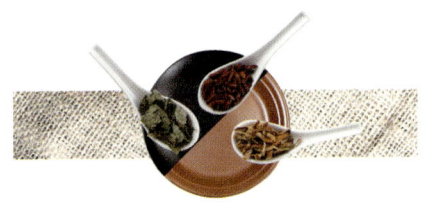

체질 바람이 거세다. 한 드라마가 몰고 온 여파 때문이다. 체질의학의 창시자인 이제마 선생의 생애가 드라마로 재조명되면서 사상체질의학은 하나의 신드롬으로 확산되고 있다.

사실 체질의학은 이미 한방 치료법 가운데 중요한 한 부분을 차지하고 있다. 날로 폭넓은 임상사례가 발표되면서 각종 질병 치료에 광범위하게 응용되고 있는 것이 엄연한 현실이다.

그것은 사상체질의학이 가진 중요한 장점 때문이기도 하다. 사상체질의학은 이른바 '맞춤치료'를 주요 근강으로 하고 있다.

사상체질의학의 관점은 하나다. 사람마다 타고나는 체질이 있다는 것이고 또 그 체질에 맞는 음식을 먹어야 한다는 것이다. 질병에 대한 치료법 또한 체질에 맞는 치료를 행할 때 좋은 효과를 나타낸다는 것이다.

이 같은 시각은 실제로 임상에서 입증되고 있어 우리 민족의 독창적인 의학체계를 구축하고 있는 동무 이제마 선생의 사상체질의학은 각종 질병 치료에 새 기원을 열 수 있을 것이라 확신한다.

2. 사상체질의학의 창시자 '태양인 이제마'는 누구인가?

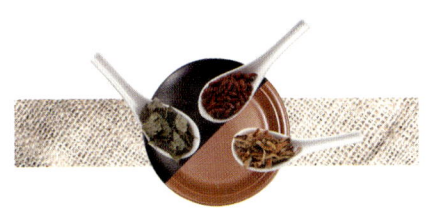

많은 사람들은 허준의 생애와 〈동의보감(東醫寶鑑)〉에 대해서는 많이 알고 있지만 이제마와 그의 저서 〈동의수세보원(東醫壽世保元)〉을 아는 사람은 그리 많지 않다. 간혹 이제마는 몰라도 사상의학(四象醫學)이나 체질의학(體質醫學)을 아는 사람은 더러 있다.

그러나 태양인, 태음인, 소양인, 소음인 등의 체질에 대해서는 한 번 쯤 들어본 기억이 있을 것이다. 바로 태양인 이제마가 사람에게는 네가지의 체질인 태양인, 태음인, 소양인, 소음인이 있다는 사상체질의학을 처음으로 밝혀낸 인물이다. 기존의 한의학이나 〈동의보감〉에 나오는 내용은 기존의 한의서적을 정리하여 만든 의학이지만 이제마의 사상의학은 기존의 한의학과는 다른 독자적인 의학으로 우리 나라만의 독창적인 한의학이라고도 할 수 있다.

외국에서도 체질의학이라는 것이 있다. 그러나 대부분 단편적이고 어떤 의학의 한 일부분으로서 체질을 강조하고 있어 그 근본이 미비하고 학문저기거나 의학적인 배경 또한 부실하다.

그런 까닭에 이제마 선생이야말로 세계적인 의학자의 대열에 서도 전혀 손색이 없는 인물이라 할 수 있다. 그런 인물을 새롭게 재현하고 있어 반가운 마음이 앞선다.

이제마 선생은 조선 말기 철학자이자 의학자

사상체질의학의 창시자 이제마 선생(1837-1900)은 약 150년 전에 활동하던 조선 말기의 철학자이면서 의학자이다. 그의 사상은 주로 철학서인 〈격치고(格致藁)〉와 한의서인 〈동의수세보원(東醫壽世保元)〉에 잘 나타나 있다.

그에게는 이제마라는 이름이 붙게 된 탄생일화가 있다.

이제마를 가장 아껴주고 사랑하였던 할아버지 충원공이 꿈을 꾸었다. 어떤 사람이 탐스러운 망아지 한 필을 끌고 와서 이 망아지는 제주도에서 가져온 용마인데 아무도 알아주는 사람이 없어 귀댁으로 끌고 왔으니 맡아서 잘 길러달라고 하고 기둥에 매놓고 가버렸다.

자세히 살펴보니 망아지가 어찌나 탐스럽고 사랑스럽던지 등을 어루만지며 기뻐하다가 잠에서 깨어났다. 꿈이 하도 신기하여 무슨 꿈일까 곰곰이 생각에 잠겨 있던 때에 밖에서 누가 찾는 소리가 들렸다. 급히 하인을 불러서 나가 보라고 하니, 하인이 나갔다가 들어오는데, 뒤에는 어떤 여인이 강보에 갓난 아기를 싸안고 따라왔다.

이제마의 아버지를 불러 이유를 물어보니 이제마의 아버지인 이 진사(반오)가 어느 날 술에 취해 주막에서 묵게 되었다. 이 주막에는 늙은 주모가 시집 못 간 딸 하나를 데리고 살고 있었는데 인물도 못생기고 사람됨이 변변치 않아 시집보낼 생각조차 못하고 있던 중이었다. 주모가 생각다 못해 이 진사의 방에 딸을 들여보내 하루를 묵게 했다고 한다.
취중에 저지른 일이라 이제마의 아버지는 대답도 못하고 서 있기만 하자 충원공이 조금 전에 꾸었던 꿈이 떠올라 여인과 갓난 아기를 받아들이기로 하였다. 그래서 아이의 이름을 "제주도 마를 얻었다." 하여 '제마(濟馬)'라고 지었다.
이제마는 1837년에 함경북도 함흥군 천서면에서 서자로 태어났다. 어려서부터 할아버지의 사랑을 많이 받고 자라났으며 천성이 쾌활하고 용감하여 개성을 굽힐 줄 몰랐다. 학문도 열심히 하여 당대의 문장에게 학문을 배웠으며 특히 사서삼경과 주역에 밝았으며 무예를 좋아했다.
그 후 13세 때에 향시에 장원을 하기도 했다. 어려서부터 항상 커서 훌륭한 장수가 되겠다는 야심을 갖고 있었다. 그래서 스스로 자신이 동국(東國)의 武人)이란 뜻에서 호를 동무(東武)라고 지었다.
그러나 이제마에게도 큰 변화가 있었다. 자신을 아껴주던 할아버지가 돌아가신 후에 충격을 받고 가출을 하여 전국의 각지를 돌아다니며 학문의 폭을 넓혀나갔다. 또 소련이나 만주로도 여행을 하여 현대 과학문물에 대하여 폭넓게 접했으며 서양문명에 대해서도 눈을 떴다.
그 후 결혼을 하여 생활을 하다가 다시 한 번 시련을 겪게 된다. 첫 아들을 얻은 후에 병으로 부인을 잃게 되기 때문이다. 이 일을 계기로 의학에 관심을 갖기 시작한 것으로 알려져 있다.
이제마의 한의학적인 배경은 다른 선조 한의사들과는 사뭇 다르다.
많은 선조 한의사들은 기존의 도교적인 내용을 공부한 후 한의학을 공부하거나 한의학만을 공부한 경우가 많다. 그러나 이제마 선생은 기존의 한의학과는 다른 유교적인 사서삼경을 공부하여 사상체질에 따른 독창적인 한의학을 만들었던 것이다.

이제마 철학적 영향은 누구로부터 받았나?

이제마 선생의 독창적인 사상체질의학에 영향을 준 것은 운암(芸菴)한석지(韓錫地)의 〈명선록(明善錄)〉인 것으로 알려져 있다. 30세를 전후하여 그의 학문적 바탕이 이루어지고 있을 때의 일이다.

어느 날 이제마 선생이 주막에 들어가 술을 한 잔 마시려고 하였을 때에 벽에 붙어있는 글귀의 내용이 진한 감동을 주었다. 그 글귀에 감동하여 글을 쓴 사람을 알아보니 바로 한석지의 〈명선록〉이었다.

이제마는 손수 글을 베껴서 공부를 하기 시작했다. 그것은 결국 사상체질의학의 철학적 배경이 되었다. 기존 한의학의 철학적 배경이 도교적인 음양오행(陰陽五行)의 원리인 반면에 이제마의 철학적 배경은 유학의 사심신물(事心身物)의 사상(四象)을 기본으로 하여 새로운 한의학의 이론을 창시하기에 이르렀던 것이다.

한의학적인 배경은 어디에서 얻었을까?

이제마 선생이 저술한 〈동의수세보원〉을 보면 인용한 문구들의 상당수가 〈동의보감〉의 글을 인용한 것으로 보아 〈동의보감〉을 탐독하였다고 할 수 있다.

그러나 이제마 선생은 병을 치료할 때 같은 병에 같은 약을 써도 어떤 사람은 잘 낫고, 어떤 사람은 잘 낫지 않는 것에 의문이 많았다.

특히 자신의 병이 조금만 먹어도 구토증세가 있고, 아침에 먹은 것을 저녁에 토하는 열격병, 반위병(反胃炳)이 있었으며, 아무 이유없이 다리의 힘이 빠지는 해역병도 있어서 여러 가지 처방을 하였으나 잘 낫지 않는 것을 알게 되었다.

그러던 중 많은 임상을 쌓아가던 어느날 우연히 사람마다 체질이 다르게 태어나며 병도 다르게 반응한다는 것을 알게 되었다.

이를 바탕으로 이제마 선생은 애노희락(哀怒喜樂)의 성정(性情)에 따라서 태양인(太陽人)은 폐의 기능이 강하고 간의 기능이 약하며, 태음인(太陰人)은 간의 기능이 약하고 폐의 기능이 약하다고 했다. 또 소양인(少陽人)은 비위의 기능이 강하고 신장의 기능이 약한 반면 소음인(少陰人(소음인))은 신장의 기능이 약하고 비장의 기능이 약하다는 사실을 알게 되었다.

그리하여 사상체지의학이 세상에 나오게 된 것이다. 이제마 선생이 병을 치료한 것은 문헌적으로 39세에 처방을 한 자료가 있으며 40세 이전에 한의학적인 경험이 있었음을 알 수 있다.

불꽃같은 삶을 살다간 당대의 풍운아

이제마의 저서에는 철학서인 〈격치고(格致藁)〉와 한의서인 〈동의수세보원(東醫壽世保元)〉외에도 〈제중신편(濟衆新編)〉, 〈광제설(廣濟說)〉 등이 있다. 〈제중신편〉은 도덕적인 내용의 중요성을 강조하였으며, 오복(五福), 생명을 연장하는 법, 알고 행동하는 지행(知行)을 하는 방법에 대한 내용이 있기도 하다. 또한 〈광제설〉은 양생의 교훈을 가르친 내용이다. 이들의 내용은 한의학적인 치료법이라기보다는 상대를 충분이 아는 것(지인(知人))에 중점을 두었으며 인간은 마음 쓰는 것을 잘 히어야 병도 치료할 수 있다는 사실을 강조하고 있다.

또한, 이제마 선생은 39세에 무예에도 관심이 많아서 무과에 등용이 되어 무인으로서의 생활을 하기도 했다. 이제마의 사상과 철학이 담겨 있는 철학서인 〈경치고〉는 44세 때부터 쓰기 시작하여 57세에 완성하여 사상체질의학의 철학적 기틀을 마련하였다.

그후 58세에는 이제까지 임상경험을 바탕으로 사상체질의학의 성서인 〈동위수세보원〉을 저술하여 사상체질의학의 효시가 되었다.

그는 무인으로 관직에 오래 머물다가 62세 때에 관직에서 떠났으며 말년에는 함흥의 만세교 근처에서 보원국(保元國)을 열어 환자의 치료에 전념하였다. 그 후 1900년에 64세로 불꽃같던 태양인 이제마는 파란만장한 생을 마쳤다.

이제마는 각각의 체질에 따라서 사상인의 장부생리가 다르다는 것을 발견한 후 의학에 적용을 하여 질병의 예방과 치료에 새로운 발전을 가져왔다. 또한 일반인들도 자신의 체질을 알아서 자신의 체질에 맞는 생활을 함으로써 스스로 자신의 건강을 지킬 것을 강조하였다.

3. 사상체질음식이란 무엇인가?

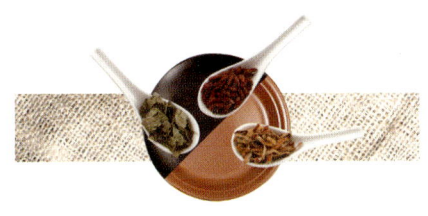

보통 음식을 선택할 때 무엇을 중요하게 생각하는가 하는 것은 사람마다 다를 것이다. 먼저 맛을 생각하는 사람, 또 양이나 가격을 중시하는 사람, 분위기를 따지는 사람, 칼로리를 계산하는 사람 등 천차만별이다. 그러나 무엇보다도 그 음식이 얼마나 영양가가 있는가를 생각하는 것이 가장 일반적인 경우일 것이다. 얼마 전까지만 해도 그랬다.

그러나 최근에 와서는 과학기술 등의 발달로 식생활에 많은 변화의 바람이 일었고, 먹거리 또한 살이 안 찌는 음식이 무엇인가를 생각하는 사람들이 많아졌다. 이렇듯 시간이 지나면서 많은 것이 변하고 있다.

앞으로의 식생활은 또 어떻게 변할 것인가? 맛도 좋고, 먹어도 살이 찌기는커녕 오히려 살을 빼주는 음식이 개발된다면 좋아할 사람이 많을 것이다.

그렇다고 모두가 그럴까?

그렇지는 않을 것이다. 아무리 훌륭한 음식이라 하더라도 좋아하는 사람이 있으면 싫어하는 사람이 있기 마련이다.

예를 들면 어떤 사람은 삼겹살을 아주 맛있게 먹지만 냄새조차도 싫어

하는 사람이 있다. 인삼차 끓이는 냄새를 향긋하게 느끼는 사람이 있는 반면, 인삼 냄새만 맡아도 머리가 아프다는 사람도 있다. 또 어떤 사람은 고기를 먹으면 소화가 안 되고 속이 안 좋다면 야채와 곡식을 좋아한다. 또 어떤 사람은 오직 고기를 먹어야 먹은 것 같다는 사람도 있다. 심하면 복숭아나 특정 생선을 먹는다든가, 옻나무가 있는 근처에 간다든가 하면 영락없이 몸에 두드러기가 생기는 알레르기 증세를 보이는 사람도 있다. 그리고 똑같이 상한 음식을 먹었어도 예민하게 반응하여 배탈이 나는 사람이 있고, 혹은 아무 이상이 없는 사람도 있다.

위의 이야기를 정리해보면 무언가가 개개인에 따라서 서로 다르게 반응하고 있음을 알 수 있으나 이것이 무엇인지는 아직 밝혀져 있지 않다. 보통 과민반응, 알레르기 등으로 이야기하고 있을 뿐이다.

사상체질의학에서는 이것이 바로 다름 아닌 체질이 아닌가 생각한다. 그래서 사상체질의학에서는 이미 각각의 체질별 특성을 밝히고 체질에 맞는 음식을 선정해 놓았기 때문에 이러한 알레르기나 과민반응을 미리 예방할 수 있다.

보통 우리는 음식을 이것 저것 가리지 않고 먹기 때문에 자신에게 무엇이 좋고 무엇이 나쁜지 잘 파악하지 못한다. 그러나 어떤 음식을 먹든지 자세하게 반응을 살펴보면, 어떤 음식은 먹으면 속이 편하지만 어떤 음식은 많이 먹지 않아도 속이 편치 않거나, 배가 아프거나, 설사를 하거나, 변비가 생기거나 하는 등의 반응이 나타난다는 것을 알 수 있다. 사상의학을 창시한 이제마 선생이 원했던 것이 바로 이것이 아니었나 하는 생각이 든다. 모든 사람이 자신의 체질을 알아서 스스로의 건강을 지키라는.

사상체질의학의 중요성은 인간의 심성인 희노애락의 감정에 따라서 장부의 대소가 다른데 이를 태양인, 태음인, 소양인, 소음인으로 구별한 후 각각의 체질에 따라서 체질에 맞는 약과 맞지 않는 약을 구별하였고, 음식도 각 체질에 따라서 좋은 음식과 나쁜 음식을 구별하였다는데 있다.

즉 음식도 약과 같아서 자신의 체질에 맞는 음식을 먹으면 약을 먹은 것과 같이 건강을 유지할 수 있지만 자신의 체질에 맞지 않는 음식을 먹는다면 표시도 안 나게 점점 몸이 나빠진다는 것이다.

이것이 바로 스스로 체질을 알아서 자신의 체질에 맞는 음식을 먹어야 하는 이유이다. 나아가 체질별 성격의 장단점을 파악하여 자신의 장점을 살리고 단점을 보충하여 준다면 정신적으로도 건강을 유지할 수 있게 될 것이다.

4. 사상체질로 본 외형적인 특징

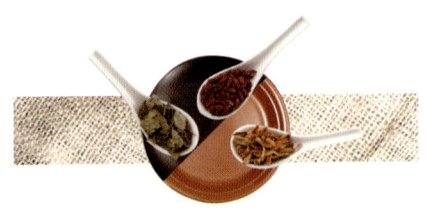

한의학과에 입학한 사람이라면 누구나 한 번쯤 겪게 되는 재미있는 과정이 있다. 누구를 만나든 그 사람의 체질을 얘기해 주는 것이 바로 그것이다. 마치 점쟁이가 관상을 보고 그 사람의 과거와 미래를 알아맞히 듯 사람의 체질을 알아맞히기에 몰두한다.

필자 또한 예외가 아니었다. 한의과대학에 입학을 하고 얼마 안 돼 그런 증상(?)을 겪었다. 누구를 만나건 그 사람의 외모를 보고 "무슨 체질이시네요." 하면서 말머리를 꺼내는 것이 버릇이 되다시피 했다. 듣는 사람도 생소하고 신기해서 그런지 나중에는 고객(?)이 꽤나 많았다. 하지만 당시 행한 체질 감별의 정확도에 대해선 솔직히 말해 자신이 없다. 처음 배우는 필자의 눈썰미도 문제였겠지만, 더욱이 체질을 판단하는 근거라고는 고작 상대방의 외형을 보는 것이 다였던 것이다.

최근에 와서는 사람의 외형으로 하는 체질 감별의 정확도는 더욱 떨어진다. 생활이 윤택해지면서 전보다 훨씬 더 잘 먹게 되었지만 상대적으로 운동량은 적어져 본래 체질과는 상관없이 건강하고 비대한 사람들이 늘어났기 때문이다. 또한 미용이나 그 밖의 이유로 성형수술을 하는 사람이 날로 늘어나고 있어 외형을 보고 체질을 감별하기란 그 만큼 어려워지게 되었다.

그럼에도 불구하고 외관상 나타나는 사람의 체형은 사상체질을 감별하는 데 귀중한 기초자료가 된다. 여기에 의사의 경험이 뒷받침된다면 정확도를 조금이라도 더 높일 수 있다.

보통 외관으로 체질을 감별하는 것은 외모(外貌)와 용모사기(容貌詞氣), 즉 외형이 주는 느낌을 그 판단 근거로 삼는 방법이다. 이 중 외모는 신체 부위의 골격이나 특징을, 용모사기는 얼굴의 상태와 전체적인 느낌을 중시한다. 이를 근거로 각 체질을 진단해 보면 다음과 같다.

태양인(太陽人) 체질의 특징

체형은 상초부인 머리, 목덜미 부위가 상대적으로 발달하였고 허리부위가 가늘기 때문에 기가 위로 상승된 면이 있다. 눈에 광채가 있고 살이 찌지 않은 마른 편이며, 오래 걷거나 서 있기가 힘들다.

용모사기는 건장하고 과단성이 있다. 깔끔하고 단아하며 떳떳한 태도를 갖고 있는 관계로 초연하고 거만해 보인다. 현실적인 면보다는 이상적인 면을 추구한다.

보통 사람이 생각하는 것을 뛰어넘는 비범한 사람이 많아서 소통성이 있고, 무슨 일이나 막힘없이 시원스럽게 처리한다. 처음 만난 사람도 쉽게 사귀는 데 능하며, 무슨 일이든 마음에 품지 않고 부담 없이 생각한다. 남성적인 면이 많고 여성적인 면이 적다. 항상 나아가려고 하며 물러서려고 하지 않는 강력한 추진력을 가진 초능력적인 면이 있다.

그런 반면에 앞뒤를 생각하지 않고 거침없이 행동하여 급진적이고 함부로 행동하는 경향이 있다. 영웅심이 많고 남을 무시하는 경향이 있기도 하다. 방종하고 제멋대로 행동하는 면이 있어서 사회에 적응을 못하면 따돌림을 받기 쉬우며 평생 헤어나지 못하는 경우도 있다.

소양인(少陽人)체질의 특징

체형은 가슴과 흉곽부위가 발달하였고 엉덩이가 작아서 상대적으로 상체가 왕성하고 하체가 약하다. 가슴부위가 발달해 가슴을 쭉 펴고 다니며 걸을 때에는 상체가 흔들리면서 안정감없이 걷는다. 눈매는 날카롭고 입은 크지 않으며 입술이 얇고 턱이 뾰족하다. 머리가 앞뒤로 나온 사람이 많다. 소양인 중에는 소음인처럼 키가 작고 단정한 사람도 있다. 용모사기는 안정감이 적고 다리가 가벼우며 날래고 용맹을 좋아한다. 활달하며 행동이 민첩하고 경솔한 면이 있다. 옳지 않은 일에는 참지 못한다.

창의력이 뛰어나 새로운 아이디어를 많이 만들어내며, 마음이 강직하고 열성적이고 솔직담백하다. 일을 할 때에 이해와 타산을 따지지 않으며, 남을 위하는 봉사정신이 강하다. 자기 일보다 남의 일에 더욱 열성적이며, 감정표현을 솔직하게 하고 그 자리에서 풀어버린다.

그런 반면에 여러 가지 일을 한꺼번에 벌려놓고 마무리를 하지 못하며 두려워한다. 가정이나 개인일은 등한시 하고, 실질적인 면보다 남에게 과시하고 장식하는 것을 좋아한다. 너무 직선적으로 표현하는 관계로 상대방의 마음을 상하게 하며 또한 곧바로 후회하며, 남들에게 경솔하다는 말을 많이 듣는다. 감정의 변화가 심한 면이 있다.

태음인(太陰人)의 특징

체형은 중하초인 허리 부위가 굵고 목덜미가 가늘며, 상대적으로 체구가 크고 기골이 장대하다. 뚱뚱하고 건장한 사람이 많으나 간혹 마른사람도 있지만 뼈대는 굵다. 걸음걸이는 느리고 안정성이 있으나 허리를 흔드는 편이다. 얼굴은 윤곽이 뚜렷하고 이목구비가 크고 선명하며 입술이 두텁고 피부도 두텁다.

용모사기는 위엄이 있고 무슨 일에나 법도가 있다. 공명정대한 태도를 갖고 있으나 음흉하며 욕심이 많고 고집스러운 면도 있다.

사회생활을 하는 데 가장 적응을 잘하는 체질로 일단 시작한 일은 끝까지 성취시키는 성취력이 있고, 무슨 일이든 꾸준하게 한다. 일정한 곳에 오래 참고 견디는 데 능하며, 모든 일을 넓게 생각하고 이해해 버린다. 행동이 점잖고 의젓하며 속 마음을 쉽게 표현하지 않는다. 매사를 신중하게 생각하여 믿음직스럽다.

그런 반면에 겁이 많아서 일을 하기 전에 포기하고, 게으른 면이 있다. 많이 움직이려 하지 않으며, 개인적인 일에 관심은 많으나 외부의 일은 등한시한다. 보수적이고 욕심이 많으며, 자기 것에 대한 애착이 강하다. 변화를 싫어하고 음탕한 면이 있으며 운동보다는 도박을 좋아한다.

소음인(少陰人)의 특징

체형은 하초인 엉덩이 부위가 크고 가슴이 좁아서 안정감이 있다. 대체로 체구는 작으나 간혹 키가 큰 사람도 있다. 가슴이 빈약하고 이목구비가 작으며 오밀조밀하고 단정하다. 피부는 치밀한 편이며 걸을 때 앞으로 수그러지는 사람이 많다.

용모사기는 야무지고 단정해 보이며 모든 일을 정확하게 한다. 예민하고 빈틈이 없어 보인다.

모든 일에 정확하고 예의에 벗어나는 일을 하지 않는 원칙론적인 체질로 매사에 치밀하고 꼼꼼하다. 단정하고 야무지며, 가까운 사람끼리 무리를 잘 조직하고 모은다. 모든 일에 세밀하고 분별해 내며, 밖에서 활동하기보다는 사무실이나 집에 들어앉아 일하기를 좋아한다. 여성적인 면이 많고, 온순하며 다정다감하다. 잔 재주가 많으며 가정적이다. 그런 반면에 편안하고 안일한 것을 좋아한다. 남성적인 적극성과 활동적인 면이 적으며, 매사를 너무 정확하게 하려다 보니 마음이 편할 날이 없다. 한 번 상처를 받거나 기분 나쁜 것이 잊혀지지 않아 정신적으로 스트레스를 많이 받는다. 개인주의나 이기주의가 강하고, 남의 간섭을 싫어한다. 이해타산에 얽매이며 질투심이나 시기심이 많다.

요점정리

태양인(太陽人)	소양인(少陽人)
· 목덜미 발달, 허리가 약함 · 오래 서거나 걷지 못함 · 대중을 압도하는 눈매 · 과단성, 소통성 · 남성적, 강한 추진력 · 영웅심, 안하무인 · 방종, 제멋대로 행동 · 사회 적응이 안됨	· 어깨 · 가슴발달, 엉덩이가 약함 · 역삼각형의 얼굴, 턱이 뾰족 · 눈이 올라가고 날카로움 · 입술이 얇음 · 날쌔고 용감함 · 창의력이 있음 · 불의를 보면 참지 못함 · 남을 위한 봉사정신이 강함 · 행동이 가볍고 보행시 흔들림 · 과시하고 장식하려고 함 · 직선적으로 행동하고 후회함 · 감정변화가 심함
태음인(太陰人)	소음인(少陰人)
· 허리부위가 발달, 목이 가늠(상대적) · 체구가 크고 뼈대가 굵음 · 이목구비가 뚜렷, 입술 두터움 · 느긋하며 많이 받아들임 · 꾸준하며 성취력이 강함 · 믿음직스럽고 의젓함 · 겁이 많고 게으름 · 보수적이며 욕심이 많음 · 음탕하며 도박을 좋아함	· 엉덩이가 발달, 가슴이 좁음 · 체구가 작고 단정해 보임 · 이목구비가 작고 오밀조밀 · 매사에 정확하고 치밀함 · 원칙론적이고 예의가 바름 · 여성적이고 다정다감함 · 편안함을 좋아하고 개인주의적임 · 매사에 너무 세밀함 · 간섭을 싫어하고 질투심이 많음

5. 성격과 심성으로 체질을 구별하는 법

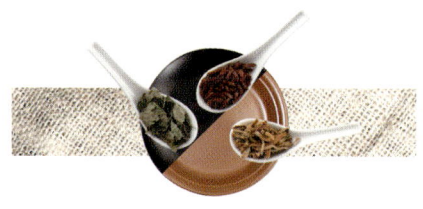

인생을 살아감에 있어 사람을 사귀는 일 만큼 까다로운 일은 없을 것이다. "열길 물 속은 알아도 한 길 사람 속은 모른다."는 속담은 사람의 심성이나 성격을 파악하기가 얼마나 어려운 일인지를 단적으로 대변해준다. 그래서 간혹 사람을 알려면 "술을 마셔보라."고 충고하는 사람도 더러 있다.

그러면 왜 그리도 사람의 본질을 파악하기가 어려운 것일까?

본래 성격은 그 사람의 주관과 말에 의하여 결정된다고 본다. 그러나 성격은 사회적 이치, 가정, 성장 환경, 정신적 스트레스와 병의 유무 등에 의하여 영향을 받기 때문에 그 본질을 파악하기가 쉽지 않다.

임상적으로 볼 때도 환자의 병색이 얕을 때는 성격과 심성이 제대로 나타나지 않는다. 그러나 병이 나거나 위급한 상황에 처하게 되면 무의식적으로 행동하기 때문에 본성이 드러나 체질 진단이 상대적으로 쉬워진다.

이와 관련된 이제마 선생의 일화도 있다. 하루는 선생이 어느 처녀를 치료하려고 하는 데 체질을 알 수 없어 적지 않이 고민을 했다고 한다.

그러다 갑자기 여자의 옷을 벗김으로써 반사적으로 하는 행동을 관찰하여 채질을 감별했다는 일화가 전해져 내려오고 있다.

이렇듯 사람의 성격과 심성은 베일에 싸여 있는 비밀과도 같은 것이다. 그렇다면 각각의 체질이 갖고 있는 본모습은 어떤 것일까?

이제마 선생이 저술한 〈동의수세보원(東醫壽世保元)〉의 성명론(成命論)에 따르면 태양인은 사무(事務)에 능하고 소양인은 교우(交遇)에 능하다고 했다. 태음인은 당여(黨與)에 능하고 소음인은 거처(居處)에 각각 능하다고 하여 각 체질의 본래 성격과 심성을 특징 짓고 있다.

이를 바탕으로 각 체질별 심성을 풀어보면 다음과 같다.

태양인의 심성

태양인은 처음 만나는 사람과도 잘 사귄다. 무슨 일이든 마음에 오래 담아두지 않는 점과 매사를 막힘없이 시원스럽게 처리하는 강한 추진력이 태양인의 강점이다.

그런 반면에 남을 무시하거나 제멋대로 행동하여 사회 적응에 실패하는 경우도 있다.

태음인의 심성

태음인은 사회생활에 가장 안성맞춤형이다. 어떤 상황에도 적응을 잘하고 일단 시작한 일은 끝까지 마치는 성취력이 있다. 또 무슨 일이든 꾸준하게 하고 매사를 신중하게 처리한다. 이해력 또한 풍부하다.

그러나 게으른 점이나 보수적이고 욕심이 많은 점 등은 단점으로 지적된다.

소양인의 심성

창의력이 뛰어난 소양인은 아이디어 뱅크라 할 정도로 새로운 아이디어를 잘 내놓는다. 마음이 강직하고 열성적이며, 봉사정신 또한 남다르다. 그 대신 마무리가 부실하고 가정이나 개인적인 일에는 등한시 하는 단점이 있다. 또한 일면 경솔하고, 실질적인 면보다는 남에게 과시하고 장식하는 것을 좋아해 실속이 없다는 평을 듣기도 한다.

소음인의 심성

소음인은 매사에 꼼꼼하고 야무지며 원칙에 충실한 체질이다. 성격적으로는 여성적인 면이 많아 온순하고 다정다감하며 친한 사람과는 잘 뭉친다.
그런 반면 적극성과 활동성은 떨어지며, 편안하고 안일한 것을 좋아하는 편이다. 또한 한 번 상처를 받거나 기분 나쁜 일을 당하면 오랫동안 잊지 못해 정신적 스트레스를 심하게 받는다. 이기적이고 개인주의 적으로 변할 가능성도 많다.

6. 사상체질의학으로 본 장부의 크기

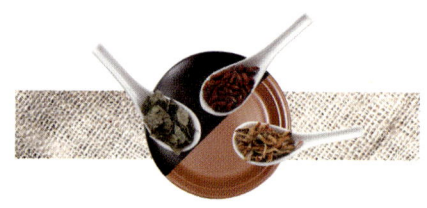

시중에 알려진 의학 상식 중에서 잘못 회자되고 있는 것이 많다. 체질에 관한 것도 마찬가지다. 일부에서는 체질이 변한다고 얘기하는 사람이 있는가 하면, 필자를 찾아오는 환자들 중에는 체질을 변화시키려면 어떻게 해야 하느냐고 묻는 사람도 있다.

더욱 답답한 것은 사상의학에 관심이 좀 있다는 사람들 가운데에서도 체질의 본질을 곡해하여 왜곡된 이야기를 하면서 마치 그것이 옳은 것인양 이야기 하는 경우도 더러 있다.

대표적인 예가 단지 장부(臟腑)의 크기만을 논제의 대상으로 삼는 것이다. 즉 각 체질은 어떤 원인에 따라 폐(肺), 비(脾), 간(肝), 신(腎)등 장부의 크기를 달리 하는데 혹자들은 이런 이유를 무시한 채 결과만 가지고 다른 이론에 접목시켜 사상의학의 본질을 흐리고 있다.

그렇다면 사상의학에서 장부의 크기는 어떻게 형성되는 것일까?

이 대목에서 이제마 선생이 쓴 의학서 〈동의수세보원〉과 철학서인 격치고(格致藁)〉의 내용을 빌어보자.

이제마 선생은 사상의 근본을 사심신물(事心身物) 이라는 사단구조로 보았다. 인간이 갖고 있는 애노희락의 마음이 순리대로 나간다면 성(性)이 되고 반대로 가게 되면 정(情)이 되며, 바로 이 애노희락의 성정(性情)에 의해 선천적으로 장부의 대소가 결정되는 것이라 설명하였다. 또한 육체적인 현상뿐만 아니라 병이 발생하는 것도 애노희락의 마음에 따라 나타난다고 적고 있다.

이를 근거로 사상체질에 따른 장부의 크기를 살펴보자.

태양인의 장부 크기

태양인은 폐대간소(肺大肝小) 형이다. 애성(哀性:슬퍼하는 마음)이 멀리 퍼져나가면 사람들이 서로 속고 속이는 것을 슬퍼하는 마음이 넓게 퍼져 폐가 커지게 되고, 노정(怒情:노여워하는 감정)이 발생하면 자신을 업신 여기는 것을 노여워 하게 되어 간이 작아진다.

태음인의 장부 크기

태음인은 간대폐소(肝大肺小)형이다. 이는 희성(喜性:기뻐하는 마음)이 널리 퍼지면 서로 돕는 것을 기뻐하는 마음이 확대되어 간이 커지고, 낙정(樂情:즐거워하는 감정)이 발생하면 다른 사람이 자신을 보호해 주는 것에 대한 즐거움이 폐를 작게 한다.

소양인의 장부 크기

소양인은 노성(怒性:노여워하는 마음)과 애정(哀情:슬퍼하는 감정)으로 서로를 업신여기는 것에 대한 노여움과 슬픔이 비장과 신(腎)에 영향을 미쳐 비대신소(脾大腎小) 형이다. 즉 비장은 크고 신장은 작다.

소음인의 장부 크기

소음인은 즐거워하는 마음이 깊고 기뻐하는 감정이 조급하여 신(腎)은 커지고 비(脾)는 작게 되어 신대비소(腎大脾小)형이다.

이렇듯 이제마 선생은 장부의 대소가 애노희락의 마음과 가정에 의하여 결정이 된다고 하였다.

7. 사람의 체질은 과연 바뀌나?

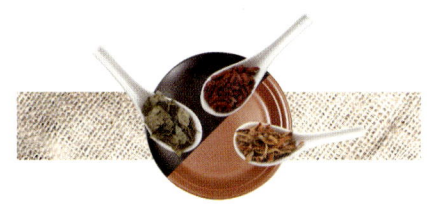

지난 1998년도에 필자는 인터넷 홈페이지(www.wooree.com)를 개설했다. 우리 한의학도 알리고 환자들이 용기와 시간이 없어 병원을 찾지 못할 경우 사이버 상담을 통해 환자들의 궁금증을 속 시원히 풀어줄 요량이었다.

필자의 생각이 적중했는지 예상치 못한 반응들이 나타나기 시작했다. 개설한 지 몇 개월이 채 되기도 전에 많은 사람들이 홈페이지를 방문하는 등의 관심을 보여주었던 것이다.

그런데 환자들과 사이버 상담을 할 때면 우리 의학인 사상체질의학을 연구하고 치료하는 의학자로서 막중한 책임감을 느끼게 된다.

왜냐하면 사상의학이 너무도 왜곡되어 알려져 있기 때문이다. 특히 체질과 관련해서는 실소를 금치 못할 때가 자주 있다.

한 달 전쯤인가 알레르기성 두드러기로 고생하고 있다는 N씨가 어떤 병원에 가니 자신의 두드러기가 체질 때문에 발생한 것이므로 체질을 바꿔주는 주사를 맞으면 고칠 수 있다는 말을 담당의사로부터 들었다며 그에 대한 효과를 물어왔다. 이 뿐만이 아니다. 체구가 작고 변비가 심하다는 L양은 자신이 허약한 것이 체질 때문인 것 같다며 체질을 바꾸고 싶다는 요지의 상담을 해오기도 했다.

진료를 하다보면 이처럼 '체질을 바꾸고 싶다.' 혹은 '체질은 어떻게 바꿀 수 있나.' 하는 식의 질문을 자주 받는다.

그러나 이는 질문부터가 잘못된 것이다. 사상체질의학적으로 볼 때 체질은 바뀌는 것이 아니기 때문이다.

N씨의 경우처럼 진료한 의사가 주사를 통해 체질을 바꿀 수 있다고 했다면, 이는 치료를 통해 체질을 개선할 수 있다는 의미로 받아들여야지 본래의 체질을 바꿀 수 있다고 생각해서는 안 된다.

예를 들어 곱슬기가 시한 사람이 머리 모양새가 싫어 스트레이트 퍼머를 했다고 하자. 그렇다고 이 사람의 머리카락이 남들처럼 직모가 되겠는가?

처음에는 쭉쭉 뻗은 머리카락이 되겠지만 퍼머기가 없어지면 곱슬곱슬한 제 모습으로 돌아가게 된다.

같은 의미로 한 번 타고난 체질은 바뀌지 않는다는 것이 사상체질의학의 원칙이다. 비록 개선한다고 하더라도 체질적 속성은 남아있게 마련인 것이다.

따라서 자신의 체질을 정확하게 알고 체질의 장단점에 맞게 생활하는 것이 최선의 건강 비법이라고 할 수 있다.

8. 내 체질은 무슨 체질일까? 스스로 알아보는 체질 진단법

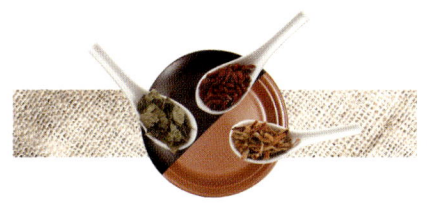

아래의 사상체질진단 설문은 1989년도 경희대학교 대학원 한의학과 체질의학전공 석사학위 논문인 "사상체질 감별을 위한 전문가 시스템의 지식베이스 구축에 관한 연구"에 실렸던 사상체질 감별 프로그램을 위한 설문이다.

그 당시 이 내용으로 KAIST와 협력하여 인공지능 언어를 이용한 체질감별 프로그램을 만들었으며, 현재는 우리한의원(http://www.wooree.com), 중앙일보 joins의 헬스케어(http://www.healthcare.joins.com/selftest/sasang/ sasangtest.asp), 헬스피아(http://www.healthpia.net/health/chejil/사상체질감별), KAIST(http://casaturn.kaist.ac.kr/~diseo/orimed) 인터넷 홈페이지에 설문 내용이 올려져 있다.

설문 작성시 주의할 사항은 자신에게 해당되는 번호를 모두 선택해도 되고 없으면 선택하지 않아도 되지만 되도록 하나만 선택하는 것이 좋다.

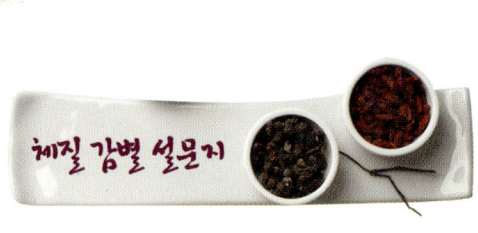

체질 감별 설문지

1. 당신의 체구는 어떠합니까?
① 목덜미가 굵고 허리 부위가 가늘다.
② 허리 부위가 굵고 목덜미가 가늘다.
③ 가슴 부위가 넓고 엉덩이 부위가 작다.
④ 엉덩이 부위가 크고 가슴 부위가 좁다.

2. 당신의 체격은 어떠합니까?
① 건장하고 어깨 위가 발달하였다.
② 비만하고 체구가 큰 편이다.
③ 날쌔고 가슴 부위가 발달하였다.
④ 단정하며 체구가 작다.

3. 일을 할 때 어떻게 처리합니까?
① 막힘없이 시원스럽게 한다.
② 끝까지 꾸준하게 한다.
③ 창의적이고 솔직하다.
④ 세밀하고 꼼꼼하게 한다.

4. 자신의 성격과 일치하는 것은?

① 낯선 사람과도 쉽게 어울린다.
② 느긋하며 잘 받아들인다.
③ 옳지 않은 것을 보면 참지 못한다.
④ 정확하고 빈틈없이 일을 처리한다.

5. 당신은 어디에 속합니까?

① 진취적이고 추진력이 강하다.
② 행동은 느리지만 꾸준하다
③ 여러 일을 벌여놓고 마무리는 약하다.
④ 행동보다 사색하기를 좋아한다.

6. 다음 중 어떤 것을 많이 느낍니까?

① 앞뒤를 가리지 않고 거침없이 행동한다.
② 마음은 있으나 실행을 못하여 겁이 난다.
③ 하던 일을 마무리 하지 못하여 두렵다.
④ 모든 일을 정확히 하려다보니 불안하다.

7. 당신의 행동양식은 어디에 속합니까?

① 공격적인 행동을 한다.
② 변화를 싫어한다.
③ 새로운 것을 찾으려 한다.
④ 방어적인 행동을 한다.

8. 당신은 자신이 어떻다고 느끼십니까?

① 급진적이고 함부로 행동한다.
② 보수적이며 욕심이 많다.
③ 외향적이며 가시하려고 한다.
④ 온순하며 편안하고자 한다.

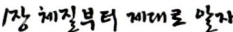

9. 언제 건강 상태가 좋음을 느낍니까?

① 소변의 양이 많고 잘 나올 때
② 땀이 잘 나올 때
③ 대변이 잘 나올 때
④ 소화가 잘 될 때

10. 당신은 어떤 성향을 지니고 있습니까?

① 과거의 일에 미련이 별로 없다.
② 넓게 생각하고 이해를 버린다.
③ 크고 넓게 포용해 버린다.
④ 세밀하고 정확하게 일을 한다.

11. 욕심이 생기게 되면 어떤 생각이 드십니까?

① 예절을 무시하고 마음대로 행동하고 싶다.
② 어진 마음을 버리고 욕심을 많이 부리고 싶다.
③ 지식을 버리고 속이고 과시하고 싶다.
④ 의리를 버리고 편안함을 택하고 싶다.

12. 평소에 어떤 마음이 부족합니까?

① 사양하는 마음이 부족하다.
② 측은히 여기는 마음이 부족하다.
③ 옳고 그른 것을 따지는 마음이 부족하다.
④ 부끄러운 일을 싫어하는 마음이 부족하다.

13. 잠재되어 있다고 생각하는 성향이 있습니까?

① 더럽고 거친 면이 있다.
② 교만하고 포악스런 면이 있다.
③ 교활하고 간교한 면이 있다.
④ 속임수와 거짓을 일삼는 경우가 있다.

14. 당신은 어디에 속합니까?
① 자신은 게으르면서 다른 사람은 부지런하도록 한다.
② 자신의 체면과 권위는 높이면서 다른 사람은 낮춘다.
③ 자신을 공경해 주기를 바라면서 다른 사람은 가볍게 여긴다.
④ 자신에게는 관대하고 다른 사람에게는 박절히 대한다.

15. 당신은 무엇에 가장 관심이 많으십니까?
① 권세에 관심이 가장 많다.
② 돈과 재물에 관심이 가장 많다.
③ 명예에 관심이 가장 많다.
④ 지위에 관심이 가장 많다.

16. 살아가면서 많이 느끼는 점은 무엇입니까?
① 자신의 마음을 소중히 여기지 않는다.
② 자신의 업무에 최선을 다하지 않는다.
③ 자신의 집안을 아끼지 않는다.
④ 스스로 부지런히 움직이지 않는다.

17. 당신은 어떤 충동을 느끼곤 합니까?
① 남의 것을 훔치고 싶은 때가 있다.
② 남의 것을 빼앗고자 할 때가 있다.
③ 남을 업신여기고 싶을 때가 있다.
④ 남을 질투하고 싶은 때가 있다.

18. 당신은 어디에 속합니까?
① 친구를 사귈 때 여러 가지를 따지지는 않는다.
② 가정 일을 중요시 하고 외부 일은 가볍게 본다.
③ 외부 일을 중요시 하고 가정은 소홀히 여긴다.
④ 친구를 사귈 때 여러 가지를 따진다.

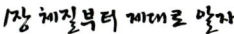

19. 당신은 어디에 속합니까?
① 모임을 조직하고 운영하는 일이 잘 안 되면 화가 난다.
② 일이 잘 안 되면 사치와 향락을 일삼게 된다.
③ 어떤 곳에 거처하는 것이 안 되면 깊은 슬픔에 빠진다.
④ 친구를 사귀는 것이 잘 안 되어 웃음이 많아진다.

20. 당신이 원하는 바가 있다면 어느 것입니까?
① 제멋대로 하려는 마음이 있다.
② 욕심이 채워질 정도로 풍족해지고 싶은 마음이 있다.
③ 평소 출세해서 영화를 누리고 싶은 마음이 있다.
④ 평소 남에게 존경받고 싶은 마음이 있다.

21. 힘들고 어려운 상태에서 느끼는 마음은?
① 부위가 눈앞에 있는 듯하다.
② 이익이 눈앞에 있는 듯하다.
③ 명예가 눈앞에 있는 듯하다.
④ 권력이 눈앞에 있는 듯하다.

22. 당신이 가지고 있는 성품은?
① 말소리가 명확하여 사람을 잘 맞아들이는 편이다.
② 사람 위에 우뚝 솟아서 남을 가르치며 유도해내는 편이다.
③ 포용력이 넓고 커서 사람을 존경하는 법도가 있는 편이다.
④ 성격이 넓고 평탄하여 사람을 달래며 따르도록 하는 편이다.

23. 감정을 억누르지 못하며 나타나는 증세는?
① 슬픔이 깊어지면 심하게 분노한다.
② 기쁨이 넘치면 사치와 향락을 일삼게 된다.
③ 화가 심하게 나면 슬픔이 가슴 깊이 스며든다.
④ 즐거움이 넘치면 감정에 변화가 나타난다.

24. 당신이 느꼈던 감정은?

① 남에게 서로 돕자고 해놓고 실제로 도울까 걱정한다.
② 남에게 청렴하라 해놓고 실제로 청렴할까 걱정한다.
③ 상대에게 서로 의지하자 해놓고 실제로 의지할까 걱정한다.
④ 남을 깨우쳐줘야 한다 해놓고 실제로 깨우쳐줄까 걱정한다.

25. 당신은 어디에 속합니까?

① 하고 싶은 것을 못 하면 항상 분한 마음이 생긴다.
② 남에게서 가져온 것이 적지는 않으나 계속 되지 않을까 항상 두렵다.
③ 자기 것을 매우 아끼지만 항상 부족하여 근심스럽다.
④ 하고 싶은 것을 할 수 있어 항상 즐겁다.

26. 사람을 판단할 때에 무엇을 기준으로 삼습니까?

① 선과 악
② 근면과 게으름
③ 지혜와 어리석음
④ 능력과 무능력

27. 당신이 가장 꺼리는 사람은?

① 세밀하고 빈틈이 없으면서 예의가 있는 사람
② 재산을 경영하면서도 의리가 있는 사람
③ 은혜에 보답하고 신의가 있으면서 어진 마음을 가진 사람
④ 재주가 있으면서 지혜로운 사람

28. 구토를 할 때는 어떻습니까?

① 아무 이유 없이 구토 증세가 온 적이 있다.
② 구토가 있은 후에 병이 나은 적이 있다.
③ 구토를 할 때는 열이 있다.
④ 구토를 할 때는 언제나 몸이 차다.

29. 어떤 경우에 몸이 가벼워집니까?
① 배변시 대변 덩어리가 크고 양이 많으면 몸이 가볍다.
② 굵은 땀을 흘리면 병이 호전된다.
③ 손바닥이나 발바닥에 땀이 나면서 병이 나은 적이 있다.
④ 코 밑에서 땀이 난 후에 병이 가벼워진 적이 있다.

30. 다음 중 당신이 느끼는 증상은?
① 소변 양이 많고 자주 보면 몸이 가볍다.
② 긴장을 하면 심장이 두근거린다.
③ 몸이 힘들면 코피가 조금씩 나거나 가래에 피가 섞여 나온다.
④ 땀이 많이 나면 기운이 빠지고 어지럽다.

31. 다음 중 당신이 느끼는 증상은?
① 얼굴에 흰빛이 돌면 건강하다.
② 눈꺼풀이 위로 당기고 눈알이 아픈 적이 있다.
③ 건망증이 심하다는 것을 느낀다.
④ 쉽게 놀라고 심장이 두근거린다.

32. 당신은 어디에 속합니까?
① 건강 상태가 좋지 않을 때의 체격은 항상 마른 때이다.
② 감기가 들면 먼저 목이 아프고, 열이 나며 땀이 나온다.
③ 평소에 처음의 대변은 딱딱하나 그 뒤의 변은 무르게 나온다.
④ 평소에 한숨을 많이 쉰다.

33. 다음중 당신이 느끼는 증상은?
① 아침에 먹은 음식을 저녁에 토하건, 저녁에 먹은 음식을 아침에 토하는 때가 있다.
② 남에게 무안을 당하면 얼굴에 열이 오르거나 붉어진다.
③ 설사를 하고 나서 온몸에 열이 더 난 적이 있다.
④ 음식을 조금만 많이 먹어도 속이 불편하다.

34. 다음중 당신이 느끼는 증상은?
① 다른 증세 없이 다리에 힘이 없고 보행하기가 힘든 적이 있다.
② 2~3일간 추위를 타다가 멈추고, 이어서 2~3일간은 열이 나는 증세가 반복된 적이 있다.
③ 먹는 것은 많으니 살이 안 찐다.
④ 땀은 나지 않는 데 열이 나고, 미친 사람처럼 들뜬 적이 있다.

35. 다음 중 당신이 느끼는 증상은?
① 식도 부위가 넓게 열려서 바람이 나오는 것 같다.
② 배꼽 주위의 복부가 막혀서 안개가 낀 것 같다.
③ 대변이 막히면 가슴이 터질 것 같다. 설사를 하면서 아랫배가 찬 적이 있다.

36. 다음 중 좋아하는 음식물에 모두 O표를 하시오.

① 메밀, 냉면, 새우, 조개류(굴, 소라, 전복), 게, 해삼, 붕어, 순채나물, 기타 채소류.

② 밀가루 음식, 콩, 고구마, 땅콩, 설탕, 쇠고기, 우유, 버터, 치즈, 명란 젓, 장어, 도라지, 당근, 더덕, 고사리, 연근, 토란, 버섯, 미역, 다시마, 김.

③ 보리, 팥, 녹두, 돼지고기, 계란, 오리고기, 생굴, 해삼, 멍게, 전복, 새우, 게, 가재, 복어, 잉어, 자라, 가물치, 배추, 오이, 상추, 호박, 가지, 당근.

④ 찹쌀, 차조, 감자 닭고기, 개고기, 꿩고기, 참새고기, 양젖, 양고기, 벌꿀, 명태, 도미, 조기, 멸치, 민어, 미꾸라지, 시금치, 양배추, 미나리, 파, 카레, 후추.

> 참고하세요!

체질을 진단하는 방법

선택한 번호를 모두 합친 결과 ①번이 많으면 태양인, ②번이 많으면 태음인, ③번이 많으면 소양인, ④번이 많으면 소음인일 확률이 높다. 더욱 확실히 하기 위해서는 자신의 체질에 맞는 음식을 복용해 보아서 봄에 별다른 부작용이 없으면 그 체질을 자신의 체질로 볼 수 있다. 그래도 확실하지 않으면 사상체질 전문 한의원을 방문하여 체질 진단을 받아보아야 한다.

> 요점정리

〈표로 알아보는 체질별 특성〉

	소음인
성격	꼼꼼하고 내성적이며 완벽을 추구하지만 기분 나쁜 일은 쉽게 잊지 못한다.
장부의 기능	신대비소(腎大脾小)하여 소화기능은 약하나 배설기능은 상대적으로 강하다.
외형적 특징	전체적으로 체구가 작고, 엉덩이가 크며 가슴은 좁다. 얼굴은 이목구비가 오밀조밀하여 단정하다.
좋은 음식	따뜻한 음식과 채소류
나쁜음식	찬 음식, 인스턴트 식품, 과식은 좋지 않다.
운동	체력을 요하는 운동보다는 탁구, 배드민턴, 승마, 사격, 양궁, 테니스가 적당하다. 구기종목은 체력 소모가 덜하며, 정확한 판단에 의해 책임감 있게 방어할 수 있는 수비역할이 적격이다. 야구에서는 내야수가 좋다.
주의사항	정시에 소화시킬 수 있는 정량을 먹는 것이 좋다. 땀을 적게 내고 여유 있는 마음을 가져야 한다.

소양인

성격	활동적이고 명석하며, 봉사정신이 강하고 일처리가 빠르다. 그러나 성격이 급하고 기분 나쁜 일에 곧바로 감정을 표현한다.
장부의 기능	비대신소(脾大腎小)하여 소화기능은 강하나 배설기능이 약하다.
외형적 특징	날쌔고 날카롭고 민첩하며, 마른 사람이 많다. 흉곽 부위가 발달했고, 눈매가 날카로우며 턱이 뾰족하다.
좋은 음식	싱싱하고 시원한 음식과 과일, 채소류, 해물류
나쁜음식	뜨거운 음식, 인스턴트 식품, 화학조미료
운동	순발력과 판단력을 필요로 하는 단거리 육상, 수영, 높이뛰기, 스키가 적당하다. 구기종목에서는 골을 넣는 스트라이커나 투수, 타자가 좋다.
주의사항	음식을 천천히 씹어먹고 소식하는 것이 좋다. 성급하게 일을 서두르지 말고 항상 차분한 마음을 가져야 한다.

태음인

성격	느긋한 성격으로, 하고자 하는 마음이 있어도 행동으로 옮기기 힘들다. 욱하는 성질이 있고 고집이 세며, 성취력이 있으나 욕심이 많다.
장부의 기능	간대폐소(肝大肺小)하여 음식물을 흡수하는 기능은 강하나, 순환과 발산시키는 기능은 약하다.
외형적 특징	비만해지기 쉽고 체격이 큰 편이다. 이목구비가 크고 선명하며 두터운 입술과 피부를 가지고 있다.
좋은 음식	소식하는 것이 좋다. 고단백질 음식과 채소류, 담백한 생선류도 좋다.
나쁜음식	고칼로리 음식, 인스턴트 식품, 고지방 음식.
운동	체력을 요하는 장거리 육상, 수영, 사이클, 등산, 씨름, 육체미, 레슬링, 태권도, 유도, 역도 등 격투기 종목이 알맞다. 구기종목은 체력을 요구하는 역할과 계속 뛰는 위치가 좋으며, 야구에서는 외야수 및 투수, 포수자리가 좋다.
주의사항	소식하고 목욕이나 사우나를 자주 하는 것이 좋다. 생각보다 행동을 먼저하고 욕심을 적게 갖도록 해야 한다.

	태양인
성격	모든 일에 거침없이 행동하고 과단성이 있으나, 예절이 없다. 영웅심이 많고 자존심이 강하다.
장부의 기능	폐대간소(肺大肝小)하여 음식물을 흡수하는 기능은 약하나 순환이나 발산하는 기능은 강하다.
외형적 특징	머리와 목덜미가 발달하고 허리 부위가 가늘다. 전체적인 느낌은 건장하고 깔끔한 인상을 풍긴다.
좋은 음식	담백하고 서늘한 음식, 채소류, 지방이 적은 해물류.
나쁜음식	맵고 뜨거운 성질의 음식, 지방이 많은 음식, 고칼로리 음식, 인스턴트 식품.
운동	하체의 힘이 약해 개인종목보다는 단체종목에서 작전을 지휘하는 위치가 알맞다. 팀의 사기에 따라 승패가 좌우되는 조정경기 등이 알맞다.
주의사항	화내는 것과 염치없는 행동과 고량진미를 삼가야 한다. 그리고 부지런한 생활을 해야 한다.

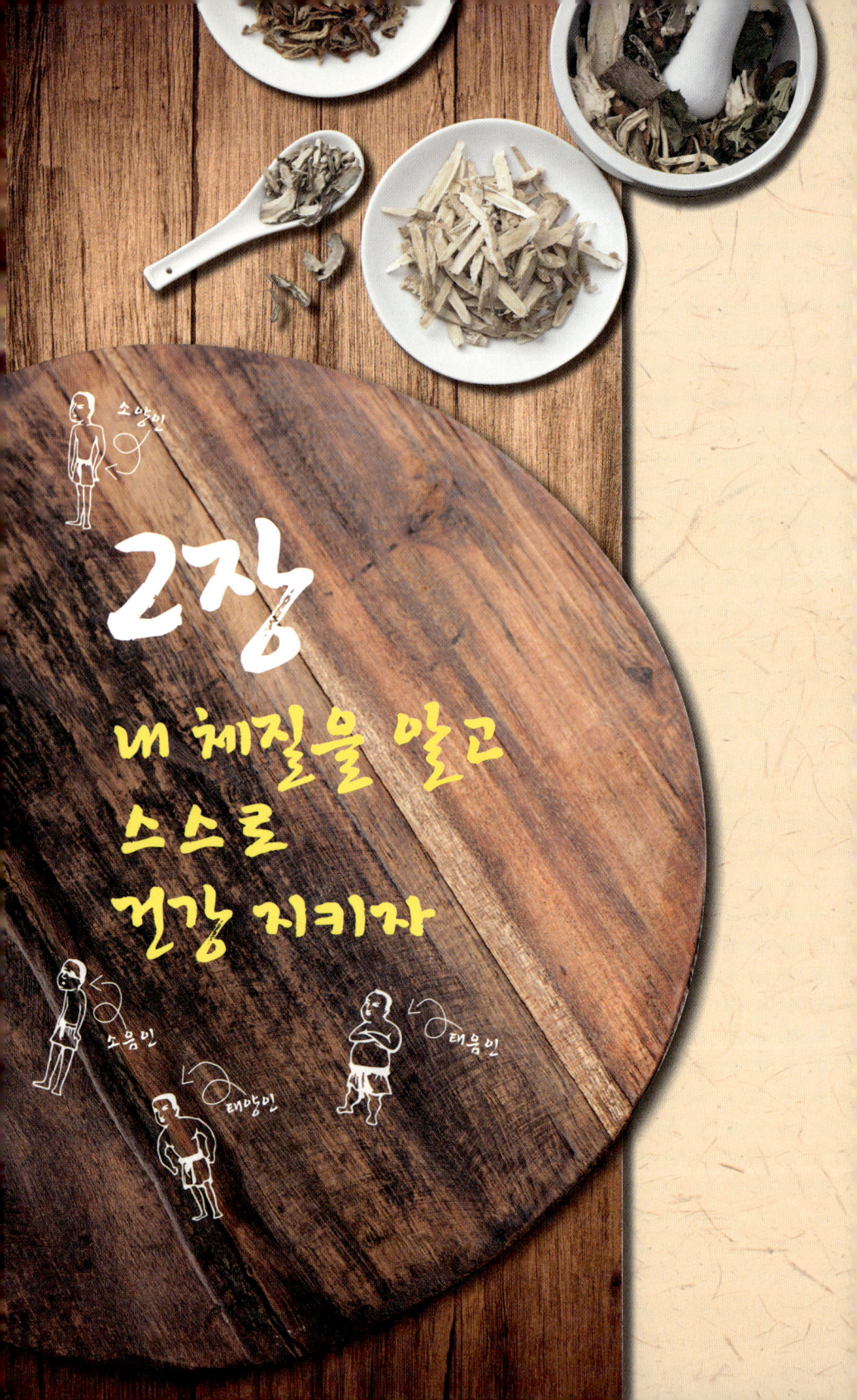

2장

내 체질을 알고 스스로 건강 지키자

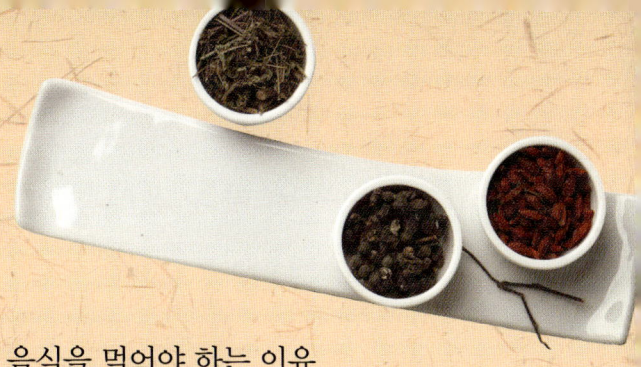

1. 내 체질에 맞는 음식을 먹어야 하는 이유
2. 체질별 좋은 음식 & 나쁜 음식
3. 내 체질에는 채식이 좋을까, 육식이 좋을까?
4. 보약도 체질에 맞아야 효과 본다
5. 인삼, 홍삼도 체질에 맞아야 '약'이 된다
6. 내 체질에 맞는 보양식을 골라 먹자
7. 슬로우음식을 먹자
8. 체질에 맞게 술 마시는 법
9. 환절기 감기도 체질 따라 치료법 다르다
10. 체질에 따라 '땀'다스리기
11. 사상체질의학과 성인병
12. 체질과 당뇨병
13. 봄철 원기를 회복시키는 체질 보약
14. 삼복더위에 좋은 체질보양식
15. 여름 휴가철에 먹으면 좋은 체질별 한방보양식
16. 내 체질에 좋은 가을철 보약
17. 체질별로 다스리는 겨울철 마른기침
18. 겨울을 이기는 체질별 보약
19. 체질에 따른 효율적인 운동법

1. 내 체질에 맞는 음식을 먹어야 하는 이유

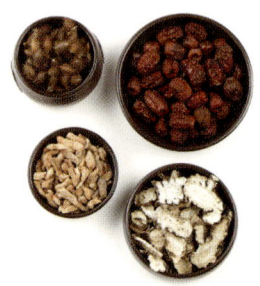

사람이 살아가는 데 있어 가장 근본적인 세 가지를 꼽는다면 무엇 일까? 두말할 나위 없이 의, 식, 주일 것이다. 그 중에서도 음식은 우리 몸을 지탱해주는 직접적인 요소이다. 허기질 때 한술 밥은 기쁨을 주고, 그 밥은 영양분이 되어 우리의 건강을 유지시켜 주기 때문이다.

그런데 이런 고마운 음식도 우리 몸에 해를 끼칠 때가 있다. 못 먹고 없이 살 땐 이런 것들을 생각할 겨를이 없었지만 지금은 최소한 알아두어야 하는 상식이 되어버렸다.

세상을 살아가면서 '건강한 몸' 만큼 확실한 자산은 없기 때문이다. 그래서 식탁의 음식을 보며 '과연 어느 것이 내 체질에 맞을까?', '체질에 맞지 않으면 먹어서는 안 되나?', '체질에 맞는 음식만 먹다 보면 혹시 병에 걸리는 건 아닐까?' 하는 의문에 빠지는 사람도 있다.

그렇지만 음식이라는 것은 한 가지 재료로만 되어 있는 것이 아니다. 여러 가지 양념으로 조리되기 때문에 건강한 사람이라면 어떤 음식을 먹든 커다란 해는 없다.

그렇더라도 체질에 맞지 않는 음식을 장기적으로 복용할 경우 병을 부르는 원인이 될 수 있으므로 자신에게 맞지 않는 음식을 피하는 것이 좋다.

또 아무리 자신에게 맞는 음식이라 하여도 과식은 좋지 않다. 그리고 고칼로리 음식이나 육류, 인스턴트 식품, 패스트 푸드, 청량음료, 조미료, 아이스크림, 가공식품, 라면 등은 난치병의 원인이 되므로 가급적 삼가는 것이 좋다.

체질별로 살펴보면 소음인의 경우엔 따뜻한 음식이 좋은 반면 찬 음식은 좋지 않다.

소양인은 신선하고 시원한 음식이 좋고, 뜨거운 음식이나 맵고 짠 것은 체질에 좋지 않다.

식욕이 왕성한 태음인에게는 고단백질 음식이 고칼로리 음식보다 좋다. 무엇보다 모자란 듯이 먹는 것이 중요하다.

태양인은 담백하고 서늘한 것이 좋으나 뜨겁고 지방질이 많은 음식은 피하는 것이 좋다.

2. 체질별 좋은 음식 & 나쁜 음식

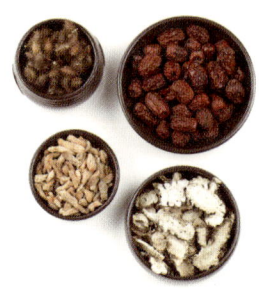

	소음인
좋은 음식	닭, 양, 염소, 노루, 꿩, 개(성인병이 있는 사람은 금한다), 명태, 미꾸라지, 도미, 조기, 멸치, 민어, 대추, 사과, 귤, 복숭아, 토마토, 시금치, 미나리, 양배추, 쑥갓, 파, 마늘, 생강, 고추, 들깨, 겨자, 후추, 카레, 찹쌀, 차조, 감자.
나쁜 음식	메밀, 배추(김치, 급성위염, 신장염 환자는 금한다), 돼지고기(소화물량이나 위장염이 있을 때 금한다), 쇠고기, 우유(감기, 기관지염, 맹장염, 치질 환자는 금한다), 수박, 참외, 오이 풋과일(딸꾹질, 설사, 손발이 찰 때는 특히 금한다), 고구마, 밤(소화불량 환자는 금한다), 호두, 녹두, 보리, 팥(설사, 소화불량 환자는 금한다).

	소양인
좋은 음식	돼지, 계란, 오리(성인병 환자는 금한다), 굴, 해삼, 새우, 전복, 가물치, 복어, 자라, 우렁이, 멍게, 게, 가재, 잉어, 가자미, 수박, 참외, 포도, 딸기, 바나나, 파인애플, 배추, 오이, 가지, 호박, 상추, 우엉, 당근, 보리, 팥, 피, 녹두, 참깨, 메밀.
나쁜 음식	닭고기, 쇠고기, 우유(소화불량, 두드러기, 복통, 설사, 변비 증상이 있을 때는 금한다), 엿, 꿀, 개고기, 염소고기, 인삼(번열이 있을 때는 금한다), 땅콩(두통이나 피로할 때는 금한다), 고추, 생강, 파, 마늘, 후추, 겨자, 카레 등 맵거나 자극성이 있는 조미료.

	태음인
좋은 음식	쇠고기, 우유, 버터, 치즈(성인병 환자는 금한다), 간유, 명란, 우렁이, 뱀장어, 대구, 미역, 다시마, 김, 호두, 은행, 고구마, 잣, 자두, 땅콩, 매실, 살구, 무, 도라지, 연근, 마, 토란, 버섯, 더덕, 당근, 고사리, 밀, 콩, 율무, 콩나물, 밀가루, 두부, 콩비지, 들깨, 수수, 현미
나쁜 음식	달걀, 닭고기(중풍, 고혈압, 심장질환, 빈혈, 담석증 증세가 있을 때는 특히 금한다), 개구기, 염소고기(종기, 번열, 치질 증상이 있을 때는 금한다), 배추, 사과(설사, 기침 증상이 있을 때는 금한다), 돼지고기(감기, 기침 신경통, 고혈압, 심장병, 치질 환자는 금한다).

	태양인
좋은 음식	새우, 굴, 전복, 소리, 붕어, 문어, 뱅어, 오징어, 게, 해삼, 포도, 감, 앵두, 다래, 모과, 머루, 송화, 메밀, 냉면, 순채나물, 솔잎.
나쁜 음식	고기, 설탕(안질 증상이 있을 때는 특히 금한다), 무(소화불량이 있을 때 금한다), 조기(전신위화감 증상이 있을 때 특히 금한다).

3. 내 체질에는 채식이 좋을까, 육식이 좋을까?

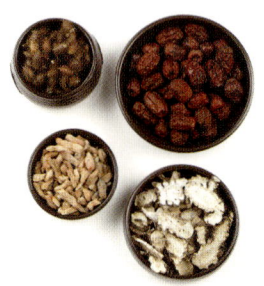

한번쯤은 우리가 먹는 음식에 대하여 생각을 해 보아야 한다. 음식을 먹을 때는 자신의 몸에 도움이 되어서 먹는다. 영양을 공급하거나 맛이 있거나 기운이 나기 때문이다. 일반적으로 맛이 있고 영양가가 높은 것은 육식이다.

그런데 요즘의 화두는 채식이다. 모 방송국에서 방영되었던 '잘 먹고 잘 사는 법'에서 채식의 중요성을 강조하면서 채식과 육식의 문제는 뜨거운 감자로 떠올랐다.

그 영향은 예상치 못할 정도로 커서 식품점의 야채가 동이 났다고 한다. 그 이후에 채식과 육식에 대한 논쟁이 끊임없이 계속되고 있다. 한쪽에서는 채식만 먹어야 한다고 주장하고 다른 한쪽에서는 한국 사람은 그래도 육식이 부족하기 때문에 먹어야 한다고 주장한다. 양쪽 모두 충분한 이유가 있다.

이 같은 논쟁을 접하면서 세상이 많이 변한 것을 실감한다. 20~30년 전까지만 해도 먹는 것이 충분하지 않았던 때라 육류는 일년에 생일이나 설날, 추석 때나 먹던 귀한 음식이었다. 당시로선 감히 육류를 먹지 말라는 이야기는 상상도 못하였다. 그런데 지금은 어떠한가. 우리가 흔하게 먹는 음식이 바로 육류이다.

그런 반면에 야채는 건강식이나 다이어트식으로 각광을 받게 되었다. 양은 많으면서 칼로리는 적은 과일, 야채는 다이어트를 원하는 사람들의 욕구와 딱 맞아 떨어진다.

어쨌든 양쪽의 주장 모두 일리가 있다. 한쪽은 시대가 변하여 고열량의 음식을 너무 많이 먹어 여러 성인병이나 난치병이 많이 생기므로 질병을 예방하기 위하여 육류를 먹지 말라고 주장한 것이다.

다른 한쪽은 그래도 한국 사람들은 서양 사람에 비하여 육류의 양이 적으므로 건강을 유지하기 위해서는 육식을 먹어야 한다는 주장이다.

그렇다면 사상체질의학에서는 어떠한가? 결론부터 말하자면 채식과 육류를 체질에 맞게 먹어야 한다는 것이다.

소음인 체질은 육식이 좋아

꼼꼼하고 정확하고 남에게 싫은 소리를 하지 않은 소음인은 소화기능이 약하여 기름진 음식이나 칼로리가 높은 음식, 찬 음식을 잘 먹지 못하고 조금만 많이 먹어도 배가 불러서 먹지를 못한다. 다른 체질에 비하여 소음인 체질은 체력이 약하며 쉽게 지친다.

따라서 소음인 체질은 소화 흡수가 가능하다면 육류를 먹는 것이 좋다. 특히 소화가 잘 되는 닭고기, 양고기, 개고기 등을 먹는 것이 건강을 유지하는 방법이다.

소양인 체질은 채식이 좋아

화가 많고 성격이 급하며 직선적이고 행동이 빠르며 많이 먹어도 살이 잘 안 찌는 소양인은 소화기능이 강하므로 무엇이든 잘 먹고 소화도 잘 된다.

그러나 너무 많이 먹다보면 몸 안에 열이 많이 생기는데 그 열을 외부로 소모하지 못하면 위장으로 열이 많이 올라가 식욕이 더욱 강해지고 열은 더욱 많아지는 악순환이 계속된다.

이러한 소양인의 화와 열을 내리기 위해서는 시원한 야채나 과일, 생선을 먹는 것이 좋다. 과일이나 야채를 먹게 되면 위장의 열이 점점 줄어들어 식욕이 덜 생기게 되기 때문이다.

육류는 적당히 먹어야 한다. 너무 많이 먹으면 화와 열을 동반한 성인병이 많이 생긴다. 과일과 야채를 많이 먹어 몸의 열을 빼어야 머리와 가슴의 열도 빠지고 신체의 기혈순환도 잘 되어 건강을 유지할 수 있다.

특히 찬 성질의 오리고기, 돼지고기를 먹는 것이 좋고 신선하고 찬성질의 생선회나 해물류를 먹는 것도 좋다.

태음인은 육류 가장 적게 먹어야

느긋하고 무엇이든 잘 먹고 욕심이 많으며 고집이 센 태음인은 음식을 흡수하는 기능은 강하고 배설하는 기능이 약하다. 소화흡수력이 강력하여 기름진 음식, 육류 등을 먹어도 소화가 안 되거나 설사를 하는 경우는 드물다.

자연히 너무 많이 먹고 운동량이 부족하며 모든 일에 욕심이 많아서 비만, 고혈압, 당뇨, 동맥경화, 심장질환 등의 성인병이 가장 많이 발생한다.

따라서 네 가지 체질 중 육류를 가장 적게 먹어야 하는 체질이 바로 태음인이다. 먹지 말라는 이야기가 아니고 적당한 양을 먹어야 하며 많이 먹지 말라는 뜻이다. 그래서 태음인에게는 고단백의 음식을 먹으며 저칼로리로 먹을 것을 강조한다. 요즘과 같이 먹을 것이 풍요로울 때에는 자신의 식욕을 절제하기가 쉽지 않다. 태음인들은 다른 체질보다 육류를 많이 먹어야 하지만 과식은 절대 금물이다. 먹는다면 쇠고기나 생선을 먹는 것이 좋다.

태양인 체질은 육류 안 먹는 게 좋아

저돌적이고 영웅심이 많으며 선동적이고 안하무인의 마음을 갖고 있는 태양인은 맑은 기운이 돌아야 건강한 상태를 유지할 수 있다. 따라서 육류를 많이 먹거나 매운 음식을 먹으면 기가 탁해지고 더욱 발산하게 되는 경향을 보인다. 더욱 급해지고 저돌적인 행동을 하게 되며 구토 증세가 나타나기도 한다.

대체로 태양인 체질은 몸 안의 맑은 기운을 유지하고 화와 열이 안 생기게 하는 것이 가장 좋다. 따라서 태양인들은 육류를 안 먹는 것이 좋다. 그래야만이 맑은 기운이 유지되고 정신이 맑아진다.

그런데 만약 태양인 체질일지라도 어쩔 수 없이 육류를 먹는다면 기름진 육류보다는 붕어, 새우, 해삼, 멍게 등과 같이 담백하고 맑은 음식들을 먹어야 한다. 그래야만이 기를 내리며 영양분을 공급하여 주기 때문이다.

4. 보약도 체질에 맞아야 효과 본다

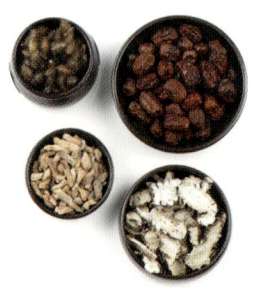

일반적으로 한약이라고 하면 보약을 떠올리는 사람이 많다. 그래서 인삼, 녹용, 녹각, 숙지황, 황기 등을 떠올릴 것이다. 그렇다면 남들이 좋다고 하는 녹용, 인삼, 녹각, 숙지황, 황기 등이 누구에게나 다 좋은 것일까?

아니다. 사상의학에선 각각의 체질에 부족한 것을 보충하여 주는 것이 사상체질의학적 보약이라고 할 수 있다.

물론 사상의학이 아니더라도 보약을 선별한 후 병증에 맞게 선택하고 또 양을 조절하지만 사상의학에선 먼저 체질을 나누고 각각의 체질에 맞는 보약을 선별하여 준다.

보약을 먹어도 부작용이 날 수 있나?

충분히 있다. 가끔 남들의 좋다는 말만 듣고 일반적으로 말하는 보약을 먹고나서 오히려 병이 악화되어 오는 경우를 많이 볼 수 있다.

이것은 환자의 상태에 따른 특성을 무시한 처사라고 아니할 수 없다. 평소 병이 없는 경우에는 큰 문제가 없겠지만 간 기능이 좋지 않거나,

혈압이 높거나, 당뇨가 있거나, 소화기능이 나쁘거나, 열이 많다거나 하는 경우에는 체질과 병증에 따라 보약을 먹어야 한다. 아무리 좋은 보약도 자신의 몸에 맞지 않으면 부작용이 나타날 수 있기 때문이다. 따라서 보약은 한약을 전문으로 하는 한의원에서 정확한 진단을 받고 먹는 것이 좋다.

어떤 사람이 보약을 먹는 것이 좋을까?

요즘에 많은 사람들이 살을 빼느라고 음식도 적게 먹고 심지어는 돈을 들여서까지 굶어가며 살을 빼고 있다. 그래서 살이 빠진 사람들은 이 추세에 밀려서 살이 찌고 싶다는 이야기도 못하는 상황이지만 실제로 많은 사람들 중에는 살이 찌고 싶어 하는 경우도 있다.

이런 사람들이 보약을 먹으면 효과를 볼 수 있다. 물론 효과를 보기 위해서는 정확한 진단을 통하여 살이 빠지게 된 원인을 제거한 후 보약을 써야 한다. 그리고 수술을 하였거나 극도로 체력소모가 많았거나 특별히 아픈 증세가 없이 몸에 힘이 없거나 하는 경우에는 체질을 구별하여 보약을 복용하면 좋을 것이다.

살이 찐 사람들은 보약을 먹지 못하는 것인가?

요즘은 옛날의 60~70년대 이전, 못 먹고 못 입고 살던 때의 생활과는 현저히 달라졌다.

음식물의 풍요로움과 공장에서 만들어내는 인스턴트식품이 판을 치고, 패스트푸드가 우리 주위에 널려 있다. 옛날의 김치, 고추장도 상품화되어 나오는 세상이 되었다. 대기, 수질, 소음공해가 심각하고, 항상 스트레스를 받고 있는 그런 세상이다. 다시 말하면 정신적인 스트레스는 증가하고, 운동량은 감소하며 환경공해에 찌들려 생활하고, 신선하지 않은 고 칼로리의 음식을 과식하는 상황이라고 요약할 수 있다. 한 마디로 말해 요즘은 너무 잘 먹어서 병이 나지, 못 먹어서 병이 나는 경우는 극히 드물다.

따라서 이제는 보약의 개념도 바뀌어야 한다. 무작정 몸에 좋다는 그런 보약보다는 자신의 상태에 따라서 알맞게 먹는 것이 중요하다.

즉 혈압, 당뇨, 동맥경화, 간기능, 성인병, 수험생의 신경성 질환, 스트레스질환, 소화기 질환 등 만성적인 질환이 있다면 병을 치료하는 한약에 보약을 넣어서 병도 치료하고 몸 안의 면역기능도 도와주며, 몸의 피곤한 증세도 없애는 것이 요즘의 보약이라고 할 수 있다.

만일 병세가 심하다면 일단은 병을 치료한 후에 보하는 약을 먹어야 효과를 볼 수 있을 것이다.

보약의 주의사항은 어떤 것이 있나?

보약을 먹을 때는 보약에도 칼로리가 있기 때문에 식사량을 평소보다 줄이며 한약을 먹는 시간과 밥을 먹는 시간을 한 시간 전후로 띄어야 한다. 바로 먹게 되면 위에 부담을 주어 소화가 안 될 수도 있기 때문이다.

그리고 다소 힘이 들겠지만 술, 담배, 과식을 피하고 마음을 안정시키며, 운동도 하고 편히 쉬면서 복용을 하면 훨씬 효과적이다.

산삼 · 녹용도 체질에 맞아야 보약

한약이나 양약을 불문하고 약으로 건강을 지키려는 마음보다 더 어리석은 생각은 없다. 보약의 대명사로 불리는 산삼과 녹용, 부르는 게 값인 산삼과 녹용은 과연 비싼 만큼 누구에게나 효과가 있을까.

이에 대한 대답은 한마디로 '노(No)'이다. 보약은 자신의 체질에 맞는 것을 먹어야 자신의 건강에 좋다. 산삼도 자신의 체질에 맞지 않으면 건강증진에 도움이 되기는커녕 부작용을 일으킬 수 있기 때문이다.

산삼뿐만 아니라 인삼이나 녹용 등 소위 몸에 좋다는 약재도 함부로 먹으면 안 된다. 생약재가 모든 사람들에게 '골리앗'과 같은 힘을 줄 수는 없기 때문이다.

많은 한자들이 약을 지을 때 자신의 체질과 질병은 생각지 않고 녹용등의 보약재를 무조건 많이 넣어달라고 떼를 쓰는 경우가 종종 있다. 특정 약재가 모든 것을 해결해 줄 것이라는 믿음이 오히려 건강을 해친다고 설명해 줘도 이해하지 못해 안타까울 때가 많다.

예컨대 경유차에 휘발유를 주입하거나 휘발유차에 경유를 넣으면 엔진에 문제가 생기는 것과 마찬가지다. 치료약은 물론 보약도 체질을 가려 처방해야 효과를 볼 수 있고 부작용을 최소화할 수 있다.

봄에는 무엇을 먹으며 여름과 가을, 그리고 겨울에는 어떻게 먹어야 하는가를 걱정하기 전에 체질에 맞는 음식을 골고루 먹는 것이 중요하다고 할 수 있다. 또한 보약은 자신이 가장 힘들 때 자신의 체질에 맞게 복용하는 것이 가장 효과적이다.

보약은 몸에 특별한 이상이 있을 때 도움을 많이 받는다. 그래서 몸이 힘들고 과로할 대에 1년에 1~2번을 주기적으로 복용하면 몸의 면역기능을 회복하는데 유익함이 있다.

아이 보약 쓸 때는 특히 주의해야 한다

10살 전후 어린이에게 전문의의 진단 없이 보약을 먹이는 일도 조심해야 한다. 감기를 자주 앓는 어린이의 경우 가장 약한 장부가 무엇인지를 알아서 약한 장부를 보해주어야 면역기능도 회복되고 잔병치레도 안 하게 된다.

일반적으로 5살 전후 어린이가 1년 동안 6번 정도의 감기를 앓는 것은 흔한 일이다. 대개 발병 후 2~5일 지나면 낫기 마련이다. 때문에 감기에 자주 걸리면서도 한 번 앓았다 하면 7일 이상 끄는 경우 외엔 지나치게 걱정하지 않아도 된다.

특히 유아기에 녹용을 곁들인 보약을 먹이면 잔병치레도 안 하고 기혈을 도와주며 건강해지기 때문에 공부도 잘하게 된다.

5. 인삼, 홍삼도 체질에 맞아야 '약'이 된다

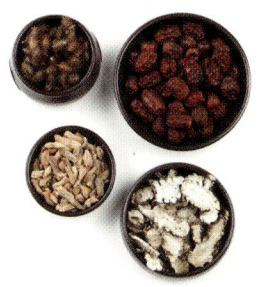

우리 나라 사람 만큼 보양식이나 보약을 선호하는 민족도 드물 것이다. 방송이나 신문에 어떤 식품이나 약재가 몸에 좋다고 나가면 곧바로 동이 난다.

그래서 먹어보면 어떤 사람은 좋다 하고 어떤 사람은 아무 반응이 없다고 한다. 이것은 식품이나 약재가 각각의 특성을 갖고 있기 때문이다.

한의학에서는 식품을 성질이 따뜻한가, 뜨거운가, 시원한가, 차가운가로 구별하고, 맛으로는 단가, 쓴가, 짠가, 매운가, 떫은가 등으로 구별을 한다.

몸이 찬 사람이 따뜻한 성질의 식품을 먹으면 좋으나 열이 많은 사람이 뜨거운 식품을 먹으면 좋다는 것을 못 느끼거나 부작용을 느낄 수 있다.

그 중의 하나가 바로 인삼이다. 인삼은 우리 나라를 대표하는 약재로서 양기를 보하고 소화기의 기능도 강하게 한다. 진액이 생기게 하고 마음을 안정시키며 정신도 밝게 하는 효능이 있다.

그래서 인삼은 몸이 차거나 소화기능이 약할 경우, 또 체력이 많이 떨어지거나 소음인인 경우에는 매우 좋다.

그러나 열이 많거나 얼굴이 붉은 경우, 또 혈압이 높거나 소양인 체질, 특히 열이 많은 태음인인 경우에는 부작용을 일으킬 수 있다.

홍삼도 그러하다. 들리는 말에 의하면 "홍삼은 체질에 관계없이 먹어도 상관이 없다."고 많이 복용을 한다.

그러나 이것은 잘못된 한의학 상식이다. 물론 홍삼은 인삼을 쪄서 건조한 것으로 인삼의 따뜻한 성질이 어느 정도 감소는 되었지만 그래도 인삼의 성질은 남아 있다.

그렇다면 내 체질에 인삼이나 홍삼이 맞는지, 그렇지 않은지는 어떻게 알 수 있을까?

가장 손쉽게 알 수 있는 방법은 인삼이나 홍삼을 먹고 머리가 아프거나 가슴이 답답하거나 얼굴이 붉어지거나 어지럽거나 머리가 띵하거나 무겁거나 몸이 가려운 증세를 느낀다면 인삼이나 홍삼이 몸에 안 맞는 것이므로 안 먹는 것이 좋다.

체질적으로 소음인에게는 인삼이나 홍삼이 녹용보다 좋은 보약이지만 소양인이나 열이 많은 태음인은 부작용을 느끼게 된다.

다시 한 번 강조하건대, 음식을 먹을 때에는 선별을 하여 자신의 체질에 맞는 음식을 먹는다면 음식이 곧 보약이다.

6. 내 체질에 맞는 보양식을 골라 먹자

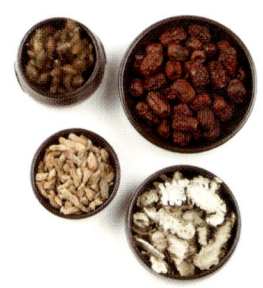

간혹 환자들을 만나다 보면 "어떻게 하면 건강해질 수 있습니까?" 하는 질문을 종종 받곤 한다.
이때 필자를 포함한 대부분의 의사들은 "음식을 잘 드시고 운동을 꾸준히 하세요."라며 원론적인 대답을 하는 경우가 많다.
환자들 입장에서는 꽤 근사한 얘기를 해주리라 기대하고 던진 질문이기에 이런 답변을 들으면 사실 적잖이 실망스러울 것이다.
하지만 이것은 의사 입장에서 해줄 수 있는 가장 최선의 대답이다.
음식 조절만 잘 해도 병이 낫는다는 말이 있지 않은가?
이를 반대로 해석하면 병이 들어 치료하는 것보다 자신에게 맞는 음식을 복용함으로써 미리 질병을 예방해야 한다는 점을 강조한 것이다.
그러면 체질별로 과연 어떤 음식이 건강을 지키는 데 이로울까?

태양인에게 약이 되는 보양식
많은 사람이 선망하는 태양인은 어떤 음식이 좋을까?
태양인은 다른 체질에 비하여 탁월한 능력의 소유자라고 생각한다. 그래서 무엇이든 잘 먹고 소화도 잘 되며 위장기능이 왕성한 것으로 생각을 할 수 있다.

과연 그럴까? 실제는 그렇지가 않다.

태양인은 저돌적이고 무엇이든 앞으로 나아가려고 한다. 또 선동적이며 개인의 사사로운 것보다 보다 큰 뜻을 품고 일을 하는 경우가 많다. 기가 위로 많이 올라가며 발산을 하기 때문이다.

자연히 음식을 먹는 경우에도 기가 많이 올라가므로 흡수하는 것이 쉽지가 않다. 그래서 다른 체질보다 구토하는 증세가 많이 나타난다. 특히 기름진 음식을 먹거나 화를 많이 내면 더욱 심해진다.

그렇다면 어떤 음식을 먹는 것이 좋을까?

일반적으로 태양인은 기름기가 없고 담백하며 시원한 성질의 음식을 먹는 것이 좋다. 선동적이고 저돌적인 성격으로 보아서는 기름지고 고열량의 음식을 먹을 것으로 생각을 하지만 이러한 음식은 소화도 안 되고 구토증세가 나타난다.

따라서 태양인의 보양식으로는 기를 내려주고 잡아줄 수 있는 음식을 먹어야 한다. 가장 좋은 것으로는 서민적인 붕어를 담백하게 요리한 음식이 좋다. 기름기도 없고 소화도 잘 되며 기를 내려주기 때문이다.

그 다음은 하초의 기능을 도와주고 음기를 보충해주는 해삼과 새우가 태양인에게 좋은 보양식이다. 평소에 먹는 음식으로는 메밀과 냉면이 좋다.

그 외의 보양식으로 좋은 것은 기름기가 많은 바닷물고기보다는 기름기가 적고 담백한 민물고기를 먹는 것이다. 아마 생각보다 먹을 것이 없다는 것을 느낄 것이다. 궁여지책으로 소양인의 음식들 중에 담백한 음식을 먹어도 크게 부담은 가지 않는다.
보양차로는 허리를 튼튼하게 하고 기를 내려주는 오가피차와 열을 내려주는 솔잎차를 권할 만하다.

태음인에게 약이 되는 보양식

문명이 발달하고 생활이 편리해지며 정보통신분야의 발달로 인하여 우리에게 많은 생활의 변화가 초래됐다. 식생활 분야에 있어서도 예외가 아니다 음식이 풍부해지고 서구화 되었으며 보다 간편하고 영양가가 높아짐에 따라 활동량보다 먹는 양이 더 많아지면서 비만증과 각종 성인병이 주요한 사회적 문제로 급부상하고 있다.

그래서 요즘에는 먹지 못하여 마르던 과거와는 달리 너무 많이 먹어서 질병이 발생하는 시대가 됐다. 또 살을 빼기 위하여 투자를 하는 시대로 변모하기에 이르렀다.

풍요로운 시대로 변하면서 가장 영향을 많이 받은 체질은 바로 태음인이다. 먹는 것이 풍부하지 않았던 시대에는 자연히 많이 먹지 않았으나, 요즘에는 언제 어디서나 먹을 수 있어 자연히 많이 먹게 되어 살이 찌게 된다. 더욱이 스트레스를 받거나 긴장을 하면 열이 많이 생기고 이 열이 소화기로 가게 되면 식욕이 항진되어 더 많이 먹게 되며 소화 흡수된 에너지가 다시 열이 되어 식욕을 항진시킨다.

그래서 다른 체질에 비하여 비만해지기 쉽고 성인병도 많이 생기게 된다. 따라서 태음인들은 고단백의 저칼로리 음식과 채식을 많이 먹고, 모자랄 듯 먹는 것이 건강을 유지하는 비결이다.

태음인에게 좋은 음식에는 어떤 것이 있을까?

태음인은 어느 체질의 음식을 먹어도 웬만해서는 소화가 다 되며 맛없는 음식이 없다. 그래서 너무 많이 먹는 것이 문제이다.

그러나 음식은 어느 정도 먹어야 활동을 할 수 있으므로 고혈압, 당뇨, 동맥경화, 비만 등의 성인병이 없다면 쇠고기를 이용한 사골, 소꼬리곰탕, 도가니탕, 각종 쇠고기가 좋고, 뱀장어, 대구탕, 우유, 버터, 치즈 등도 보양식으로 좋다. 건강에 좋은 해조류로는 미역, 다시마, 김 등의 해조류가 좋다. 과일로는 배, 밤, 호두, 잣, 자두, 매실, 살구 등이 좋다. 야채로는 무, 도라지 연근, 마, 토란, 버섯 더덕, 당근 콩나물, 두부 등이 좋다. 곡류로는 밀가루, 들깨, 수수, 율무가 좋다.

그러나 열이 있는 경우에 닭고기, 개고기, 염소고기, 꿀, 인삼 등은 안 좋으며, 설사나 기침, 감기 등이 있을 때에는 날배추, 돼지고기, 오리고기를 피하는 것이 상책이다. 여기에 건강을 위한다면 운동을 하여 땀을 내거나 목욕을 하여 땀을 내는 것도 하나의 방법이다.

성기능을 향상시키려면 양이 한약재를 먹고 음탕한 생각을 하였다는 음양곽을 넣은 소꼬리곰탕이 좋다. 허리가 약하면 소 등뼈의 사골이나 신장을 먹는다. 그 외에 장어구이가 좋다.

그러나 성인병인 비만, 고혈압, 당뇨, 동맥경화 등이 있는 경우 보양식을 먹을 때는 쇠고기의 살코기만 조금 먹는다. 권하고 싶은 것은 대구탕, 버섯전골, 콩을 이용한 요리 등과 같이 성인병을 예방하는 건강식이다.

차로는 폐를 보호하는 맥문동차가 좋고, 한약으로는 녹용, 녹각, 마(산약), 맥문동을 권할 만하다.

소음인 체질에 약이 되는 보양식

소음인은 소화기능이 약하고 신경이 예민하기 때문에 몸을 따뜻하게 해주면서 얼마만큼 소화가 잘 되느냐 하는 점이 음식을 선택하는 데 있어 관건이다.

가장 부담없이 복용할 수 있는 음식은 '인삼생강대추차'다. 만드는 방법은 인삼, 대추, 생각을 각각 8g씩 넣어 달이면 된다.

이때 자신의 기가 부족하다고 느껴지면 인삼의 양을 늘리고 말초혈액 순환과 소화가 잘 되게 하려면 생강의 양을 늘리면 된다. 또 마음이 불안하면 대추의 양을 늘려 마시면 된다.

삼계탕에 황기를 넣은 황기삼계탕은 여름에 기운이 빠지고 땀이 많이 날 때 복용하면 체력을 보충할 수 있다.

하지만 평소 열이 많거나 혈압이 높을 경우에는 부작용이 있을 수 있으므로 복용에 주의가 필요하다. 또 육류로는 닭고기, 염소고기, 양고기 등이 체질에 맞고 어류는 미꾸라지, 조기 등이 좋다.

이밖에 병에 따라 소음인이 복용할 수 있는 차로는 쑥차, 익모초차, 황기차, 육계차, 귤차, 유자차, 두충차, 당귀차, 천궁차 등을 들 수 있다. 이 가운데 쑥차는 아랫배나 손발이 찰 때 먹으면 좋고, 익모초차는 자궁의 기능 회복에 좋다. 황기차는 몸에 땀이 많이 날 경우 기를 보충하는 효과가 있다.

육계차는 복부와 손발을 따뜻하게 하고 소화와 정력에도 좋다. 귤차와 유자차는 기혈순환을 돕는다. 두충차는 관절의 기능과 골다공증 예방에 좋다.

당귀, 천궁차는 기혈 보충과 순환대사에 좋다.

소양인에게 약이 되는 보양식

소양인은 신체의 대사기능이 빠르고 잘 먹는 편이지만 열이 오르면 허기증이 심해질 수 있다. 따라서 소양인의 보양식은 열을 내리고 음기를 보충해 주는 것이 중요하다. 이때 상체로 뜨는 열을 하초에 쌓아두기만 해도 단전과 명문 부위에 기가 쌓여 몸을 보하는 효과가 나타난다.

대표적인 음식으로는 해삼을 들 수 있다. 이름 그대로 바다의 인삼이라는 해삼은 열을 내려주면서 음기를 단전에 쌓아두게 하므로 정력제로도 좋다.

가물치는 부종을 없애고 해독작용고 이뇨작용을 도우며, 산후 부기를 빼는 데도 효과가 있다. 또 북어는 열을 내리고 정신을 맑게 한다.

육류로는 돼지고기와 오리고기가 소양인 체질에 좋다. 이들은 몸의 열을 내려주면서 기운을 보충해주고 대변의 배설을 원활이 해준다. 단, 성인병이 있는 경우에는 주의해야 한다.

차로는 뼈를 강건히 하고 정력을 증강시키고 간을 보하는 산수유차, 구기자차 등을 권할 만하다.

또 눈을 밝게 하고 충혈이나 녹내장, 백내장에 효과가 있는 결명자차나 골다공증 예방에 효과가 있는 홍화씨를 달인 차 등도 소양인 체질에 좋다.

그 밖에 열을 내려주고 원기를 회복시켜 주는 녹두는 가슴이 답답하고 머리가 아플 때 밥에 넣어 먹거나 녹두전을 만들어 먹으면 효과를 볼수 있다. 특히 알로에 소양인의 변비 해결에 좋다.

7. 슬로우음식을 먹자

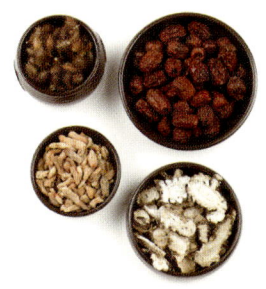

한 참 바쁘게 일할 때는 시간이 없다. 할 일은 태산같고 밤새 일을 해도 시간이 부족하다. 자연히 선호하는 음식이 바로 패스트푸드다. 우리의 전통음식에 비하여 편리하기 이를 데 없다. 맛도 있고 충분한 영양을 공급하면서도 빨리 배달도 된다. 음식이 나오는 데 시간도 걸리지 않기 때문에 가자마자 바로 먹을 수 있다. 그래서 젊은 벤처인, 직장인, 학생들에게 인기다.

그러나 이러한 패스트푸드를 많이 먹다 보면 많은 부작용을 야기시킨다. 살이 많이 찌고 피가 탁해지며 몸이 무거워지고 위장이 약해진다. 심하면 고혈압, 당뇨, 동맥경화, 심장질환, 위장질환 등의 원인이 된다. 한창 젊고 건강할 때는 문제가 없다. 무엇이든 흡수가 잘 되기 때문이다. 웬만큼 기름진 음식이나 과식을 해도 그냥 소화가 된다.

그러나 30대가 넘어가서는 점점 고장이 나기 시작한다. 젊었을 때부터 자연음식, 전통음식을 먹으며 몸을 관리한 사람들은 나이가 들어서도 건강하다. 반면에 인스턴트 음식과 패스트푸드에 길들여져 있는 사람들은 몸의 저항력이 떨어지고 성인병에 걸리기 쉽다.

체질적으로 보면 소음인들은 위장의 기능이 약하여 인스턴트 식품에 과민하여 잘 먹지 못하는 경향이 있다. 자연히 소화가 잘 되는 음식을 선호한다.

소양인들은 패스트푸드를 많이 먹어도 살이 잘 안 찌는 편이며 화와 열이 많아져 얼굴이 붉거나 피부에 반점이 많이 나는 경향이 있다.

태음인들은 식성이 좋아 무엇이든 많이 먹게 된다. 따라서 비만, 고혈압, 당뇨, 동맥경화 등 여러 성인병에 걸리기 쉽다.

평생 써먹을 우리의 오장육부를 젊었을 때에 잘 관리를 하여야 건강한 생활을 유지할 수 있다. 패스트푸드가 아닌 슬로우푸드를 먹어야 한다. 빨리 요리된 음식보다는 요리를 하여 나오는 음식이 건강에 좋다.

한국 사람이나 외국인이나 모두 그 나라 전통의 자연 음식을 먹는 것이 가장 좋다. 한국인은 된장찌개, 김치찌개, 비빔밥, 설렁탕, 육개장 등 고유의 음식을 먹는 것이 건강을 유지하는 비결이다.

8. 체질에 맞게 술 마시는 법

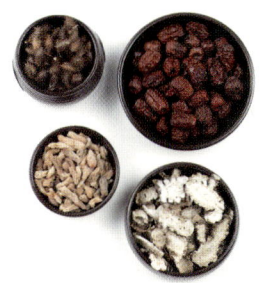

일상 생활에서 술은 빠져서는 안 되는 식품이다. 즐거울 때나 슬플 때나 항상 같이 하는 것이 술이다. 스트레스를 받으면 스트레스를 풀기 위하여 마시고 기쁜 일이 있으면 축하를 하기 위하여 술을 마신다. 항상 술은 우리의 주위에 있다. 세계 어느 나라를 가던 마음을 트게 하는 것은 술이다. 각 나라마다 전통적인 독특한 술이 있어 서로의 애환을 달래기도 한다. 서양의 유명한 위스키, 꼬냑, 맥주 등은 전 세계에 공급될 정도로 알려진 술들이 많이 있다.

한국에서의 술 문화는 독특한 면이 있다. 두세 명의 사람만 모여도 항상 따라다니는 것은 술이다. 한 번 만나서 술을 먹기로 마음먹으면 1차, 2차, 3차로 이어지고 장소를 바꾸어 가며 뿌리를 뽑을 때까지 먹는다. 식사를 하면서 반주로 가볍게 먹을 때는 그래도 이성적으로 대화를 하고 즐기는 상태다. 그러나 2차, 3차로 가면 갈수록 점점 강도가 심해지며 골수들만 남아서 마시게 된다. 이쯤되면 사람이 술을 마시는 것이 아니라 술이 사람을 마시기 시작한다.

우리 사회의 관습 중 하나가 술을 가지고 사람을 판단하는 것이다. 술을 같이 마셔보면 사람 됨됨이를 알 수 있다고 하여 술을 마시는 습관을 매우 중요시하였다. 심한 경우에는 능력 있는 사람이란 술을 잘 마시고 잘 놀며 전날 술을 잔뜩 마셨더라도 다음날 거뜬히 일어나 업무를 하는 사람이라고 판단을 하기도 한다.

한국에서의 술은 사교다. 단숨에 친해지는 것도 술이고 술이 있어야 일이 진행된다. 술을 마시지 못하거나 종교적으로 술을 안 마시는 사람은 한국 사회에서 사업을 하는 데 영향을 받으므로 더 많은 노력을 하여야 한다. 심지어 대신 술을 마셔주는 술상무라는 직책도 공공연히 등장한 것이 현실이다.

일반적으로 술은 안 마시는 것이 건강에 좋다. 그러나 어쩔 수 없는 상황이면 피해를 적게 해야 한다.

요즘은 점점 술의 도수가 약해지고 부드러워지고 있으며 종류도 다양해지고 있다. 옛날에는 술이라고 하면 소주와 막걸리가 주종을 이루었고 고급술로 맥주를 먹었다. 그러나 이제 막걸리는 보기도 힘들어졌고 소주, 맥주, 양주가 주종을 이루고 있으며 값이 저렴한 소주보다는 맥주나 양주를 더 많이 마시는 경향이 있다. 그리고 옛날에는 강술을 마시기도 하였지만 요즘은 모두 몸을 생각하여 몸에 좋다는 술을 중심으로 마시는 추세에 있다.

한의학에서는 한약을 이용하여 만든 약주가 있다. 옛날의 의학서적이나 〈동의보감〉에 보면 병을 치료하는 방법으로 한약재를 이용하는 법과 효능 등에 대하여 기술하여 놓았다. 이 기록에 따르면 술은 열이 많고 맛은 쓰고 달며 매우면서 독이 있다고 했다.

주요 효능은 약이 온몸에 빠르게 퍼지게 하여 혈맥을 통하게 하고 위나

장을 도와준다고 했다. 또 피부를 윤택하고 하고 우울한 것을 없애주며 화나는 것을 발산한다고도 하였다.

그래서 한약재를 선별하여 약술로 만들어 마시면 병을 치료하는 효능이 있다고 하였다. 그러한 전통이 남아있어 요즘에도 어느 집에 가보면 둥그런 유리병에 갖가지 약재를 넣어서 다양한 색깔의 약주를 전시해 놓은 것을 볼 수 있다. 물론 약으로 먹기보다는 술로 마시되 조금이라도 건강에 도움이 되지 않을까 하는 마음에서다.

술을 약으로 한다는 것은 쉽지가 않다. 술은 마시면 몸에 해를 주기 때문에 건강과는 거리가 먼 식품이다. 그러나 독도 잘 쓰면 약이 된다. 약술도 자신의 몸에 맞게 먹는다면 약이 될 수 있다.

그러나 고혈압이 있거나 간기능이 약한 사람은 주의하여야 한다. 약술의 장점은 한약재의 성분을 달이지 않고 우려내며 보관이 쉬운 점이다. 그렇다면 체질에 따라서 술은 어떻게 마셔야 좋은가?

소음인 체질과 술

꼼꼼하고 내성적이며 모든 일을 완벽하게 하려는 소음인은 몸이 차고 위장의 기능이 약하며 기(氣)가 부족한 편이다. 반면에 술의 성질은 열이 많으면서 기가 강하고 혈액순환을 도와준다. 그래서 술이 잘 맞는 체질은 소음인이다. 평소에는 말이 거의 없다가도 술을 마시게 되면 술의 기운을 얻어서 말을 하는 경우가 많다. 또 빼빼 말라 있으면서 밥은 별로 안 먹고 강술만 마시는 사람들 중에도 소음인 체질이 많다. 또한 이 체질은 도수가 낮으며 양이 많은 술보다는 소주, 고량주, 양주 등과 같이 양이 적으면서 도수가 높은 것을 선호한다.

약주로는 따뜻한 성질의 한약재를 이용하여 만든 약주가 좋다. 양기를 보하고 위장기능을 튼튼하게 하려면 우리 나라의 대표적인 술인 인삼(人蔘)주가 좋다. 빈혈을 치료하거나 보혈(補血)을 하고자 하면 당귀(當歸)주나 천궁(川芎)주를 마시면 좋다. 신장의 기능과 성기능을 강화 시키고자 하면 "오래된 두터운 종이도 뚫는다."는 파고지(破古紙)주가 좋다.

소양인과 술

직선적이고 순발력이 강하며 불의를 보면 참지 못하는 소양인들은 화와 열이 많아 술을 마시면 바로 열을 받고 쉽게 취한다. 그래서 술을 마시지 못하는 사람 중에 소양인이 많다. 몸에서 받지 않기 때문이다. 술을 마시면 곧바로 얼굴이 붉어지거나 심장이 뛰거나 정신이 어지러운 경우가 많다. 남들이 보기에는 말도 잘하고 활달하기 때문에 술도 잘 마실 것으로 생각들을 한다.

그러나 실제로는 술만 먹으면 잠이 안 오거나 정신을 못 차리거나 일을 할 수가 없을 정도로 취한다. 사회생활에 잘 어울리고 싶은 마음은 굴뚝같지만 술을 잘 마시지 못하기 때문에 항상 술 마시는 사람을 부러워한다.

만일 소양인 체질이 술을 마신다면 독한 술보다는 도수가 낮고 성질이 차면서 이뇨작용이 잘 되는 것이 좋다. 보리를 원료로 한 맥주나 포도를 원료로 한 와인, 선인장류를 원료로 한 데낄라 등을 마시면 좋다.

약주를 마시더라도 많이 마시면 절대 안 되고 몸에 적응이 될 수도 있을 만큼의 소량을 먹는 것이 좋다. 피를 맑게 하고 열을 내려주며 변비가 있는 경우에는 생지황(生地黃)주를 마시면 좋다. 양기를 보충하고 성기능을 강화하려면 "남편이 어느 날 산딸기를 먹은 후에 소변을 보자 오줌발이 너무 세어서 요강이 엎어진다."는 일화가 있는 복분자(覆盆子)주가 좋다.

태음인과 술

무엇이든 잘 먹고 느긋하며 성취력이 강한 태음인들은 간기능이 강하여 잘 취하지 않고 술도 많이 먹어 주당이 많다. 무엇이든 잘 먹고 흡수가 잘 되지만 기액(氣液)의 순환, 기(氣)와 혈(血), 체액의 순환이 잘 안 되어 병이 생긴다.

술을 마시면 조금 먹어서는 표시가 잘 안 나기 때문에 남들의 술잔을 많이 받게 되어 더욱 많이 마시게 된다. 많이 마시다 보면 자연히 간, 심장, 혈액순환에 문제가 생기면서 열이 많이 발생하기 때문에 간질환과 알콜중독에 걸리는 경우가 많다.

또 열이 많고 얼굴이 붉은 태음인들은 혈액순환이 안 되어 쉽게 취하는 경우도 있다. 안주도 많이 먹기 때문에 쉽게 비만해지기도 한다. 따라서 태음인 체질은 순환이 잘 안 되므로 양을 적게 마시며 도수도 낮은 것을 마시는 것이 좋다.

약주는 열을 내리고 혈액순환을 도와주는 죽엽(竹葉)주가 좋고, 폐를 보하기 위해서는 폐의 음기를 도와주는 맥문동(麥門冬)주가 좋다.

양기가 부족하여 성기능이 떨어진 경우에는 "양이 이 풀을 먹은 후에 음탕한 생각을 하였다."는 음양곽(淫羊藿)주가 좋다.

태양인과 술

저돌적이고 선동적이며 남을 이끌어나가는 데 탁월한 능력을 갖고 있는 태양인은 간기능이 약하고 기가 강하다. 기가 강하여 위로 오르거나 발산을 하기 때문에 기가 강한 술을 마시면 더욱 기가 올라서 술도 쉽게 취하며 안하무인(眼下無人)으로 행동하기 쉽다. 증세가 심한 경우에는 자신의 몸을 가누지 못할 정도로 취하는 경우도 있다.

그래서 체질적으로 술을 마시면 몸이 힘들기 때문에 마시지 못하는 사람이 많다. 독주를 마시는 것은 절대 피해야 한다. 마신다면 포도를 재료로 한 와인을 가볍게 마시는 것이 좋다.

약주를 마신다면 기를 내려주고 수렴을 시켜주는 모과(木瓜)주가 좋고, 몸의 열을 내려주기 위해서는 솔잎차가 좋다. 또 양기가 부족하여 성기능을 강화시키고 다리를 튼튼하게 하려면 오가피(五加皮)주를 마시면 도움이 된다.

9. 환절기 감기도 체질 따라 치료법 다르다

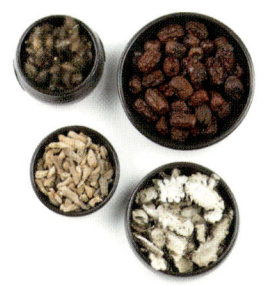

"콜록, 콜록"

찬바람이 불기 시작하면 만병의 근원이라고 하는 감기가 언제든지 침범할 수 있는 준비를 하고 호시탐탐 기회를 노리기 시작한다. 그런데 한 가지 이상한 것은 같은 환경과 조건에서 어떤 사람은 감기에 걸려 고생을 심하게 하고 어떤 사람은 감기 기운이 조금 있는 것 같다가 바로 회복을 하는 것을 볼 수 있다.

이것은 각각의 개별적인 특성에 따라 면역기능이 강한 사람, 즉 한의학적으로는 원기(元氣)가 충분하거나 기혈(氣血)의 순환이 잘 되거나 몸의 방어기능인 위기(衛氣)가 튼튼한 사람들은 쉽게 낫고 그렇지 못한 사람은 잘 안 낫는다. 또한 면역기능이 강한 사람들은 감기가 와도 쉽게 회복하며 약을 먹어도 잘 낫는 편이다.

일반적으로 감기는 초기에는 간단한 방법으로 쉽게 낫기도 한다. 감기가 처음 오게 되면 먼저 나타나는 증세가 으실으실 추우면서 열이 나고 땀이 안 나면서 온 몸이 아픈 증세가 나타난다. 이러한 때에 몸을 따뜻하게 보온을 하거나 운동을 하거나 한방차, 음식 등으로 약간의 땀을 내준다면 가뿐하게 감기를 몰아낼 수 있다. 특히 각각의 체질적인 특성에 따라서 감기를 관리한다면 더욱 효과적으로 감기를 예방하고 치료할 수 있다.

소음인 체질의 환절기 감기 다스리는 법

꼼꼼하고 내성적이며 모든 일을 정확하게 하고 몸이 차고 소화기능이 약한 소음인의 경우는 추위를 많이 타며 다른 사람보다 쉽게 지치는 편이다. 과로를 하거나 스트레스를 많이 받는 상태에서 찬 기운을 맞게 되면, 열이 나고 추우면서 땀이 안 나는 증세가 나타난다. 이럴 경우에 생강 10g, 대추 3~5개, 흰파뿌리 2~3뿌리를 넣어 차와 같이 달여 먹으면 온몸에서 땀이 난다. 또 생태나 명태에 생강, 파, 마늘을 넣고 고춧가루를 넣어서 얼큰하게 끓여 먹으면 온 몸에 땀이 나면서 감기를 몰아낼 수가 있다.

태음인 체질의 환절기 감기 다스리는 법

느긋하고 성취력이 강하며 참을성이 많고 뚱뚱한 편이면서 폐기능이 약한 태음인의 경우에는 몸이 찬 상태에서 찬바람을 갑자기 맞으면 감기가 발생할 수 있다.
또 고열량의 음식, 술 육류 등을 많이 먹은 뒤에는 반드시 운동을 하거나 활동을 해서 소모를 해야 하는데, 그렇지 못하면 몸 안의 열이 머리와 가슴쪽으로 올라가게 되고 폐와 기관지에 열이 많이 생기게 되는데 이때에 갑자기 찬바람을 맞게 되면 감기에 걸리게 된다.
따라서 태음인 체질의 환절기 감기를 다스리기 위해서는 열을 내려주면서 땀을 내줄 수 있는 칡뿌리를 15~20g을 이용한 칡차(갈근차)를 마시게 되면 좋은 효과를 볼 수 있다. 열을 내려주는 효능이 크기 때문이다.
또 입이 커서 대구라고 하는 대구탕을 얼큰하게 끓여 먹으면 폐와 기관지를 윤택하게 하고 기혈의 순환이 잘 되게 하여 감기를 없앨 수 있다.

소양인 체질의 환절기 감기 다스리는 법
성격이 급하고 직선적이며 활달하고 창의력이 있는 소양인 체질은 많이 먹지만 살이 안 찌는 특성을 보인다.
이러한 소양인 체질의 경우 마음 속에 화와 열이 많이 오르게 되면 몸의 상체에 열이 많이 생기게 되는 데 이때 찬 바람을 맞게 되면 감기에 걸리기 쉽다.
따라서 소양인 체질의 감기를 다스리려면 가슴을 시원하게 풀어주는 형개 15~20g을 달여서 만든 형개차를 마시면 좋다. 이 차는 화와 열을 밖으로 내보내면서 감기 증상을 개선하기 때문이다.
또 복어탕을 시원하게 끓여서 탕으로 먹어도 가슴 속의 열을 풀어 주면서 감기를 몰아낼 수 있다.

태양인 체질의 환절기 감기 다스리는 법
영웅심이 많고 저돌적이며 기가 위로 많이 올라가는 태양인들은 기가 위로 너무 많이 올라가 기의 균형이 깨져서 감기에 걸리기 쉽다.
따라서 태양인 체질의 감기를 다스리면 모과 15~20g을 달여서 만든 모과차를 만들어 마시면 좋은 효과를 볼 수 있다.
또 맑은 조개탕을 시원하게 끓여 먹으면 상승되는 기를 내려주면서 감기기운을 몰아낼 수 있다.

10. 체질에 따라 '땀' 다스리기

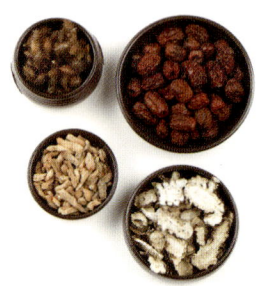

무더위가 기승을 부리는 여름이 되면 항상 우리를 괴롭히는 것이 바로 땀이다. 땀은 건강한 상태라면 몸이 더워지는 과정에서 몸의 열을 발산하기 위한 하나의 방법으로 나타나는 생리현상이지만 병적으로 나타나는 땀도 다양하다.

어떤 사람은 땀이 방울방울 맺히면서 나는 사람이 있고, 피부에 스미듯이 나는 땀도 있으며, 얼굴에만 나는 땀이 있고, 머리에만 나는 땀도 있다. 또 잘 때만 나는 땀이 있고, 손이나 발에만 나는 땀이 있으며, 하초(下焦)의 낭습(囊濕)에만 나는 경우도 있다.

그런데 많은 사람들은 여름이 되면 땀이 나면서 기운이 빠진다고 땀을 막는 한약을 먹는다. 특히 어린이가 있는 엄마들은 밥도 잘 안 먹으면서 땀까지 나면 기운이 빠진다고 한약을 먹인다. 또 닭에다 황기와 인삼을 넣어서 먹이기도 한다.

그러나 사상체질의학을 하는 입장에서는 먼저 땀을 내는 것이 좋은가, 아니면 땀이 안 나게 하는 것이 좋은가부터 결정을 해야 한다. 또 몸의 각 부위에서 나는 땀이 건강한 땀인가, 병으로 인한 땀인가를 구분하여야 한다.

먼저 병적인 땀에 대하여 알아보자. 얼굴이나 머리, 가슴 등의 상체에서 나는 땀은 술, 고기, 스트레스 등으로 인하여 화와 열이 많이 생겨서 나타나는 땀이다. 손발에만 나는 땀은 자율신경의 안정이 안 되고 긴장이 되어 나는 땀이다. 활동을 할 때 나는 땀은 양기가 부족한 땀이다. 잘 때만 나는 땀은 음기가 부족하여 나는 땀이다. 하초(下焦)의 낭습(囊濕)에서 나는 땀은 성기능이 약하여 나는 땀이다. 이렇듯 병적으로 나는 땀은 원인에 따라 각기 다르다.

사상체질의학에서는 땀에 대한 이야기가 더욱 복잡하며 매우 중요시하였다.

소음인의 땀은 건강의 적신호

먼저 소음인은 꼼꼼하고 내성적인 성격으로 땀이 났을 때에 가장 힘들어 하는 체질이다. 건강한 소음인은 땀이 적으며 운동을 하더라도 땀이 잘 나지 않는다. 그런데 만일 무리한 운동을 하거나, 뜨거운 곳에 오래 있거나, 사우나 한증을 하여 땀을 많이 흘리면 어지럽거나, 기운이 빠지고, 탈진이 되기 쉽다.

병적으로는 전신에 땀이 나면서 기운이 빠진다. 자고 일어나면 이불이 젖을 정도로 땀을 흘리고 기운을 못 차릴 정도로 탈진이 되거나 손발에 땀이 많이 나거나 하는 증세가 나타난다. 이 같은 모든 증상은 모두 몸이 허약하거나 긴장을 많이 하거나 스트레스를 많이 받아서 나타나는 경우이다.

따라서 소음인 체질의 경우 땀을 많이 흘리고 탈진이 되면 바로 막아야 한다. 특히 기혈이 부족하여 나타나는 경우에는 삼계탕에 황기를 넣어 먹으면 좋다.

또 집에서 쉽게 달여 먹을 수 있는 차로써 황기, 인삼, 대추를 잘 씻어서 같은 비율로 달인 다음 물 대신에 수시로 마셔도 좋다.

소양인은 얼굴, 머리, 가슴서 땀 나면 요주의

소양인은 성격이 급하고 적극적이며 순발력이 강한 체질로 땀이 적지도 많지도 않다. 적당한 땀이 온 몸에서 적당히 나는 것은 큰 문제가 되지 않으나 만일 얼굴, 머리, 가슴에만 집중적으로 나면 음기가 부족하고 화와 열이 많아서 나는 땀이다. 또 신장의 기능이 약하므로 하초의 기능이 약해져 성기능이 떨어지면서 음부에 땀이 나는 경우도 많이 나타난다.

따라서 화와 열을 내려주고 마음을 편안하게 하며 긴장을 하지 않는 것이 중요하다. 화와 열을 내려주는 식품으로 날배추, 오이, 호박, 가지, 참외, 딸기, 녹두 등이 좋다. 화와 열을 내리고 음기를 보충하여 주며, 성기능을 도와주는 데는 바다에서 나는 해삼, 산수유차가 좋다.

태음인은 가슴, 머리, 손발에서 땀 나면 조심

태음인은 성취력이 강하고 느긋하며 고집이 센 사람으로 전신에서 땀이 골고루 나야 건강하고 혈액순환이 잘 되는 것이다.

그런데 만약 여름에 땀이 난다고 하여 한약을 먹어 땀을 막으면 밖으로 나가야 하는 열이 안으로 쌓여서 더 답답하고 번열이 생기며 혈압이 오르고 불면증이 생기는 등의 부작용이 나타난다.

그러나 땀이 나더라도 가슴, 얼굴, 머리, 손, 발에만 나는 땀은 화와 열이 위로 오르거나 긴장이나 스트레스, 비만 등이 주요 원인이 되어 나타나는 병적인 증세이므로 구별을 하여야 한다.

따라서 가슴과 머리, 손발에 땀이 난다면 마음을 안정시키고 긴장과 과로를 하지 않도록 주의해야 한다. 특히 고 칼로리의 음식, 술, 육류, 과식 등은 피하는 것이 좋다.

일반적으로 운동을 하여 땀을 내는 것이 좋으나 목욕, 사우나, 한증등으로 혈액순환을 원활히 해주어 몸에 열이 안 생기게 하면서 노폐물을 밖으로 내보내는 것도 좋다. 몸의 열을 내려주고 땀이 전신에서 나게 하는 데는 칡차와 오미자차가 좋다.

태양인은 땀 많이 나면 기를 내려주어야

태양인은 영웅심이 많고 선동적이며 기(氣)가 위로 많이 오르는 힘이 강하므로 기를 내려주어야 한다. 기가 많이 오르면 구역증세와 함께 땀도 많이 날 수 있으며 다리에 힘이 빠지는 증세도 같이 나타날 수 있다. 따라서 태양인은 평소 땀이 덜 나게 하고 소변이 시원하게 나오도록 하는 것이 좋다.

그러기 위해서는 기운이 위로 오르지 않게 마음을 안정시키고 화를 적게 내야 한다. 음식은 담백한 음식을 먹는 것이 좋으며 솔잎, 포도, 머루, 다래 등의 과일이나 모과차가 좋다.

11. 사상체질의학과 성인병

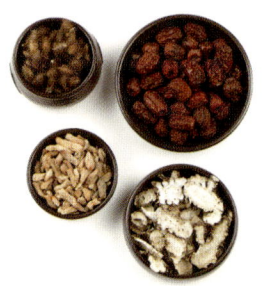

성인병이란 여러 체질적인 원인으로 인하여 잘못된 생활습관이 오래 지속이 되다 보니 나타나는 증세이다. 요즘은 30대 이후 중년기의 성인에게 많이 나타나고 사망률이 높은 질병을 성인병이라 한다.

비만증, 고혈압, 당뇨, 동맥경화, 중풍, 간장병, 심장병, 고지혈증 등을 말하며 대체적으로 나이가 들어감에 따라서 많이 발생하는 질병이며 여러 가지의 병이 합병증으로 나타날 수 있다.

성인병이 많이 생기게 된 원인으로는 현대 사회의 변화로 인하여 나타난 현상이라고 할 수 있다. 즉 식생활의 서구화와 인스턴트화, 각박한 사회생활과 생존 경쟁으로 인한 스트레스, 운동부족, 대기오염, 자동차 배기가스, 수질오염 등으로 인한 환경오염이 복합적으로 어우러져 발생한다고 볼 수 있다.

또한 한국 사회에 만연되어 있는 음주문화와 흡연습관 등이 주요 원인이 될 수 있다. 특히 요즘에는 식생활의 변화로 인하여 많은 수의 초등학교 학생들에게도 어른에게나 있는 여러 성인병들이 많이 나타나고 있다.

성인병의 주요 증상은 처음에는 별 증상이 없이 나타나다가 점점 심해짐에 따라서 증세가 다양해지며 여러 가지 합병증이 나타나면서 점점 더 심해진다.

일반적인 증세는 전반적으로 몸이 피곤하고 머리가 어지러우며 띵하다. 눈도 침침하고 뒷목도 뻣뻣하며 손발이 저리고 몸이 무겁다. 숨이 가쁘고 얼굴로 열이 오르는 등의 증상이 나타나다가 점점 심해지면서 중풍, 심장병, 간장병 등 생명에 위험을 주는 증세로 변한다.

특히 성인병은 합병증이 더 무서운 질환이다. 성인병에 속하는 고혈압, 당뇨, 동맥경화, 비만, 고지혈증 등의 병은 병 자체로서는 직접적으로 영향을 주지 않지만 이것들이 합병되어 나타나는 경우에는 중풍, 각종 암, 악성종양, 심장병, 간장병 등으로 진행되어 생명에 치명적인 영향을 준다.

이러한 성인병을 예방하기 위해서는 정신적, 육체적, 환경적 요인을 잘 조절하는 것이 중요하다.

정신적으로는 스트레스가 쌓이지 않게 하여야 하며 마음을 편하게 하는 것이 중요하므로 마음을 너그럽게 갖고 욕심을 부리지 않아야 한다.

육체적으로 현대인들은 걷는 시간이 적고, 과식을 하며 운동량이 매우 부족하므로 규칙적인 운동을 하여 체력을 유지하는 것이 중요하다.

음식을 복용함에 있어서도 고칼로리 음식, 인스턴트 음식, 술, 담배, 기름기 많은 음식 등은 피하고 신선한 야채, 한국 전통 음식 즉, 된장, 김치찌개, 콩나물국, 북어국, 김치 등을 복용함으로써 생명력을 보충하는 것이 좋다.

환경적으로는 대기오염, 수질오염, 농약오염 등이 우리 생활을 점점 잠

식해 가는 현실을 막을 수는 없다. 이것은 온 인류가 서로 노력을 하여야 할 문제이며 개인적인 노력으로는 한계가 있어 어쩔 수 없는 것이 현실이기도 하다.

이러한 환경오염은 기관지, 폐, 혈액계통, 심장, 간장, 신장, 위, 소장, 대장 등 영향을 주지 않는 곳이 없다.

이것을 조금이라도 해결할 수 있는 방어적 방법으로는 시간을 내어 맑은 공기가 있는 곳에서 생활을 한다던가, 음식을 될 수 있으면 자연요법에 의한 음식으로 먹고, 깨끗한 물을 마시는 수밖에 없다. 또 다른 방법으로는 외부의 어떠한 자극과 변화에도 저항할 수 있는 기혈이 풍부한, 즉 면역기능이 강한 신체를 유지하여 자체내의 방어력을 키우는 것이 중요하다.

그리고 보다 적극적으로 치료하는 방법은 각각의 체질에 따른 성인병 예방법을 실천하는 것이다.

소음인 체질의 성인병 예방법

소음인의 특성은 꼼꼼하고 내성적이며 자상하고 모든 일을 정확하게 처리하려 한다. 또 위장기능이 약하여 많이 먹지 못하고 마른 사람이 많다. 그래서 신경성, 소화기, 간 계통에 대한 병이 많다.

성격적으로는 너무 치밀하여 완벽하게 해야 한다는 스트레스로 인한 병이 많이 올 수 있다. 즉 사소한 일에도 너무 집착을 하여서 긴장성으로 인하여 오게 된다.

따라서 마음을 항상 편하게 가지며 모든 일을 꼭 해야 된다는 강박관념을 없애고 대담하게 처리해야 한다.

음식은 항상 따뜻한 음식을 정량, 정시에 소화될 수 있을 만큼만 먹는다. 평소에 마시기 좋은 차로는 인삼차, 생강차, 유자차, 계피차 등이 있다.

소양인 체질의 성인병 예방법

소양인의 특성은 외관상 매우 날카롭다. 기분이 좋으면 싹싹하나 감정의 표현이 직선적이고 쉽게 화를 내는 반면에 돌아서면 바로 잊어버린다.
화가 많이 올라가서 고혈압, 당뇨병 등의 증세가 있으며, 하초의 기능이 약하다 보면 신장병 등이 많이 올 수 있다. 성질을 참지 못하여 화를 내다가 병이 많이 올 수 있다.
따라서 항상 마음을 차분히 하고, 언행을 옮길 때에는 심사숙고하여 결정을 하여야 한다. 또 맵거나 자극적인 음식은 피하고 신선한 야채와 과일을 많이 먹는 것이 좋다.
평소에 마시기 좋은 차로는 신장의 기운을 북돋으며 음기를 보충해주는 산수유차, 구기자차가 좋다. 특히 피를 맑게 해주고 이뇨를 돕기 위해서는 보리차, 결명자차 등이 좋다. 그리고 권할 만한 것은 신선한 과일과 야채를 많이 복용하는 것이 효과적이다.

태음인 체질의 성인병 예방법

가장 성인병이 많이 나타나는 체질로서 각별히 유의해야 한다. 태음인의 특성은 외관상 매우 건강해 보이며 비만하거나 체구가 큰 경우가 많다. 무엇이든지 잘 먹으며 혈색도 좋다. 행동은 느리거나 참다가 욱하는 성질이 있다. 고집이 센 편이며 욕심도 많다. 비만증, 고혈압, 당뇨병, 간장병, 동맥경하, 심장병 등의 성인병이 많이 올 수 있다.
따라서 고칼로리 음식을 피하고 규칙적인 운동을 하며 목욕을 자주하는 것이 좋다. 또 땀을 많이 내어 피부의 순환이 잘 되게 하고 욕심을 적게 갖는 것도 중요하다. 평소에 마시기 좋은 차로는 설록차, 칡차 등이 있다.

태양인 체질의 성인병 예방법

태양인은 다른 체질에 비해 드물다. 주요 특성은 진취적이고 적극적이며 지도력이 있는 반면 너무 조급하고 거만한 느낌을 갖고 있다. 또 남을 무시하고 독선적인 면도 가지고 있다.
이러한 태양인은 기운이 얼굴과 가슴 쪽으로 상승하여 병이 올 수 있다. 따라서 항상 마음을 안정시키고 차분하게 하며 담백한 음식과 해물류나 채소류를 많이 먹으면 좋다. 평소에 마시기 좋은 차로는 모과차, 오가피차, 감잎차 등이 있다.

12. 체질과 당뇨병

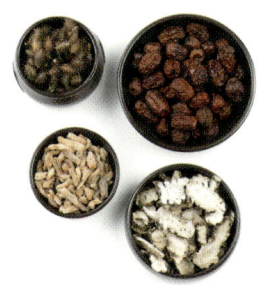

당뇨병은 소변 중에 당이 나오는 것을 말하나 임상적으로는 혈액속에 당 성분이 나오는 것을 말한다. 즉 췌장에서 인슐린이 절대적으로 부족하거나, 상대적으로 부족하거나, 조직 내에서 작용이 되지 않아 혈중의 당 성분이 많은 것이다.

한의학적으로는 입이 많이 마르면서 물을 많이 마시는 상소(上消), 음식을 금방 먹고도 바로 허기가 지며 음식을 먹어야 되는 중소(中消), 소변이 자주 마렵고 기름기가 뜬 것과 같이 나오는 하소(下消)로 구분을 하였으나, 요즘에는 이러한 전형적인 증상이 나타나지 않으면서도 당뇨병이 심해지는 경향이 있다.

당뇨가 의심되는 증세로는 다음(多飮), 다뇨(多尿), 다식(多食), 체중감소, 전신권태, 피부 가려움증, 손·발의 상처가 잘 낫지 않고 오래 가는 경우 등이 있으며 이중 몇 가지고 있다면 혈당 검사를 하여 확인을 해 볼 필요가 있다.

당뇨가 무서운 것은 당뇨 자체가 아니라 당뇨로 인해서 합병증이 되었을 때는 그 병이 잘 낫지 않는 것으로 중풍, 고혈압, 동맥경화, 협심증,

심근경색, 안구질환, 신장병, 요독증, 말초신경증, 자율신경장애, 손·발의 병, 고혈당성 혼수, 저혈당성 혼수 등을 들 수 있다.
사상의학에서는 각 체질의 특성에 따라 다르게 영향을 받고 서로 다르게 치료해야 하므로 여기에 대하여 알아보고자 한다.

소음인 체질과 당뇨병

다른 체질에 비하여 당뇨가 올 수 있는 확률은 적으나 비위의 기능이 약하여 작용을 잘 못하거나 신경을 예민하게 써서 기능이 잘 안 되어 나타나는 경우에 인슐린의 분비가 원활히 되지 못하여 당뇨가 올 수 있다. 따라서 마음을 편안히 하고 음식을 정량, 정시에 정해진 칼로리 만큼 먹고 되도록 따뜻한 음식을 먹으며 운동을 꾸준히 하는 것이 좋다. 주식은 현미, 찹쌀현미, 조, 콩 등을 위주로 하여 먹는다.

당뇨식 현미멥쌀, 현미찹쌀, 차조, 감자국, 북어국, 시금치국, 냉이국, 파김치, 부추김치, 갓김치, 갈치, 멸치

◎ **소음인 체질의 당뇨식 '현미찹쌀밥'**

-소화를 돕고 성인병을 예방한다-

성인병에 걸리거나 살을 빼기 위하여 현미와 잡곡밥을 먹는 사람들이 점점 늘어나고 있다. 옛날에는 현미가 뻣뻣하고 맛이 없다고 하여 백미에 밀려서 잘 안 먹는 곡류였으나 문명이 발달하고 생활이 부유해지면서 음식도 풍요로워지자 오히려 현미를 건강식이라고 생각을 많이 하게 되었다. 그러다보니 자연히 고열량의 음식보다는 건강에 좋은 자연

식이면서 저열량의 곡류인 현미를 선호하게 된 것이다.
부유해지면서 열량이 높고 맛이 좋은 음식을 선호하는 것이 아니라 이와 같이 거친 음식을 먹게 되는 것은 이제 배고파서 먹는 음식이 아니라 건강을 생각하고 성인병을 예방하고자 하는 마음에서이다.
그런데 많은 사람들이 자신의 건강을 위하여 여러 잡곡을 섞어 먹는 노력은 많이 하지만 실제로 노력한 만큼 효과를 보지 못한 것 같다.
사상체질의학적으로 보면 자신의 체질에 맞는 음식을 먹어야 건강에 도움을 주나 자신의 체질에 맞지 않는 음식인 경우에는 건강에 도움을 못 얻고 오히려 피해를 볼 수 있다. 이들 중 소화기능이 약한 소음인 체질의 성인병을 예방하며 비만을 치료할 수 있는 밥 종류가 바로 현미찹쌀밥이다.
일반적으로 쌀은 가장 많이 먹는 주식이다. 누구나 먹기가 편하고 위장의 기운을 도와주며 살이 찌게 하므로 우리 한민족이 항상 즐겨먹는 곡식이다. 우리가 많이 먹는 쌀은 백미로서 쌀겨층가 배아를 모두 제거하여 밥맛이 좋고 소하가 잘 되는 특성이 있다.
그런 반면 현미는 겉껍질만 제거한 것으로 미네랄과 비타민이 풍부하여 고혈압, 당뇨, 동맥경화, 간장병 등이 있는 경우에 많이 선호한다. 겨층과 배아가 50% 제거되면 5분도, 70% 제거되면 7분도라고 하며 백미와 비교하면 맛은 덜하지만 씹는 맛이 있고 성인병도 예방하며 살을 빼는 데도 이용되는 곡류이다. 그러나 소화기능이 강한 사람에게는 좋으나 소화기능이 약한 경우에는 꼭꼭 씹어 먹어야 한다.
찹쌀은 성질이 따뜻하고 맛은 달다. 멥쌀보다 찰진 성질이 있어서 소화가 잘 되므로 소화기능이 약하거나 몸이 찬 사람이 먹으면 성인병이나 비만을 예방하는 데 효과적이다.

따라서 찹쌀현미밥은 소하기능이 약하고 고혈압, 당뇨병, 동맥경화, 심장질환, 비만증 등이 있는 경우에 먹으면 성인병을 예방하는 효과가 있다. 특히 소음인에게 좋다. 그러나 몸에 화와 열이 많거나 먹어도 먹어도 살이 안 찌는 경우에는 주의하여야 한다.

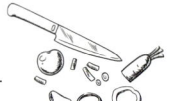 이렇게 만드세요!

〈재료〉
쌀 3컵, 현미찹쌀 1컵(4인분)

〈만드는 법〉
① 현미찹쌀을 깨끗하게 씻어서 하루 정도 물에 불린다.
② 쌀은 깨끗하게 씻어서 30분 정도 불린다.
③ 쌀에 현미찹쌀을 넣고 쌀을 씻었던 물을 넣어 밥을 짓고 뜸을 들인다.

소양인 체질과 당뇨병

다른 체질에 비하여 당뇨의 증세가 상대적으로 많으며 상소, 중소, 하소의 구별에 따라서 나눌 수 있다. 병이 전이되는 과정도 상소, 중소, 하소의 순서에 따라 병의 진행 과정이 나타난다. 즉, 평소에 화가 많은데 신경을 쓰거나 화를 내거나 긴장하거나 하여 화가 상초에 있게 되면 입이 마르며 물을 많이 먹는다. 중초까지 내려오면 음식을 먹어도 먹어도 배가 계속 고프며, 하초까지 내려오면 선천의 장기인 신장에 영향을 주어 소변에 기름이 뜨는 증세가 나타난다. 이때는 매우 심한 상태라고 볼 수 있다.

따라서 긴장을 하거나 화를 많이 내거나 과식을 하여 화가 발생하지 않게 해야 한다. 또 신선한 과일을 많이 먹고 운동을 꾸준히 하며 정해진 칼로리 만큼 먹고 시원한 음식을 먹는 것이 좋다. 주식은 현미, 보리, 팥, 녹두 등을 먹으며 한약재는 하눌타리 뿌리를 달여 먹는다.

당뇨식 현미멥쌀, 보리, 팥이나 녹두, 조개국, 오징어국, 새우탕, 아욱국, 배추국, 두릅무침, 씀바귀, 가지, 오이김치, 호박무침, 고등어, 꽁치, 해삼, 멍게, 꽃게

◎ 소양인 체질의 당뇨식 '팥보리밥'
-열과 부기를 빼준다-

비만이 되는 원인에는 여러 가지가 있다. 아마도 비만이 오게 되는 것은 식욕이 항진되어 먹는 양이 많아서 비만이 되거나, 먹는 것은 많지 않으나 변비가 있거나 부종이 있거나 몸의 순환이 잘 안 되어 비만이 오게 된다. 이중에 부종으로 인하여 오는 비만의 경우는 수분을 조금만 많이 섭취하거나 저녁 늦게 먹으면 그 다음날에는 몸이 부어서 거울 앞에서 얼굴을 보기가 겁이 나게 하는 경우이다.

부종비만의 특징은 다른 체질에 비하여 체중의 변화가 심하여 살이 오를 때는 금방 많이 올랐다가 빠지면 바로 쭉 빠지는 특성이 있다. 흔히 말하는 '물살'이라는 경우로서 다른 비만보다 쉽게 잘 빠지는 비만이다. 이러한 부종이 심할 경우 평소 밥에 섞어 먹으면 좋은 잡곡밥이 있으니 바로 팥보리밥이다.

팥은 전통적으로 악귀를 내보내는 붉은 색을 띄고 있다고 하여 대보름 날이나 동지에 죽으로 쑤어 먹는 풍습으로 많이 알려져 있다. 한의학에

서는 적소두(赤小豆)라고 하여 수분을 빼주고 종기를 없애며 농(膿)이 생긴 것을 배설하는 효능이 있다고 본다. 또 갈증과 설사를 멈추게 하고 소변이 잘 나오게 하며 부종을 치료해주는 효과가 있기도 하다.

보리는 쌀과 함께 많이 섞어먹는 잡곡으로 보리차로써도 많이 이용이 되고 있는 친숙한 곡류이다. 한의학에서는 대맥(大麥)이라고 하며 기(氣)를 도와주고 위장의 기능을 튼튼히 하는 효능이 있다고 본다. 또 설사를 그치게 하고 오장(五臟)을 튼튼하게 하며 이뇨작용이 강하고 부종을 없애주는 효능이 있기도 하다.

이러한 팥과 보리가 합쳐지면 모두 몸 안의 열을 내려주고 이뇨작용이 잘 되게 하는 효과가 있으므로 부종으로 인하여 오는 비만에는 팥보리밥을 먹으면 좋은 효과를 낸다. 특히 긴장의 기능이 약하여 부종이 오는 소양인 체질에 좋다.

그러나 꼼꼼하고 몸이 차고 소화기능이 약한 소음인이나 성격이 느긋하며 먹는 대로 살이 찌는 태음인은 피하는 것이 좋다.

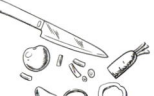

이렇게 만드세요!

〈재료〉
쌀 3컵, 보리 1/2컵, 팥 1/3 (4인분)

〈만드는 법〉
① 팥은 잘 씻어서 팥이 잠길 정도로 물을 부어 팥이 터지지 않을 정도로 삶아 건진다.
② 통보리는 잘 씻어 물을 충분히 붓고 삶아 건져 놓는다.
③ 쌀은 깨끗하게 씻어서 30분 정도 불린다.
④ 쌀에 팥과 보리를 넣고 쌀을 씻었던 물을 부어 밥을 짓고 뜸을 들인다.

태음인 체질과 당뇨병

태음인 당뇨는 소양인 당뇨와는 다르게 과음, 과식을 하고 운동량이 부족하여 몸안에 열량이 계속 누적되면 간에 열이 쌓이게 되어 당뇨가 생기게된다.

따라서 태음인 체질의 당뇨병을 예방하려면 소식을 하고 운동을 꾸준히 하여 비만이 오지 않게 해야 한다. 늘 정해진 칼로리를 정확히 지켜 식사를 하며 긴장을 하거나 고 칼로리의 음식을 먹지 않도록 주의한다. 주식은 현미, 율무, 검정콩을 먹는 것이 좋으며 한약재는 해당화근이 좋다.

당뇨식 현미멥쌀, 율무, 콩, 버섯국, 콩나물국, 양파국, 무국, 미역국, 버섯무침, 단무지, 더덕무침, 연근, 김, 도라지 무침, 참치구이, 대구탕, 해당화근차.

◎ 태음인 체질의 당뇨식 '율무밥'

-부종과 살을 빼준다-

요즘의 가장 관심있는 분야는 역시 비만에 대한 내용일 것이다. 주위에 먹을 것은 풍부하고 먹고 싶은데 항상 마음에 걸리는 것은 살이 찌는 것에 대한 두려움이다. 많은 사람들이 원하는 것은 맛있게 많이 먹고 살이 찌지 않았으면 하는 바람이다. 특히 살이 많이 찐 사람들의 특징은 무엇이든 다 잘 먹으며 삶의 목적이 맛있는 것을 마음껏, 배부르게 먹는 것이 행복 중의 하나인 경우가 많다.

그러나 이들에게 항상 찾아오는 것은 비만증, 고혈압, 당뇨, 동맥경화, 중풍 등의 불청객이기 때문에 항상 불안한 마음을 가지고 식사를 하게 된다. 20년전만 하더라도 너도나도 살이 찔 수 있게 하기 위하여 보약을 먹기도 하고 양약에서는 호르몬제를 먹기도 하였으나 요즘은 세상이 바뀌어 적게 먹으려고 노력을 하는 시대가 되었다. 이러한 때에 살을 빼주며 밥맛을 줄이는 율무밥은 권할 만하다.

율무는 한약명으로 의이인(薏苡仁)이라고 한다. 그 성질은 약간 차면서 맛은 달고 독은 없다. 몸 안의 습기를 없애주는 효능이 강하여 습(濕)이 많아서 오는 근육통이나 무릎이나 관절의 통증에 좋고 여러 성인병을 예방하여 주는 효능이 있다. 또한 습이 많아서 오는 비만환자의 살을 빼주기도 하며 부종과 설사를 멈추게 한다. 특히 율무는 밥맛을 떨어뜨려 식욕을 억제하는 효과가 있어 비만환자에게 가장 많이 권하는 곡류이다.

일상생활에서 주식으로 먹고 있는 쌀을 성질이 평하고 맛이 달며 독은 없다. 소화기의 기능을 도와주고 위를 따뜻하게 하며 살이 찌게 하고 설사를 멈추게 하는 효과가 있다. 우리 민족이 항상 즐겨먹는 음식으로 성질이 평하므로 누구나 먹어도 문제가 없다.

따라서 율무밥은 식욕을 억제할 수 없거나, 물살과 같이 몸에 습관이 많아서 비만하거나 관절이 아프거나 태음인들에게 효과가 좋다. 그러나 몸에 열이 많아 갈증이 심하거나 두통이나 불면증이 있거나 변비가 있는 경우에는 피하는 것이 좋다.

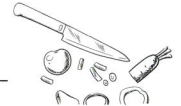 이렇게 만드세요!

〈재료〉
쌀 3컵, 율무1컵(4인분)

〈만드는 법〉
① 율무는 깨끗하게 씻어서 하루 정도 물에 불린다.
② 쌀은 깨끗하게 씻어서 30분 정도 불린다.
③ 압력밥솥에 율무와 쌀을 넣고 씻었던 물을 부어 밥을 짓는다.

 참고하세요!

당뇨병의 예방법
① 단음식,고칼로리, 고지방음식을 피하고 과일, 채소를 많이 먹는다.
② 비만을 조심하여 표준체중을 유지한다.
③ 노동과 휴식을 적절히 취하여 스트레스의 축적을 피한다.
④ 본인의 체력에 알맞은 규칙적인 운동을 한다.
⑤ 약물의 남용을 주의하고, 감염증은 초기에 치료한다.
⑥ 과음(過飮), 과색(過色)을 피한다.

13. 봄철 원기를 회복시키는 체질 보약

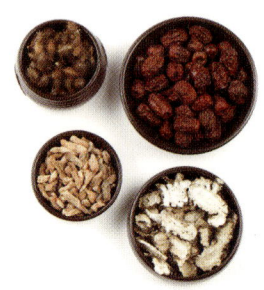

겨울이 지나고 대지가 기지개를 켜는 봄이 오면 우리 몸에도 새로운 활력을 보충해어야 한다. 그래서 새롭게 운동도 시작하여 보고 몸에 좋다는 음식을 찾아 먹어 보기도 한다.

그러나 생각보다는 기대에 못 미치는 경우가 많다. 이것은 자신의 체지에 맞지 않은 운동을 하거나 맞지 않은 음식을 먹은 탓이다. 이럴 경우 투자한 것에 비하여 건강에 도움이 안 되며 잘못하면 오히려 건강을 해칠 수도 있다.

예를 들면 인삼이 보약 중에 보약이지만 열이 많거나 화가 많거나 가슴이 답답하거나 혈압이 높은 경우에는 오히려 병을 더 악화시키는 것을 보면 쉽게 알 수 있듯이 자신의 체질에 맞는 것을 먹어야 효과를 높일 수 있다.

즉, 사상체질의학에선 각각의 체질에 부족한 것을 보충하고 균형을 잡아주는 것이 사상체질의학적 보약이라고 생각한다. 음식 또한 단순히 영양을 공급한다는 생각보다는 하나의 약으로써 자신의 체질에 따른 음식을 잘 먹는다면 미리 병을 예방하고 자신의 건강을 유지하는 좋은 방법이라고 보고 있다.

사상체질의학적으로 보면 소음인의 경우는 비장의 기능이 약하고 신장의 기능이 강한 체질로 몸을 따뜻하게 하여 주며 양기를 보충해 주어야 한다.

소양인의 경우는 비장의 기능이 약하고 신장의 기능이 약한 체질로 몸의 화와 열을 내려주고 음기를 보충하여 주며 신장의 기능을 도와주어야 한다고 본다.

태음인의 경우는 폐의 기능이 약하고 간의 기능이 강한 체질로 몸에 많이 축적되는 습, 열을 제거하고 기의 순환을 도와주며 폐를 보해 주어야 한다.

태양인의 경우는 폐의 기능이 강하고 간의 기능이 약한 체질로 위로 오르고 밖으로 발산을 하는 기를 내려주어 하초에 쌓이게 하고 간을 보해 주어야 한다.

이를 바탕으로 각각의 체질에 맞는 봄철 보약과 보양식에 대하여 자세히 알아보자.

소음인의 봄철 보양식

예민하고 꼼꼼하며 모든 일에 철두철미하고 소화기능이 약한 소음인은 몸이 차면서 소화기능이 약하고 신경이 예민한 경우가 많다.

따라서 가장 중요시 하여야 할 것은 보하는 약이나 음식을 먹을 때에 먼저 이것을 소화할 수 있는지, 없는지가 주요 관건이 되므로 먼저 소화가 잘 되고 따뜻한 것을 먹는 것이 좋다.

한약재로 가장 좋은 것은 우리 나라를 대표하여 기와 혈을 보해주고 원기를 회복하며 소화기능도 도와주는 인삼차가 으뜸이라고 할 수 있다.
보약식으로는 소화기능이 약하고 매우 피곤하며 체력이 약하고 고혈압, 당뇨, 동맥경화, 심장질환과 같은 성인병이 없는 경우에는 삼계탕이 좋다. 그러나 성인병이 있고 몸이 차며 하초의 기능이 약한 경우에는 미꾸라지를 요리한 추어탕이 좋다.

소양인의 봄철 보양식

급하고 직선적이고 불의를 보면 참지 못하며 먹는 것에 비하여 살이 잘 안 찌는 소양인은 화와 열이 많으 상체로 화와 열이 많이 오르는 경향이 있다. 상대적으로 하초의 기능은 약한 경우가 많다.
따라서 소양인은 음기를 보하면서 화와 열을 내려주어 하초, 즉 단전이나 신장에 기가 쌓이게 하여 보하면 자연히 살도 찌개 된다.
한약재로는 음기를 보충하고 허열을 내려주며 신장의 기능도 보하고 하초의 기능을 강하게 하는 산수유차, 구기자차를 권할 만한다.
보양식으로는 찬 성질이 있고 몸의 열을 내리며 고단백질을 공급하고 음기를 보충하여 주는 돼지고기나 오리고기가 좋다. 성인병이 있는 경우에는 복지리가 몸의 열을 내리며 음기를 보충하여 준다.

태음인의 봄철 보양식

느긋하고 참을성이 많으며 무슨 일이든 꾸준하고 성취력이 강한 체질인 태음인은 평소 듬직하며 무엇이든 잘 먹고 고집이 세다.
이러한 태음인은 습과 담이 많은 체질로 아무거나 잘 먹고, 많이 먹기 때문에 여러 가지 성인병인 혈압, 당뇨, 동맥경화, 비만, 간장질환 등이 많이 생길 수 있다. 따라서 음식을 양으로 먹을 것이 아니라 고단백의 저칼로리 음식을 선별해서 먹어야 여러 성인병도 예방을 하며 자신의 건강한 체력을 유지할 수 있다.

한약재로는 몸의 습열이 안 생기게 하고 폐와 기관지를 윤택하고 하며 마른 기침을 치료하고 음기를 보충해 주는 맥문동차, 천문동차를 권 할 만하다.

보양식으로는 담백하며 고단백을 공급하여 주는 쇠고기를 이용한 음식이 좋다. 성인병이 있는 경우에는 대구탕이 영양을 공급하여 건강식으로 좋다.

태양인의 봄철 보양식

봄에 가장 힘들어하는 체질은 태양인이다. 원래 발산되는 기가 강한데 여기에 봄의 발산기운이 더해져서 더욱더 좋지 못한 영향을 미치게 된다.

거시적인 역사관을 갖고 있으며 저돌적이고 영웅적이며 선동적인 태양인은 기가 위로 올라가므로 오래 걷거나 서있지 못한다. 또 아무 이유 없이 다리의 힘이 빠지거나 구역질이나 토하는 증세가 나타난다.

따라서 위로 오르거나 외부로 뻗쳐 나가는 기를 잡아주어 하초로 내려주며, 고열량의 기름진 음식을 피하여야 건강을 유지할 수 있다.

한약재로는 기를 내려주고 간을 보하며 하초의 기능을 도와주는 오가피차가 좋다.

보양식으로는 우리 주위에 쉽게 구할 수 있으면서 기를 내려주고 간을 보하여 주는 붕어가 좋다. 열이 많고 성인병이 있는 경우에는 담백하며 간을 보하여 주는 조개류를 이용한 음식이 좋다.

14. 삼복더위에 좋은 체질 보양식

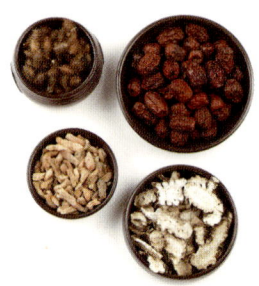

한여름이 되면 만물은 모두 느슨해지면서 지치게 된다. 일을 하자니 능률은 안 오르고 쉬자니 일은 산더미처럼 쌓여 있는데 마음 편하게 쉴 수 있는 사람은 드물 것이다.

설사 휴가를 내어 쉰다고 하더라도 고민이다. 어느 곳을 가더라도 사람들로 꽉 차 있고 도로사정도 좋지 않아 가는 데 하루, 오는 데 하루를 소비하고 나면 쉬기 위한 휴가가 아니고 고생만 하게 되는 고행의 길이 된다. 그래서 아예 집에서 푹 쉬는 것도 하나의 방법이다.

그러나 일년에 한 번 있는 여름휴가를 그냥 소비하기는 더욱 아까운 것이다. 한여름철 몸에 좋은 보양식을 먹고 기운을 내어서 무더운 여름을 멋진 곳에서 보내는 것이 더 좋을 것이다.

한여름이 되면 많은 사람들이 힘들어 한다. 날씨가 더워지면 답답하고 아무 이유 없이 짜증이 난다. 화가 나기도 하고 땀이 많이 나기도 하며 탈진이 되어 기운이 없어지기도 한다.

이러한 현상들은 모두에게 똑같이 나타나는 것이 아니고 각각의 개인차에 따라서 다르게 나타난다. 이것이 바로 체질에 따라 다르게 관리를 하여야 하는 이유다. 어떤 보양식이 아무리 좋다고 하더라도 체질에 맞는 사람에게는 좋은 보약이 되지만 체질에 맞지 않으면 오히려 해가 될 수 있다. 이 무더운 삼복더위에 힘들이지 않고 건강을 유지할 수 있는 좋은 보양식을 사상체질에 따라서 소개하면 다음과 같다.

소음인 여름 보양식

여름이 되면 체력이 극도로 떨어지는 체질은 소음인이다.
평소에 소음인은 모든 일에 철두철미하고 정확하다. 꼼꼼하고 내성적이며 100% 정확하여야 마음을 놓는 완벽주의자라 할 수 있다.
분석력이 뛰어나고 대강 넘어가는 것이 없어 부하직원들 또한 거의 완벽한 수준이 아니라면 퇴짜맞기 일쑤이다. 항상 생각을 많이 하고 고민이 많으며 남에게 자신의 단점을 보이기 싫어하는 생활을 한다.
그래서 소음인의 가장 약한 장기인 비위의 기능이 더욱 떨어져 살이 안 찌고 체력도 떨어진다. 특히 여름이 되면 기혈(氣血)이 부족한 소음인은 땀이 안 나야 건강을 유지할 수 있으나 땀이 스미듯이 조금만 나도 탈진이 되고 어지러워진다. 초여름에는 따뜻하니 오히려 좋은 느낌이 들지만 삼복더위를 지나면서 체력도 극도로 떨어지고 만사가 모두 귀찮아지며 무기력해진다.
그럼 소음인들은 어떻게 무더운 여름을 극복해 나가는 것이 좋을까?
소음인은 한마디로 땀을 안 나게 하고 소화기능을 회복하며 양기(陽氣)를 보충해 주어야 한다. 체질적으로 신대비소(腎大脾小) 한 장기의 특성 때문에 조금만 신경을 쓰거나 과로를 하면 밥맛이 먼저 떨어지고, 양기가 부족하면 땀이 나면서 기운이 빠지게 된다. 평소에는 매일 일정한 시간에 일정한 양의 음식을 소화될 수 있을 만큼만 먹는 것이 중요하다.
흔히들 여름철 보양식으로는 기운이 없을 때 먹는 삼계탕, 땀이 많이 날 때 먹는 황기삼계탕, 소화기능을 돕고 양기를 회복하는 보신탕이 가장 잘 맞는 체질은 바로 소음인이다. 소화도 잘 되고 성질이 따뜻하며 고단백의 음식이기 때문에 여름철 땀이 나며 무기력해지는 것을 막아 준다. 성인병을 가지고 있는 경우에는 옛 선조들이 삼복더위에 먹었던 민어 매운탕을 먹으면 좋다. 차는 인삼차, 황기차가 좋다. 일상생활에서는 자신의 체력에 맞게, 또 피곤하지 않게 운동을 하고 충분한 휴식을 취하며 과로하는 것은 금물이다.

소양인의 여름 보양식

화와 열이 많은 소양인은 여름이 되면 더욱 화와 열이 많아서 성격이 더욱 급해지고 답답해 한다. 머리와 얼굴에서 땀이 많이 나며 얼굴이 붉어지고 머리가 가렵기도 한다. 찬 것을 많이 찾고 심하면 얼음을 깨물어 먹는 경우도 많다. 원래 몸에 열이 많은 데 기후까지 더워 더욱 힘든 계절이다.

그래서 소양인들은 에어컨의 바람이 가장 강한 곳을 선호하고 사소한 일에도 화를 많이 내며 남들과도 다투는 경우가 많아진다. 또한 열대야가 심한 밤에는 냉수욕을 하고 시원한 맥주를 마셔도 더위를 풀지 못하여 날밤을 꼬박 샌다. 날씨가 더워지면 아무 이유 없이 얼굴이 붉어지고 머리가 아프며 뒷목이 뻐근하고 눈에 충혈이 서기도 한다. 얼굴이나 머리에 종기가 많이 생기고 얼굴과 머리에만 땀이 나는 증세가 나타나기도 한다. 이것은 몸에 화와 열이 많은데 외부의 기온까지 올라가다

보니 더욱 몸의 열이 많아진 결과 나타나는 증상이라고 할 수 있다.
그렇다면 소양인들은 어떻게 무더운 여름을 극복해 나가야 할까?
전체적으로는 화와 열을 내리고 몸의 음(陰)을 보충하여 주는 것이 해결하는 방안이다. 급한 대로 화와 열을 내리고 장기적으로는 음을 보충하여 화와 열을 잡아주는 것이 좋다.

여름철의 화와 열을 내리기에 가장 좋은 것은 여름 과일인 수박, 참외, 파인애플, 바나나, 오이, 메론 등을 시원하게 해서 먹거나 과일즙으로 먹는 것이 좋다. 또 야채를 같이 갈아서 즙으로 먹는 것도 좋다. 차로는 산수유차를 권할 만하다.

보양식으로 보신탕이나 삼계탕을 먹으면 열이 오르고 얼굴이 붉어질 수 있으므로 피하는 것이 좋다. 그 대신 돼지고기와 오리고기를 이용한 음식이 좋다.

예로부터 삼복더위에 소양인들이 즐겨 먹던 음식으로 깻국물에 오리고기와 국수를 넣어 만든 임자수탕이 유명하다. 임자수탕은 전통적으로 우리 민족이 삼복더위에 먹던 음식으로 깻국에 오리고기와 국수를 넣어 만든 음식이다.

주재료인 오리고기는 성질은 차면서 맛은 달다. 음기를 ㅂ충하고 허한 것을 보해주며 수분의 대사를 원활하게 하여 준다. 그래서 몸의 허약, 소갈증, 무기력증, 식욕부진, 설사, 허약성 부종에 효과적이다.

흰참깨는 성질이 차고, 위와 장의 열을 빼주며 기혈을 잘 통하게 한다. 특히 살을 찌개 하는 효과가 있다. 검은 참깨는 성질이 평하고 맛이 달다. 간과 신장을 보하고 기력을 보해준다. 살을 찌개 하며 뼈를 튼튼히 하고 근골을 굳게 한다.

따라서 임자수탕은 몸의 열을 빼주고 음기를 보해준다. 허약함을 보해주며 변기를 없앤다. 부종에도 좋고 뼈를 튼튼히 한다. 허리, 무릎의 통증, 병후의 허약체질에 좋다. 특히 소양인 체질에 효과적이다.

그러나 소화기능이 약하거나 설사를 하거나 몸이 찬 사람은 피하는 것이 좋다. 특히 성인병이 있을 경우에는 메밀 국수를 시원하게 먹는 것이 좋다.

태음인의 여름 보양식

비만하고 땀이 많은 태음인은 아침, 저녁 옷을 갈아 입어야 할 정도로 땀이 많다. 그렇다고 기운이 빠지지는 않지만 남이 보기에 땀이 너무 나서 보기가 안 좋을 뿐이다. 오히려 아침이나 저녁에 땀을 쭉 빼고 샤워를 하는 것이 몸도 가볍고 몸 안의 열도 내보내는 현명한 방법이다. 만일 땀이 너무 많이 난다고 땀을 안 나게 하면 몸의 열이 소모되지 않아서 더 답답하고 얼굴이 붉어지고 가슴과 머리에만 편중된 땀이 나게 되는데 이는 성인병의 원인이 될 수 있다.

태음인은 식욕이 왕성하기 때문에 어떤 음식이든 잘 먹으므로 보신탕이나 삼계탕을 먹어도 소화는 되지만 시간이 지나게 되면 몸에 열이 생기게 된다. 그래서 한여름에 먹는 음식을 찾아보니 우리가 흔하게 먹는 육개장이 바로 태음인 체질에 좋은 삼복더위의 음식이었다.

육개장의 주재료는 쇠고기로 성질은 평(平)하고, 맛은 달다. 비위(脾胃)를 보하고, 기혈(氣血)을 돕는다. 근육과 뼈를 튼튼히 하고, 갈증을 멎게 하며 수종(水腫)을 해소한다. 또 병후의 허약한 사람에게 좋으며 토하거나 설사하는 것을 멈추게 하는 효과도 있다.

따라서 무더위에 탈진이 되고 밥맛이 떨어지고 온몸이 무기력해지며 단백질의 섭취가 부족할 경우 육개장을 먹으면 양질의 단백질을 공급해 줄 수 있는 좋은 음식이다.

그러나 너무 비만하거나 성인병인 고혈압, 당뇨, 동맥경화, 심장질환 등이 있는 경우에는 기름을 최대한 제거하고 담백하게 먹는 것이 좋다. 특히 증세가 심하면 안 먹는 것이 좋다.

그 대신 냉콩국수를 시원하게 먹거나 시큼한 오미자차를 마시는 것도 여름을 이기는 방법이다.

태양인 여름 보양식

기가 많이 오르는 태양인은 더워지면 기가 더욱 올라가서 구토가 더 심해질 수 있다. 따라서 기를 내려주면서 음기를 보해줄 수 있는 담백한 음식이 좋다. 바로 해삼새우탕을 더위에 먹으면 좋은 보양식이라고 할 수 있다. 이는 특히 소양인이 먹어도 좋은 음식이다.

주재료인 해삼(海蔘)은 성질이 따뜻하고 맛은 달며 짠 성질의 해산물로 이름에서 알 수 있듯이 '바다의 인삼'이라고 할 수 있다. 주요 약효는 신장의 기능을 보하며 정력을 도와주고 양기를 강하게 하며 음기를 보해준다.

따라서 남자의 발기부전이나 조루증에 좋고 임산부의 태반이 약한 경우에도 좋다. 새우는 성질이 담담하고 맛은 달고 짜다. 신장을 보하고 양기를 강하게 하며 비장을 튼튼히 하면서 가래를 삭게 한다.

따라서 남자의 성기능장애나 양기부족, 정신적으로 피곤한 경우에도 효과가 좋다. 그러나 몸이 차거나 소화기능이 약하거나, 설사를 하거나 변이 무른 경우이거나 소음인인 경우에는 피하는 것이 좋다.

15. 여름 휴가철에 먹으면 좋은 체질별 한방 보양식

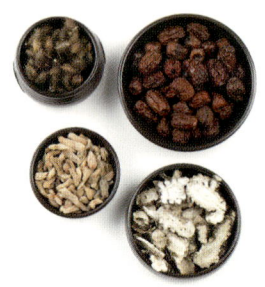

즐거운 휴가철이 왔다. 지난 일년동안 열심히 일을 하여 정신적, 육체적으로 피곤한 몸을 새롭게 충전을 할 수 있는 좋은 기회이다. 개인이나 가족의 취향에 따라 산, 들, 바다, 섬, 유적지 등을 찾아 떠나게 된다. 그러나 항상 걱정을 하는 것은 도로가 막혀서 고생을 하거나 휴가를 떠나서 병에 걸린다면 즐거운 휴가가 아니라 고생길이 된다.
휴가도 즐겁고 건강을 유지하는 방법은 없을까? 여행지에서 자신의 몸에 맞는 음식을 잘 골라 먹는 것이 비결이다.
현대인들의 생활은 너무 각박하다. 모든 것이 빠르게 돌아가기 때문에 여유를 가지고 먹기보다는 시간에 쫓겨서 먹는 경우가 많다. 먹는 음식도 자연적인 음식보다는 간단하고 편리한 패스트푸드, 가공식품, 인스턴트식품이 많다. 편하고 열량이 높아 에너지는 많지만 생명력이 있는 음식은 아니다. 공장에서 만든 식품이다보니 먹음직스러운 색깔과 달콤한 맛으로 위장한 것이 많다. 각종 야채에서도 각종 농약, 방부제 등이 포함이 된 경우가 많다. 또한 흔하게 먹는 육류에도 각종 사료와 성장호르몬, 항생제 등을 먹고 자라난 가축이 많다.

이러한 성분들은 몇 번 먹어서는 인체에 영향을 주지는 않지만 오래 도록 먹으면 인체에 영향을 준다. 현대인들에게 각종 난치병, 암, 성인병, 희귀병 들이 나타나거나 면역기능저하나 알러지 증세 등이 나타나는 것도 이러한 식생활과 결코 무관하지 않다.

우리 인간도 자연의 일부분이다. 인간이 건강하게 살려면 자연과 동화된 삶을 사는 것이 가장 좋다. 휴가를 떠나도 화려한 도시에 가는 것 보다는 자연과 어울려질 수 있는 곳, 문명에 손상되지 않은 곳에 가는 것이 좋다. 그리고 그곳에서 자란 야채와 과일, 양식되지 않은 자연산의 어류와 육류를 구해서 자연의 양념을 이용하여 먹는다면 자신의 체력도 회복하고 몸도 깨끗해질 것이다.

그렇다면 이번 휴가에는 무엇을 먹어야 하나?

소양인 · 태양인은 어패류, 해산물 좋아

바닷가로 갔다면 신선한 어패류와 해산물을 먹어야 할 것이다. 강태공이라면 낚싯대를 준비하여 직접 잡은 생선을 회로 해 먹거나 매운탕을 해서 먹는다면 맛과 영양에서 으뜸이다. 회로 먹을 수 있는 어류는 주로 찬 성질을 가지고 있어 화와 열이 많거나 소양인 체질에 좋다. 아니면 그 지방에서 잡은 생선을 구이로 하여 먹거나 탕으로 먹는다면 성인병도 예방할 수 있다.

신선한 왕새우는 신장을 보하고 양기를 강하게 하여 성기능장애나 남성의 발기 부전에 효과가 좋다. 예부터 정력을 강하게 하므로 총각에게는 먹지 못하게 하고 남자가 혼자 여행을 할 때는 새우를 먹지 말라고 할 정도이다. 해삼(海蔘)도 이름처럼 '바다의 인삼'으로 신장의 기능을 보하여 정력을 도와주고 양기를 강하게 하며 음기를 보하여 준다. 새우와 해삼은 모두 찬 성질을 갖고 있어 화와 열이 많거나 소양인, 태양인 체질에 좋다. 그러나 몸이 찬 사람이나 위장기능이 약한 사람은 소화가 잘 안 되는 경우가 있다.

비만하거나 성인병이 있는 경우에는 조개류, 미역, 다시마 등을 담백하게 먹는다면 우리 몸의 기혈순환을 돕고 건강을 향상시킬 수 있다.

조개류는 화와 열이 많고 직선적인 소양인이나 태양인들이 먹으면 좋고, 미역 다시마는 순환이 잘 안 되고 비만하고 성인병이 많은 태음인들이 먹으면 좋다.

태음인은 쇠고기, 소양인은 돼지고기 좋아

산과 들에 먹을 것은 지천으로 깔려 있다. 그러나 역시 여행을 할 때는 그 지방에서 가장 많이 나는 특산물을 선택해야 한다. 사료를 먹고 자란 가축보다는 시골의 마당에서 마당을 오가며 농삿일을 하는 소나 돼지, 토종닭, 토종오리를 먹는 것이 좋다.

마을에서 소나 돼지를 잡는 경우에 직접 구입하여 구워먹거나 국이나 찌개를 해서 먹는 것이 가장 자연적으로 고기를 먹는 것이다. 쇠고기는 너무 차지도, 열이 많지도 않은 육류로 담백한 성질을 갖고 있어 근육을 튼튼하게 하고 기혈을 도와주며 양기를 북돋아준다. 특히 비만하거나 습이 많거나 식욕이 왕성한 태음인의 경우에 잘 어울린다.

돼지고기는 찬 성질을 가지고 있어 화와 열을 내리면서 음기를 보충하고 신장을 돕는 효능이 강하다. 화와 열이 많거나 아무리 먹어도 살이 잘 안 찌거나 직선적이고 행동이 민첩한 소양인에게 좋은 보양식이다.

오리고기도 찬 성질을 가지고 있어 화와 열이 많고 허약하고 갈증이 있으며 무기력한 증세에 좋고 소양인에게 좋다.

소음인은 닭고기 좋아

닭고기는 열이 많은 음식으로 양기를 보해주고, 소화기능을 도와주며 몸이 따뜻하게 하여 준다. 체질적으로는 소음인에게 좋은 보양식이다. 특히 여름에 땀이 많이 나고 기운이 빠지는 경우에는 황기를 넣어 먹으면 좋고 체력이 떨어지는 경우에는 인삼, 소화가 안 되는 경우에는 백출을 넣고, 빈혈이 있는 경우에는 당귀, 천궁을 넣으면 좋다.

만일 고혈압, 당뇨, 비만증이 있다면 아무리 보양식이라고 하여도 육류 성분은 병을 더욱 악화시킬 수가 있다. 산과 들에 자연적으로 자란 버섯이나 산채나물을 이용하여 쌈밥과 같이 먹거나 산채비빔밥을 먹는다면 이보다 더 좋은 건강식은 없을 것이다. 또 각 지방에서 많이 나는 메밀, 우리밀 등을 이용한 국수나 칼국수, 냉면, 메밀국수 등을 먹는 것도 풍부한 비타민과 미네랄, 섬유질이 많아서 성인병을 예방하는 건강식이다.

16. 내 체질에 좋은 가을철 보약

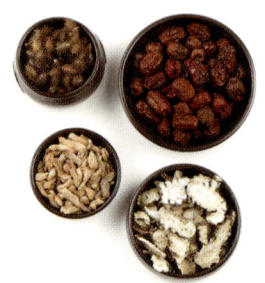

강산에 단풍이 물들기 시작하면 무언가 무더위에 지친 몸을 회복시키고 무엇을 먹을까 고민을 하게 된다. 건강한 사람은 갑작스런 날씨의 변화에 큰 영향을 안 받지만 몸이 허약한 경우, 즉 면역기능이 약한 사람은 조금만 찬바람이 불고 날씨가 안 좋으면 감기에 여지없이 걸리거나 평소에 갖고 있던 병이 더욱 악화되는 경우를 손쉽게 접할 수 있다. 이럴 경우 좋다는 음식이나 약을 누구나 먹어도 다 좋은가?

사상체질의학적으로는 아무리 좋은 약이나 음식도 자신의 체질에 맞지 않으면 큰 효과를 보지 못하며 잘못하면 오히려 손해를 본다는 시각이다.

예를 들어 양기를 도와주는 인삼은 몸에 매우 좋은 한약재지만 열이나 화가 많거나 얼굴이 붉은 사람, 혹은 소양인이 이것을 복용한다면 머리가 아프거나 혈압이 오르고 머리가 가렵거나 잠을 못 자는 증세가 나타나는 경우가 많다.

이렇듯 자신의 건강을 보다 효과적으로 관리하기 위해서는 자신의 체질을 알고 자신의 체질에 맞게 음식을 먹는다면 매서운 겨울도 무난하게 넘길 수 있을 것이다.

그렇다면 사상체질진단은 어떻게 하는가?

많은 사람들은 매스컴의 영향으로 식품을 가지고 오링테스트를 연상하는 사람이 많다. 그러나 이것은 사상체질의 전통적인 방법은 결코 아니다. 사상체질의학에서는 먼저 얼굴에 나타나는 인상과 풍기는 느낌, 외관상 보이는 얼굴, 어깨, 가슴, 골반의 대소관계, 평소의 마음상태와 심성 등을 가장 중요시한다.

그 다음은 건강할 때의 생리증세를 가지고 판단한다. 한 예로 땀을 가지고 알아보자. 소음인인 경우에는 땀이 나면 어지럽고 기운이 빠지지만 태음인의 경우에는 땀이 나면 몸이 개운하고 몸도 가벼워진다. 그런데 만일 황기 등을 먹어 땀이 안 나면 오히려 답답하고 열이 오르는 느낌을 느끼듯이 수면상태, 대소변, 식욕, 소화 정도 등을 자세히 본다.

또 병이 들었을 때는 병이 나타나는 특징을 자세히 관찰하여 종합적으로 체질을 판단한다. 최종적으로는 각 체질에 맞는 사상 한약처방을 복용하여 환자의 반응을 봐서 약이 잘 맞으면 체질이 맞는 것이고 특이한 병증이 나타나면 다시 다른 체질을 알아볼 수 있다.

그러나 일반인의 경우 집에서 쉽게 할 수 있는 방법은 먼저 사상체질을 판단한 후에 자신의 체질에 맞는 음식을 복용하고 반응을 관찰하면 된다. 이때 자신의 체질에 맞는 음식은 편하고 안 맞으면 몸이 가볍지 않으므로 스스로 자신의 체질을 참고할 수 있다.

요즘은 위의 내용을 컴퓨터 사상체질진단 프로그램, 체질진단설문지, 적외선촬영 등을 바탕으로 진단을 하기도 한다. 또 인터넷상에서는 우리한의원 홈페이지(http://www.wooree.com)에 들어가서 체질진단설문에 답을 하면 확률이 높은 체질이 판별되며 체질에 따른 음식을 복용해 보아도 어느 정도 스스로 알 수 있다. 각 체질에 따른 특성과 좋은 한방차, 보양식을 소개하면 다음과 같다.

소음인 체질의 가을 보약

꼼꼼하고 내성적이며 모든 것을 철두철미하게 하는 소음인은 마른 편이 많다. 이목구비가 작으며 오밀조밀하고 예의가 바르다. 위장기능이 약하여 많이 먹거나 상한 음식을 먹거나 찬 음식을 먹게 되면 예민하게 반응을 한다. 몸이 차기 때문에 가을철만 되면 남보다 먼저 내의를 꺼내 입고 손발이 차서 남들과 악수를 하는 것이 부담이 되기도 한다.

차로써는 인삼차가 좋다. 인삼차는 소음인의 명약으로 기를 보해주고 소화기능도 도우며 손발을 따뜻이 해준다.

생강차도 소화기능과 혈액순환을 돕고 감기에 좋다. 이외에도 귤차, 유자차, 레몬차는 소화기능을 돕고 기의 운행을 도우며, 대추차는 위의 기능을 돕고 마음을 안정시키며 진액을 보충해 주는 효능이 있다. 꿀차는 폐와 장의 진액을 보충해 주고, 계피차는 내장과 손, 발을 따뜻이 해준다. 두충차는 하초기능을 튼튼히 하고 뼈를 강하게 해준다.

음식은 닭고기, 미꾸라지, 조기 등이 따뜻하고 소화가 잘 되므로 건강 음식으로 효과적이다. 한약재는 인삼, 황기, 당귀, 천궁, 두충, 계피 등이 좋다.

소양인 체질에 좋은 가을철 보약

소양인은 체질적으로 창의력이 뛰어나고 열성적이며 솔직담백하다. 봉사정신이 강하고, 감정표현에는 솔직하나 행동이 가볍고 경솔한 면이 있다. 이러한 소양인(少陽人)은 가슴과 흉곽부위가 발달하고 하체가 약하며 걸을 때에는 상체가 흔들리면서 안정감이 없다. 눈매는 날카롭고 입은 크지 않으며 입술이 얇고 턱은 뾰족하다.

많이 먹으나 몸의 신진대사가 빠르기 때문에 살이 찌지 않는다. 화와 열이 많아서 겨울이 되어도 추위를 많이 타지 않는다.

소양인 체질에 좋은 차로는 산수유차, 구기자차를 들 수 있다. 이들 약차는 하초의 기능을 북돋아주고 강정기능이 있기도 하다. 보리차 또한 열을 내리고 이뇨작용이 있어 좋다.

결명자차는 눈을 밝게 해주며, 감기에는 형개차가 좋다. 이외에도 녹즙, 참외, 포도, 토마토 등은 열을 내리고 음기를 보해주는 효능이 있기도 하다.

음식은 해삼, 돼지고기, 오리고기, 가물치, 복어 등이 열을 내리며 기운을 도와준다. 한약재는 숙지황, 산수유, 구기자, 홍화씨 등이 좋다.

태음인 체질에 좋은 가을철 보약

태음인은 체질적으로 성취력이 있고 느긋하다. 오래참고 견디며 의젓하고 욕심이 많다. 이러한 태음인(太陰人)은 전체적으로 살이 찐 사람이 많다. 특히 허리부위가 굵고 체구가 크며 기골이 장대하다. 얼굴은 윤곽이 뚜렷하고 이목구비가 크고 선명하며 입술이 두터운 사람이 많다. 소화기의 흡수력이 발달하여 무엇이든 잘 먹고 소화가 잘 되며 얼굴색이 하얀 편이다.

특히 가을은 천고마비의 계절이라고 하듯이 태음인일 경우 흡수기능이 강해져 밥맛이 절로 난다. 태음인 중에 성인병이 있다면 보약을 먹더라도 식욕이 항진되지 않게 해야 한다. 잘못하면 비만이 되고 성인병이 악화될 수 있기 때문이다. 만약 성인병이 있다면 성인병을 치료하는 약에 보하는 약을 넣는 것이 좋다.

차로는 맥문동차와 천문동차가 좋다. 이들 차는 폐를 보해주고 진핵을 보충해 주는 효과가 있다. 오미자차 또한 기침을 멈추게 하고 진액을 보해주므로 태음인에게 좋은 차이다. 설록차, 작설차 등은 피를 깨끗이 해주고 정신을 맑게 한다. 음양곽차는 하초의 기능을 돕고 습을 제거해 준다. 율무차는 몸 안의 습을 제거하고 피부를 깨끗이 해준다. 칡차는 목의 뻣뻣함을 풀어주고 술독을 해독하여 주며 감기에도 좋다.

음식은 쇠고기, 우유, 대구, 미역, 해조류, 잣, 호두, 밤 등이 좋으며 한약재는 녹용, 녹각, 맥문동, 천문동, 마, 칡, 음양곽 등이 좋다.

태양인 체질에 좋은 가을철 보약

태양인은 거침없이 행동하고 급진적이며 영웅심이 많다. 남을 무시하는 안하무인격인 경향이 있으며 방종하고 제멋대로 행동하는 면이 많다. 이러한 태양인(太陽人)은 머리와 목덜미 부위가 허리부위가 가늘며 기가 위로 상승되는 것이 강하다. 눈에는 광채가 있고 마른 편이다. 오래 걷거나 서 있기가 힘들다.

이들 태양인 체질에 좋은 차로는 모과차를 들 수 있다. 이 차는 근육에 힘이 없거나 감기에 걸렸을 때에 특히 좋다. 감잎차도 태양인 체질에 좋다. 피를 맑게 해주는 효능이 있기 때문이다. 오가피차는 하초를 보해주고 뼈와 근육을 튼튼히 해준다.

태양인 체질에 좋은 음식은 새우, 해삼, 붕어, 조개류, 메밀, 냉면 등 이다. 이들 음식은 몸의 열을 내려주고 기운을 도와주는 효능이 있다. 한약재는 오가피, 모과 등이 좋다.

17. 체질별로 다스리는 겨울철 마른기침

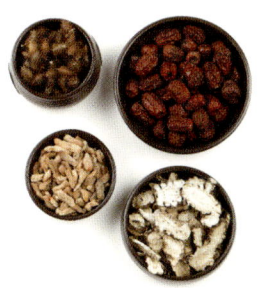

추운 날씨와 건조한 날씨가 계속되면 자연히 감기 환자가 많아지고 기침을 하는 사람도 늘어난다. 그 중에 특이한 증세 중의 하나가 바로 마른기침을 하는 경우다.

일반적으로 감기에 걸려도 10일 정도 고생을 하고 나면 대체로 증세가 없어진다. 그러나 마른기침은 한 달이 넘도록 없어지지 않는 것이 주요 특징이다. 기침을 할 때에는 폐와 기관지가 울리는 증세가 나타나는 경우가 많다.

마른기침이 나오게 되는 것은 코, 인후, 기관지, 폐가 모두 말라있기 때문이다. 마치 가뭄이 오래 계속되면 논두렁이 갈라져 있는 현상과도 같다고 할 수 있다. 날씨가 더울 때는 땀이라도 나지만 겨울이 되면 표피의 기능도 떨어져서 기능이 안 되는 것이다. 또한 화와 열이 폐, 기관지, 인후, 코 등으로 올라가면 더욱 말라가며 마른기침이 나게 된다.

왜 화와 열이 생기게 되나?

먼저 외부적으로는 건조한 날씨가 원인이다. 내부적으로는 술, 육류,

고열량의 음식을 많이 먹으면 화와 열이 많이 생기고 스트레스를 받거나 긴장을 하거나 화를 많이 내도 화와 열이 많이 생기게 된다. 자연히 마른기침도 심해진다.

사상체질적으로 보면 가장 힘든 체질은 폐와 기관지가 약한 태음인들이다. 체질적으로 폐와 기관지의 기능이 약하다보니 폐가 마르고 열을 받아 가장 먼저 영향을 받는다.

다음은 소양인 체질이다. 화와 열이 많은 체질로서 음기가 부족하여 화와 열이 가슴으로 올라가면 역시 폐와 기관지에 영향을 주게 된다.

이럴 경우 집에서 간단히 할 수 있는 방법은 먼저 집안에 빨래나 가습기를 설치하여 습도를 유지하고 충분한 휴식과 수면을 취하여야 한다. 간단하게 먹을 수 있는 음식으로는 도라지, 은행 등이 폐를 도와주며 생선 매운탕을 너무 맵지 않게 먹는 것도 폐와 기관지의 순환을 잘 되게 한다.

차로는 태음인이라면 맥문동을 차처럼 달여 먹으면 폐를 윤택하게 하고, 소양인은 건지황을 차로 달여 먹으면 화를 내려주면서 음기를 보충해준다. 또 기가 약하여 오는 소음인은 황기차를 달여 먹으면 기를 보하면서 폐와 기관지를 도와준다.

18. 겨울을 이기는 체질별 보약

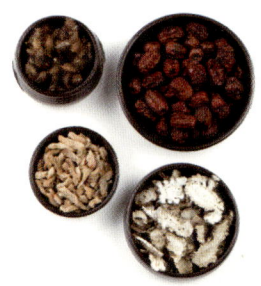

거리의 나무에는 앙상한 가지만 남고 겨울의 찬바람이 매섭게 불기 시작하면 많은 사람들이 보약을 찾게 된다. 그러나 아무리 몸에 좋은 보약도 자신의 체질에 맞아야 약이 된다. 그렇다면 건강한 겨울나기 보약은 어떻게 먹어야 할까.
자신의 체질에 맞는 겨울철 음식 보약을 살펴보면 다음과 같다.

소음인 체질에 좋은 겨울철 보약

겨울에 가장 힘든 체질은 단연 소음인이다. 꼼꼼하고 내성적이고 소화 기능이 약한 소음인은 다른 체질에 비하여 몸이 차기 때문에 가을부터 추위를 타기 시작하여 겨울이 되면 가장 힘들다. 음식을 따뜻하게 먹어야 하며 조금만 찬 것을 먹어도 금방 소화가 안 된다. 신경을 쓰거나 긴장을 하여도 그러하다.
소음인은 겨울이 되면 항상 따뜻한 음식을 먹어야 하며 약간 매운 음식들로 몸의 냉증을 몰아내야 건강을 유지할 수 있다. 양기를 보하고 냉증을 없애는 데는 육계삼계탕이 가장 좋다.

보통 여름에 먹는 삼계탕은 땀을 막고 기를 보해주는 효능이 있다.

그러나 흔히 수정과에 들어가는 계피나 육계를 넣으면 몸을 따뜻하게 하여주는 효능을 증가시킨다. 특히 마늘, 후추 등을 넣으면 몸을 더욱 따뜻하게 하여준다.

따라서 육계삼계탕의 닭고기는 양의 기운이 강한 음식이고, 육계는 냉기를 없애준다. 또 통증을 감소시키고 소화기를 따뜻하게 해주며 양기를 보해주는 기능이 강하다.

그 결과 추운 겨울에 육계삼계탕을 먹으면 여성의 경우는 몸을 따뜻하게 하고 하복부의 순환을 도와주게 된다. 남성은 몸을 따뜻하게 하여주며 성기능도 회복을 하여주는 효과가 있다.

그런데 만약 성인병이 있다면 기름진 음식보다는 생태나 동태매운탕을 먹으면 좋다. 성인병도 예방을 하며 기운도 보해주는 효능이 있기 때문이다.

생태는 먹으면 눈이 맑아진다는 명태를 얼리지 않은 것으로 소화흡수가 잘 되고 간을 보해주며 술독을 풀어주는 효능이 있다. 여기에다 생강, 마늘, 고추, 계피 등을 넣는다면 소화기능도 향상시키고 몸도 따뜻하게 하여준다.

차로서는 인삼차, 계피 대추차 등을 달여 마시면 몸의 냉증을 몰아내고 양기를 도와주며 기운이 나게 한다.

소양인 체질에 좋은 겨울철 보약

화와 열이 많은 소양인들은 겨울이 되면 다른 계절에 비하여 화와 열이 적게 올라가므로 편하다. 그러나 스트레스를 많이 받거나 긴장을 많이 하거나 열을 받게 되면 아무리 추운 겨울에도 답답해하고 찬물과 찬음식만을 찾게 된다. 일반적으로 겨울이 되면 다른 계절보다는 화와 열이 안올라간다. 그래서 겨울에 음기를 보해주는 요리를 먹으면 효과를 볼 수 있다.

이러한 소양인에게는 돼지고기나 오리고기를 이용한 요리가 음기를 보해주는 데 가장 좋다. 돼지고기나 오리고기를 구워먹거나 찌개에 넣어 먹거나 아니면 쪄먹어도 좋다.

여기에 화와 열을 내리고 음기를 보충해주는 구기자를 넣으면 더욱 효과적이다. 돼지고기는 신장과 음기를 보하고, 진액을 보충하며, 열로 인한 기침, 변비를 치료하는 효능이 있다. 구기자는 간과 신장을 보해주며 화를 내려주고 음기를 보해주는 데 좋은 약재이다. 성인병이 있다면 담백하며 열을 내리고 피를 맑게 하는 복어탕을 맵지 않게 해서 먹으면 음기를 보충할 수 있다. 차로서는 산수유차, 구기자차를 마시면 음기를 보충하여 준다.

태음인 체질에 좋은 겨울철 보약

태음인은 겨울에 되면 온몸이 긴장되고 기혈의 순환이 원활하지 못하게 된다. 더구나 겨울이 되어 모든 기능이 위축되면 행동이 느리고 운동은 부족하기 때문에 겨울에 기혈의 순환이 안 되고 비만해지는 경우가 많다. 따라서 태음인은 고단백의 저칼로리 음식을 먹는 것이 건강을 지키는 비결이다. 워낙 식욕이 왕성하여 고열량의 음식을 먹으면 에너지가 다시 식욕을 왕성하게 하여 더 많이 먹게 되고 그 결과 살이 찌게 된다.

성인병이 없다면 장어나 쇠고기의 살코기를 이용하여 요리를 한 소꼬리곰탕, 소콩팥전골을 먹는 것이 태음인 체질에는 가장 좋은 보양식이 된다.

쇠고기는 소화기를 보하고, 기혈을 도우며 근육과 뼈를 튼튼히 하는 효능이 있기 때문이다. 또 갈증을 없애고, 병후의 허약한 사람에게 특히 좋다. 여기에 "양이 약초를 먹고 음탕한 생각을 하였다."는 음양곽을 같이 넣어 요리하면 더욱 효과적이다.

그러나 성인병이 있다면 이러한 기름진 음식을 먹는 것은 좋지 않으므로 대구탕, 버섯, 미역 등을 담백하게 먹는 것이 건강 보양식이 된다. 차로서는 폐를 보해주는 맥문동차, 오미자차, 마차가 좋다.

태양인 체질에 좋은 겨울철 보약

저돌적이고 영웅심이 강한 태양인은 겨울이 되면 수렴하려는 자연의 기운에 의하여 안정을 찾게 된다. 우주의 수렴하는 기운이 태양인의 밖으로 뻗어나가려는 기운을 잡아주어 조화를 이루기 때문이다. 그러나 스트레스를 받거나 화가 많아지거나 술, 기름진 음식을 많이 먹으면 기가 위로 올라가게 된다.

따라서 태양인 체질에 조은 겨울철 보약은 기를 내려주어 모든 일을 서둘러 추진하려는 기운을 바로잡아 주는 데 중점을 두어야 한다. 즉 양기를 보충하는 것보다는 기를 잡아주는 것이 좋다. 이때 담백한 붕어를 이용한 음식은 기를 내려주면서 단백질 성분을 보충하여 줄 수 있는 좋은 음식이다.

양기를 보충하기 위해서는 새우, 해삼을 이용한 해삼새우탕을 먹으면 좋다.

차로서는 기를 내려주고 머리를 맑게 해주는 솔잎차, 허리를 튼튼하게 해주는 오가피차가 좋다.

19. 체질에 따른 효율적인 운동법

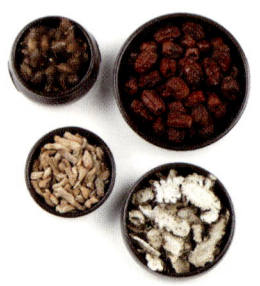

뚱뚱한 사람에게 있어 여름은 고역이다. 날씬한 사람들은 여름이 오면 자신의 몸매를 마음껏 뽐낼 수 있지만 만약 몸이 뚱뚱하다면 그러지 못하기 때문이다. 특히 젊은 여성들의 대부분이 자신은 비만하다고 생각을 하고 있는 현실을 생각하면 더더욱 그러하다.

사람마다 각각 비만의 부위가 다양하다. 가장 보편적인 비만은 복부의 비만이다. 이는 배를 중심으로 살이 찌는 것으로 내장 주의에 지방이 쌓이는 내장형 비만과 복부의 피하에 지방에 쌓이는 피하형 비만이 있다. 이중 내장형 비만은 내장, 장간막, 복강에 지방이 쌓이는 것으로 고혈압, 당뇨, 동맥경화, 신장병, 간장병, 중풍의 원인이 된다.

고민을 많이 하는 또다른 부위로는 엉덩이와 허벅지, 종아리 부분이다. 또 어깨와 상박부위의 비만으로 고민하는 사람도 많다. 엉덩이 부분이나 허벅지 부위가 비만한 경우는 골반이 크거나 오래 앉아 있는 경우가 많다. 종아리의 근육이 많은 경우는 척추의 이상으로 인하여 오는 경우도 있다.

어쨌든 중요한 것은 우리의 뇌에서는 우리 몸의 어느 일부가 활동이 적고 어느 부위가 지방을 쌓기에 좋은가를 자동적으로 알고 있다. 그래서 여분의 에너지가 생기면 우리 몸에서 활동량이 가장 적은 곳에 쌓아 둘 곳을 잘 알고 있는 것이다.

그렇다면 운동은 어떻게 하는 것이 좋은가? 현대인들은 대부분 운동을 하고자 하는 마음은 굴뚝같으나 마음대로 안 되는 것이 현실이다. 특히 운동을 할 때는 짧은 시간에 온 힘들 다하여 하는 것보다 천천히 오래 하는 것이 좋다. 또 숨이 차지 않게 유산소 운동을 하는 것이 몸의 지방에 분해하며 살을 빼는 운동법이다.

체질적으로도 운동을 하는 방법이 다르다.

태음인의 경우는 운동을 하더라도 가볍게 하여서는 안 되고 온몸의 전신운동을 해야 한다. 온몸에 땀에 흠뻑 젖을 정도로 천천히 오래 하여야 혈액의 순환도 잘 되고 체내의 지방에 소모되면서 살도 빠진다.

소양인의 경우는 화와 열이 많으므로 상체를 이용한 운동보다는 다리를 이용한 운동을 하여 음기가 하초(下焦)나 단전(丹田)에 쌓이게 하면서 천천히 차분한 마음을 가지고 하는 것이 효과적이다.

소음인의 경우는 체력이 약하므로 한꺼번에 오래 하면 체력의 손상이 많다. 그러므로 자신의 체력에 맞게 조금씩 나누어서 하며, 땀이 흠뻑 젖을 정도로 운동을 하면 안 되고 피부에 땀이 스미는 정도에서 운동을 멈추고 쉬었다가 다시 시작하는 것이 좋다.

이렇듯 운동을 할 때도 자신의 체질에 따른 운동법을 해야 한다.

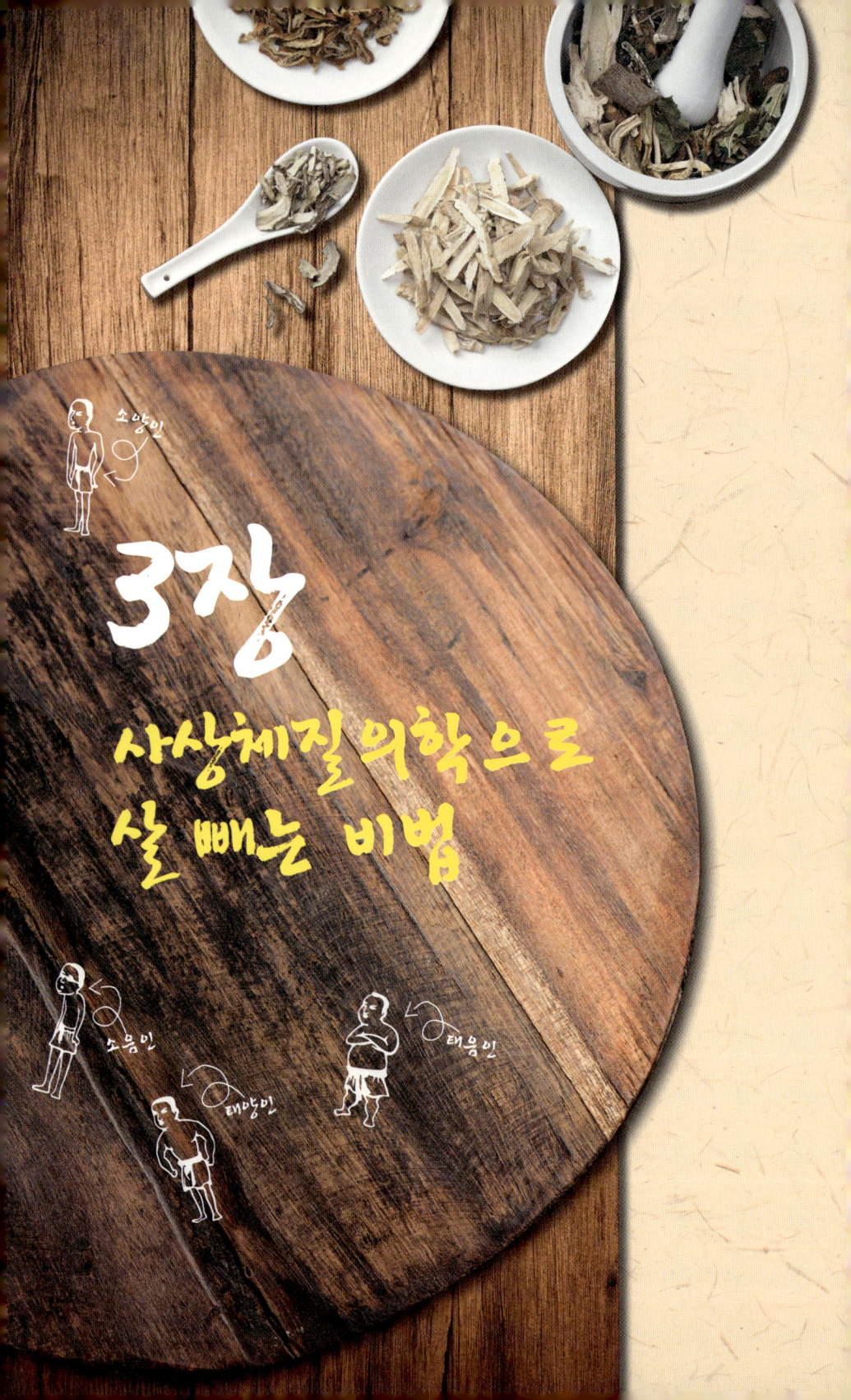

3장

사상체질의학으로 살 빼는 비법

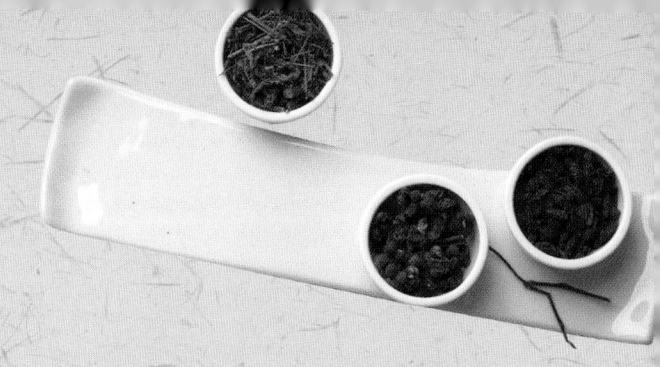

1. 비만은 질병이다
2. 비만의 원인에는 어떤 것이 있나?
3. 비만하면 어떤 증세가 나타나나?
4. 비만은 어떻게 치료해야 하나?
5. 사상체질로 살을 빼면 병도 치료한다
6. 술과 비만
7. 일주일에 1kg을 빼려면 하루 1000kcal를 줄여라
8. 다이어트와 뇌
9. 체지방을 없애는 운동법
10. 비만증을 다스리는 음식요법
11. 과일도 살이 찐다
12. 살을 빼려면 두 끼식으로 바꾸자

1. 비만은 질병이다

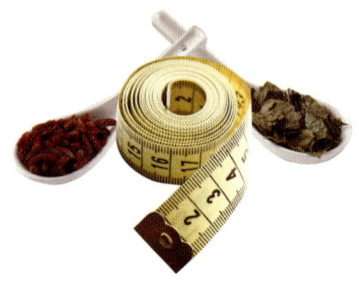

흔히들 비만은 미용적인 문제로 생각을 하여 왔다. 그러나 최근에 와서는 비만에 대한 인식이 많이 변하여 병의 하나라는 인식이 확산되고 있다. 비국에서도 비만의 심각성을 인식하고 비만한 자녀를 가진 학부모에게 경고장을 보내기도 하였다. 비만으로 인하여 오는 각종 질병들에 대한 인식이 현실로 나타나기 시작했기 때문이다. 한창 일 할 나이에 비만한 사람들은 고혈압, 당뇨, 동맥경화 등과 같은 여러 증세들이 나타나서 업무를 원활하게 못하는 안타까운 일을 쉽게 볼 수 있다. 또한 비만한 사람들은 심한 경우에 갑작스럽게 쓰러져 중풍을 맞는 경우도 종종 발생한다.

의사의 입장에서 보면 비만은 단순한 미용의 문제가 아니다. 하나의 병으로인식하는 것은 바람직한 현상이라고 생각한다. 비만은 당장 아픈 증세가 없기 때문에 비만의 위험성을 인식하지 못하고 그냥 생활을 한다. 그러나 고혈압, 당뇨, 동맥경화, 심장병 등의 증세가 나타나기 시작하면 불안함을 느끼게 된다. 그러다 성인병의 증세가 심해지면 여러 증세가 나타나며 살을 빼야겠다는 부담을 갖기 시작한다. 하지만 그 필요성이 피부에 직접 와 닿지 않기 때문에 무시하기 일쑤다. 그러다 중풍을 맞거나 다른 합병증이 생겼을 때에는 살을 빼야겠다고 느끼지만 그때는 병이 진행되어 이미 엎어진 물과 같다.

따라서 비만은 다른 병으로 진행이 되기 전에 예방을 하는 것이 최선의 방법이다.

2. 비만의 원인에는 어떤 것이 있나?

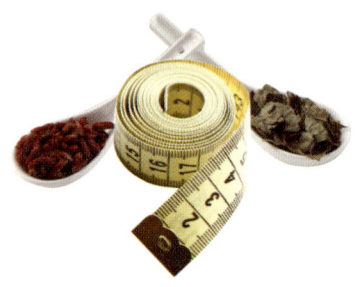

비만은 체내 지방조직의 양이 과잉으로 증가된 상태를 의미하는 것으로 표준 체중의 20% 이상을 초과한 경우를 말한다.

이러한 비만의 원인은 다양하다. 식욕이 너무 왕성하거나 스트레스를 받으면 위장의 기능이 항진되어 많이 먹게 되고 그 결과 살이 찐다. 또 먹는 것은 많지 않지만 몸의 신진대사와 기초대사가 잘 안 되어 먹는 것도 없는데 살이 찌는 경우도 있다. 특히 물을 조금만 먹어도 순환이 안 되거나 신장이나 심장의 기능이 약하여 부종이 되는 경우가 있다. 이외에 먹는 것은 많지 않은데 대변과 소변의 배설이 안 되어 살이 찌는 경우도 있다.

나타나는 증세를 보면 이러한 것이 오게 되는 것은 먼저 위장의 열이 많거나 화가 많아서 먹어도 먹어도 배가 고파서 계속 먹는 경우이다. 다음은 먹는 것은 많지 않으나 살이 찌게 된다. 다음은 배설기능 즉, 대소변의 기능이 원활하지 못하여 먹는 것은 많지 않으나 나가는 양이 적으므로 살이 찐다. 전반적인 원인은 습, 담, 열이 몸 안에 생겨서 비만이 발생된다고 볼 수 있다.

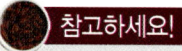 **참고하세요!**

※ 비만을 측정하는 기준
표준 체중 = (신장 - 100) X 0.9
정상 체중 = 표준 체중 ± 10%

※ 우리 몸의 체지방률과 가장 밀접한 관계가 있는 곳은 견갑골 밑의 지방두께와 가장 비례한다.

3. 비만하면 어떤 증세가 나타나나?

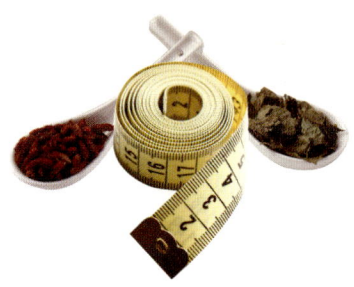

비만할 때 나타나는 증세는 여러 가지다. 그러나 일반인들은 비만과의 관련을 인식하지 못하는 경향이 있다.

그러나 비만으로 인해 혈액순환에 문제가 생겨 심장에 부담을 주면 숨이 가쁘고 조금만 높은 데 오르거나 등산을 하여도 숨이 차서 많이 걷지를 못한다.

몸의 체중을 지탱하는 무릎과 발목이 체중을 견디지 못하여 통증이 나타나기도 한다. 또 복부비만이오면 허리의 통증이 오고 몸통의 순환이 안 되어 담 들린 것과 같이 아픈 증세가 많이 나타난다.

심한 경우에는 척추를 앞으로 땡겨서 척추의 만곡이 심해지는 증상이 나타나기도 한다. 점점 더 심해지면 디스크의 증세도 나타난다. 몸이 항상 피곤하고 쉽게 지치며 머리가 멍하거나 어지러운 증상이 나타나기도 한다.

여성의 경우에는 월경이 원활하지 못하고 자궁의 질환도 많이 나타나며 냉이 많아지기도 한다. 심하면 불임의 원인이 되기도 한다. 더 심해지면 고혈압, 당뇨, 심장질환, 뇌혈관질환, 중풍 등의 합병증을 일으키게 된다.

4. 비만은 어떻게 치료해야 하나?

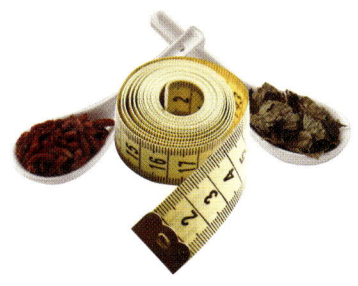

먼저 일상생활에서의 치료가 중요하다. 식이요법은 고단백, 저칼로리를 먹는 것이 좋다. 음식물을 꼭꼭 오래 씹어서 삼켜야 적게 먹고 위장에 부담이 안 간다. 하루의 칼로리를 1200lcal로 유지하기 위하여 한끼에 400kcal를 유지하거나 아니면 600lcal를 두끼만 먹는다. 한끼는 단식을 하는 기분으로 먹지 않거나 물만 마시는 것을 3개월 이사하면 위장이 작아진다. 두끼를 먹으면 편하나 세끼를 먹게 되면 부담을 느끼는 상태로 변하게 된다. 이 방법은 음식을 보면 참지 못하고 먹게 되는 사람에게는 꼭 권하는 방법이다.

생활, 운동요법은 짧은 시간에 많은 에너지를 소모하는 운동보다는 적은 에너지를 오래 소비하는 조깅이나 마라톤, 걷기 등이 몸 안의 지방성분을 없애주어 살을 빼는 데 효과적이다. 차를 타거나 엘리베이터를 타는 시간보다 많이 걷고 대중교통을 이용하여 걷는 시간을 늘리는 것이 좋다.

그렇다면 사상체질의학적으로 살을 빼려면 어떻게 하여야 하나?
먼저 자신의 체질을 정확하게 알아서 체질에 따른 비만의 원인을 아는 것이 중요하다.

5. 사상체질로 살을 빼면 병도 치료한다

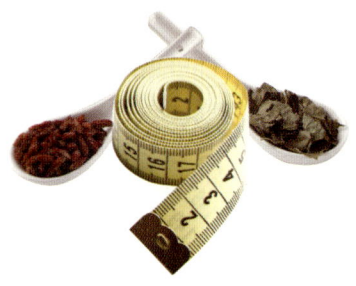

어느 날 한 젊은 여성이 언짢은 표정으로 한의원에 찾아왔다. 이유는 선을 보러 나갔다가 상대방에서 딱지를 맞고 풀이 죽어서 온 것이었다. 살은 좀 쪘지만 그래도 애교있고 능력도 있으며 남을 편안하게 하고 융화도 할 수 있는 보통 말하는 맏며느리감이었다.

20여년 전만 하여도 선망의 대상이었고 살을 찌우기 위하여 한약을 먹었으나 요즘은 오히려 살을 빼기 위하여 투자를 하는 시대가 되었다. 미의 기준이 가냘픈 체중 미달의 여성으로 변한 것을 생각하면 격세지감을 실감하지 않을 수 없다.

지나치게 마른 것은 문제가 있지만 비만이 건강에 나쁘다는 것은 의사의 입장에서는 바람직한 변화이다.

실제로 살이 찌게 되면 몸 안의 체지방이 많게 되어 숨가쁜 증세, 무릎·발목의 통증, 요통, 항강증, 현훈증, 저리는 증세 등을 느끼게 된다. 또 고혈압, 당뇨, 동맥경화, 지방간 중풍의 원인이 되기도 한다.

미용적으로 보아도 30대의 나이지만 살이 찌면 40대 중반으로 보이는 것은 예사이고 둔해 보이고 답답해 보인다. 심지어는 자기 관리도 못한다는 소리를 듣기도 한다.

그러나 의학적으로 보면 중풍으로 쓰러지는 사람 중에는 비만한 사람이 많은 편이다. 또 중풍으로 쓰러졌다 하더라도 비만하지 않은 사람은 어느 정도 회복하는 것을 보았으나 비만한 사람은 한 번 쓰러지면 생명이 위태롭고 후유증도 심하게 남는 것을 많이 보아 왔다.

이렇듯 건강할 때에 비만을 예방하는 것은 미용적으로도 중요하지만 여러 성인병을 예방하는 방법이며 젊음을 유지할 수 있는 방법이다. 실제로 60kg 에서 살을 5kg 만 빼도 5년은 젊어졌다는 소리를 듣고 얼굴이 작아지며 두겹 턱이 없어졌다는 소리를 들을 것이다.

활동량이 적을 경우 하루 두끼식 좋아

한의학적으로 살이 찌게 되는 주된 원인을 보면 열이 많아서 위장의 기능이 항진되어 많이 먹거나, 몸의 기혈 순환이 안 되거나 대사기능이 잘 안 되어 적게 먹어도 살이 찌개 되는 경우가많다.

따라서 집안에 있거나 사무실에서 근무하는 여성들은 실제적으로 움직이는 양에 비하여 먹는 양이 너무 많고 활동량이 적기 때문에 하루에 두 끼식을 하고 한 끼 단식을 하는 것이 비만을 예방할 수 있는 비결이 된다. 만일 이것이 힘들면 한 끼는 생식이나 우유, 과일 등으로 대체할 수 있다.

물론 하루에 조금씩 세 번 먹는 것과 같다고 할 수 있으나 식성이 좋은 사람이 음식물을 앞에 두고 조금씩 먹기는 거의 불가능하다. 특히 장수하는 사람들을 보면 거의가 소식을 하였지 많이 먹는 사람은 거의 드물다는 것은 널리 알려진 사실이다.

하루 한 끼 단식하는 끼니는 자신이 가장 빼기 쉬운 끼니를 빼는 것이 성공확률이 높다. 이것을 3개월 이상하여 위장의 흡수능력이 작아져 세 끼를 먹게 되면 오히려 부담이 되는 단계까지 와야 성공을 하였다고 할 수 있다.

만일 완전히 거르기가 힘들다면 우유, 율무차, 생식, 야채 등을 대신할 수 있다.

그러나 과일은 너무 많이 먹으면 식사 이상의 칼로리를 섭취할 수 있으므로 주의해야 한다.

사상체질 따라 비만 치료법도 다르다

한의학적인 치료원리는 먼저 사상체질의학적으로 체질을 판단한 후에 비만의 원인을 제거하는 방법이다. 즉 위장, 소화기의 흡수능력을 감소시켜 식욕을 억제하고, 대사기능을 빨리 돌게 하며, 대소변의 배설기능을 원활하게 하여 노폐물이 쌓이지 않게 하여 살이 찌지 않게 한다.

치료 방법은 사상체질의학에 따른 비만한약, 비만약침, 비만이침, 비만 물리치료, 부분비만 전기침, 테이프요법을 병행하여 치료를 한다.

이러한 사상체질의학에 따른 치료방법의 특징은 체질을 판단하여 치료를 하므로 몸의 부작용이 없다. 특히 살이 빠지는 것과 동시에 얼굴의 여드름, 숨가쁜 증세, 알러지 질환, 변비, 두통, 항강통, 월경통, 번열감, 두면부의 땀 등의 증세가 대부분 없어지기도 한다. 또 밥맛이 없어지고 대소변의 배설은 잘 되면서 기운은 안 빠지므로 작은 노력으로도 살을 뺄 수 있다는 큰 장점이 있다.

일반적인 식이요법에서 주의해야 될 점은 지방은 95% 이상이 흡수되고, 단백질은 호르몬의 구성물질이며, 탄수화물은 지방세포의 분해를 억제하므로 고단백, 저칼로리를 먹는 것이 적합하다.

음식물을 꼭꼭 오래 씹어서 삼키며 하루에 두 끼식을 하고 한 끼는 단식을 하는 기분이거나 생수, 생식, 과일, 우유 등으로 간단하게 하는 것을 3개월 이상 함으로써 위장의 기능을 축소시킨다. 음식을 장만하는 주부의 경우, 음식이 아까우니까 먹어버리는 경우가 종종 있는데 이는 비만으로 가는 지름길이다. 남은 음식물은 이미 쓰레기이며 이 쓰레기를 입에 넣을 것인가, 쓰레기통에 넣을 것인가 현명한 판단을 하여야 한다.

생활, 운동요법에서 중요한 것은 짧은 시간에 많은 에너지를 소모하는 운동보다는 적은 에너지를 오래 소비하는 것이 몸 안의 지방성분을 없애주어 살을 빼는 데 효과적이다.

따라서 가까운 거리는 걸어서 가거나 엘리베이터 보다는 계단을 이용하는 것이 좋다. 또 달리기, 조깅, 수영, 에어로빅 등의 전신운동을 규칙적으로 하는 것이 효과적이며 단전호흡, 기공, 요가 등의 수련도 권할 만한 좋은 방법이다.

그럼, 각각의 체질에 따라 살 빼는 방법을 구체적으로 알아보자.

태음인 체질의 살 빼는 법

사상체질의학적으로 볼 때 태음인 체질이 가장 비만한 경우가 많다. 살을 빼려면 적게 먹고 많이 움직이는 것이다. 이런 면에서 가장 불리한 체질은 태음인이기 때문이다. 많이 먹으나 순환이 안 되어 곧바로 살이 찐다.

그러나 음식을 자신의 체질에 맞고 다이어트 음식으로 먹는다면 건강도 유지하고 살도 뺄 수 있다.

이러한 태음인 체질은 평소 과일, 야채, 고단백 저칼로리의 음식을 주로 먹는 것이 좋다.

육류를 먹는다면 쇠고기를 먹어야 한다. 쇠고기도 살코기를 위주로 한 등심과 같은 고기를 권한다.

그러나 지방에 많이 섞여 있는 안창살, 갈비살, 차돌박이는 피하는 것이 좋다. 다이어트식으로 권하는 것은 어류로 대구와 같이 기름기가 적으며 담백한 생선이 좋다. 그러나 지방성분이 많은 뱀장어, 일반우유 등은 많이 안 먹는 것이 좋다.

다이어트에 좋은 것은 역시 해주류와 채식이다. 해조류 중에서 미역, 다시마, 파래는 칼로리가 적으면서 포만감을 유도한다. 채식에는 당근, 녹황색 채소 모두 칼로리가 적으면서 비타민과 미네랄을 공급하여 다이어트에는 가장 좋다. 또한 표고버섯, 느타리버섯, 싸리버섯, 양송이 등의 각종 버섯류도 몸의 열을 내려주고 몸 안의 노폐물을 제거하는 효능이 강하며 항암작용에도 효과가 있다는 연구가 많다. 그래서 버섯은 살도 빼며 성인병을 예방하는데는 권할 만한 식품이다.

밥은 율무쌀을 현미멥쌀과 같이 넣는다면 식욕을 억제하고 기운은 안 빠지게 하는 효과가 있다. 여기에 콩이 들어감으로써 채식 위주의 식사에서 부족하기 쉬운 단백질을 공급해 주는 것이 좋다. 특히 율무를 가루로 내어 차로 만들어 마셔도 좋다. 그러나 불면증이 있거나 변비가 심한 사람은 피하는 것이 좋다.

소양인 체질의 살 빼는 법

소양인은 매우 활동적이고 민첩하므로 먹는 것에 비하여 살이 잘 안찌는 편이지만 운동량이 부족하고 몸 안의 열은 많은데 수분의 대사가 안 되면 비만이 오게 된다. 따라서 소양인은 평소 고 칼로리의 음식보다는 신선한 과일과 야채를 많이 먹어 몸 안의 열이 안 생기도록 하고 열을 빼주는 것이 비만을 예방하는 지름길이다. 또 소변과 대변의 배설을 원활하게 하면 살이 빠지게 된다.

그 중에서도 오이, 호박, 흰배추, 상추, 우엉, 가지, 당근 등과 서양의 신선한 야채들로 음식을 하여 먹거나 녹즙 등을 내어 먹어도 좋다.

그러나 소양인 체질이 특히 주의하여야 할 것이 있다. 바로 과일이다. 과일은 여름 과일 종류인 수박, 참외, 바나나, 메론, 파인애플 등이 소양인의 체질에는 좋으나 단맛이 나는 과일들이 많아서 무작정 많이 먹으면 비만의 원인이 된다. 따라서 과일을 먹을 때 맛만 보는 것이 좋으며 절대 막 먹어서는 다이어트에 실패하기 쉽다. 이 점에 각별히 주의하여야한다.

곡류로는 보리, 팥, 옥수수, 녹두 등이 좋다. 특히 소양인에게 좋은 이들 곡류는 이뇨작용이 강하고 열을 내려주는 작용이 강하여 화와 열을 내려주면서 이뇨도 되고 부기도 빼는 작용을 한다. 현미멥쌀에 이들 곡류를 섞어서먹으면 화와 열을 내리면서 음기를 보충하여 주는 작용이 있다. 기름류로서는 참깨, 참기름 등이 찬 성질이 있으므로 다른 기름보다 좋다.

그러나 소양인들이 파, 마늘, 생강, 고추 등과 같이 매운 음식을 먹거나 인삼, 꿀, 닭고기, 개고기, 염소고기 등의 열이 많은 음식을 먹는 것은 몸에 안 좋으며 다이어트에도 안 좋은 음식이다.

소음인 체질의 살 빼는 법

소음인은 꼼꼼하고 내성적이며 소화기능이 약하므로 살이 잘 안 찌는 편이다.

체질적으로 보면 태음인들이 가장 비만한 경우가 많고 다음은 소양인이 많으며, 소음인이 가장 적다. 상당수의 소음인은 살이 빠져서 살을 찌우고자 하는 경우가 많다.

그러나 현대생활이 편리해지고 먹는 것이 풍부해짐에 따라서 비만해지는 경우가 날로 늘어나고 있다. 또한 전체적인 비만보다 부분적으로 엉덩이나 허벅지의 비만을 호소하는 경우도 적지 않다. 그렇다면 소음인 체질인 경우 건강을 유지하면서 살을 빼려면 어떻게 하면 좋을까?

소음인 비만이 오는 원인은 기가 부족하여 나타나는 경우와 몸이 차서 순환이 안 되어 나타나는 경우가 가장 많다. 그러므로 몸의 냉증을 풀어주어 대소변의 배설이 잘 되게 해야 한다. 또 기가 부족하여 순환이 안 되어 살이 찌는 경우에는 기의 순환을 도와서 살이 빠지게 하는 것이 건강도 유지하며 탄력있는 몸매를 유지할 수 있는 비결이 된다.

특히 한여름이 되면 탈진이 되면서 기운이 빠지고 몸이 붓는 경우가 많다. 그래서 기운을 보충하려면 단백질의 성분을 먹어야 한다. 소음인에게 권해 줄 수 있는 것은 닭고기가 개고기, 꿩고기, 염소고기 등이다. 이들 음식은 몸을 따뜻하게 하여주며 단백질 성분을 보충하여 준다. 이때에는 기름 성분을 모두 걷어내고 살코기만을 먹어야 한다.

무더운 여름의 다이어트에 좋은 음식은 역시 생선류이다. 이들 생선류는 단백질 성분을 공급하며 몸을 따뜻하게 하여 살이 안 찌개 하는 것이 많기 때문이다. 명태, 도미, 미꾸라지, 멸치, 조기, 민어 등의 생선은 부족해지기 쉬운 단백질을 보충하여 주는 좋은 식품들이다.

다이어트에 가장 좋은 식품은 채소류이다. 시금치, 양배추, 미나리, 파, 마늘, 생강, 고추, 겨자, 후추 등 따뜻한 성질이거나 매운 성질을 지닌 채소류는 다이어트에 매운 좋은 식품들이다. 특히 소음인과 같이 몸이 차고 순환이 안 되어서 나타나는 비만에는 몸의 냉기를 풀어주며 대소변의 배설을 원활하게 하여야 살이 빠진다.

과일로는 사과, 귤, 토마토, 복숭아 등의 과일이 좋으며 맛이 단 과일은 많이 먹으면 다이어트에 좋지 않으므로 조금만 먹어야 한다. 곡류로는 현미멥쌀, 현미찹쌀, 찹쌀, 감자가 좋다. 그러나 소음인들이 너무 찬음식을 먹게 되면 설사를 하는 경우도 있지만 체력이 많이 손상되거나 순환이 안 되어 살이 찌는 경우도 있으므로 주의하여야 한다.

태양인 체질의 살 빼는 법

태양인은 저돌적이고 뒷일은 생각하지 않은 채 행동을 한다. 또 기운이 위로 오르는 작용이 강하여 상체는 강하나 하체가 약하므로 상체에 비만이 많이 올 수 있다.

따라서 태양인은 평소 마음을 안정시키고 화를 적게 내며 고 칼로리의 음식을 피하는 것이 좋다. 차로는 오가피차, 모과차가 좋으며 냉면, 메밀 등을 섭취하는 것도 도움이 된다.

6. 술과 비만

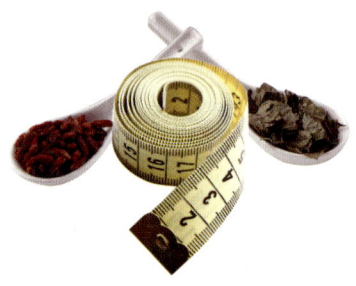

어느 날 180cm의 키에 100kg이 넘는 30대의 회사원 남자가 찾아왔다. 체격도 좋고 이목구비도 뚜렷하고 선이 굵어 누구에게나 호감이 가고 듬직하여 남자다웠다. 그러나 문제는 비만하다는 것이었다. 이번에 여자를 소개받아 결혼을 이야기 하는 과정에서 신부측 어머니의 요구가 살을 빼야 한다는 것이었다. 즉 비만한 사람이 오래 살지 못하므로 자기 딸을 과부로 만들고 싶지 않다는 것이 신부측 어머니의 주장이었다. 그래서 살을 빼야지 딸을 주겠다고 하니 이만 저만한 고민이 아니라면서 살을 빼러 찾아온 경우였다.

그래서 체질에 맞는 한약을 처방하고 비만침, 약침, 테이프요법 등을 시행했으며 식사는 두 끼식을 하도록 했다. 또한 운동을 규칙적으로 하라고 알려 주었다.

그렇게 한 달을 하였으나 체중이 줄지 않고 제자리 걸음만 하고 있었다. 아무리 생각을 해봐도 살이 안 빠질 이유가 없는데 안 빠져 하루의 식사 일기를 확인해 본 결과, 두 끼 식사도 하고 운동도 하고 체질에 따른 식이요법을 하고 있는데 밤만 되면 술자리가 있어 어쩔 수 없이 참석을 하게 되고 술을 계속 마셨다는 것이다.

비만을 치료하다 보면 살이 안 빠지는 경우가 몇 가지 있는데 바로 술을 많이 먹는 경우가 한 가지이다. 흔히 살을 빼라고 하면 식사하는 것은 잘 지키나 회사에 다니다 보면, 모임에 나갈 수밖에 없게 되고 그러다 보면 술 마시는 것을 절제하지 못하여 실패하는 경우가 가장 많다. 밥은 살이 찐다고 생각하고 절제를 잘 하지만 술은 먹다보면 기분에 따라서 한도 없이 먹게 되고 절제가 되지 않아 비만치료에 실패를 하게 된다. 그래서 흔히 술을 많이 먹는 사람들의 배를 술배 라고 한다.

그렇다면 왜 술을 먹으면 살이 찌게 되는 것일까? 실제 술을 많이 먹게 되면 밥과 같이 배가 불러서 못 먹는 포만감이 생기지가 않고 오히려 식욕이 더 좋아지는 경향이 있다. 그래서 간혹 술을 먹으면 꼭 밥을 먹는 사람도 있다. 또 술을 먹게 되면 섭취하는 대로 바로 산화를 시키기 때문에 몸에 쌓이지는 않지만 다른 영양분이 지방으로 축적되는 것을 도와주고 지방이 산화되는 것을 방해하여 지방의 분해를 억제하는 작용을 한다.

실제로 알코올 100cc 당의 Kcal를 보면 생맥주 37 Kcal, 병맥주 48Kcal, 소주 180Kcal, 막걸리 50Kcal, 위스키 275Kcal, 샴페인 42Kcal 등으로 소주(한 병 360ml)를 3잔 마시면 밥으로 한 공기를 먹은 양이고, 쇠고기나 돼지고기 1인분(200g)과 같은 열량을 낸다.

따라서 술을 먹는 사람들은 밥은 밥대로 먹고 술은 술대로 먹으면 안된다. 술도 밥과 같은 생각으로 열량을 계산하여 밥 대신 술을 먹어야 한다. 이때 술 안주는 지방 성분이 있는 음식을 피하고 과일, 야채를 중심으로 먹어야 비만을 조금이라도 예방할 수 있다.

7. 일주일에 1kg을 빼려면 하루 1,000kcal를 줄여라

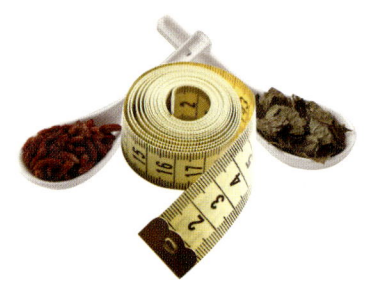

살을 빼기 위하여 적게 먹으라고 하기도 하고, 많이 먹으라고 하기도 한다. 그런데 얼마만큼 먹는 것이 많이 먹는 것이고 얼마 만큼 먹어야 적게 먹는다는 것인가?

상당히 주관적인 이야기이다. 평소의 생활 습관에 따라서 적당량의 기준이 각각 다르기 때문이다. 따라서 이것을 어느 정도 기준을 정하여 주는 것이 칼로리를 이용하여 식사량을 조절하는 방법이다.

그럼, 살을 빼기 위하여 어려운 수학공부를 하여보자. 보통 사람들은 얼마의 칼로리가 필요한가?

일반적으로 성인 남자의 경우에는 약 2500Kcal가 필요하고, 성인 여성의 경우에는 약 2000Kcal가 필요하다고 한다.

이중 일상생활에서 숨쉬고 기본적인 생리현상을 유지하는 데 어느 정도의 칼로리가 필요한가?

대량 60~80kg인 경우에 남자는 1500~1700Kcal가 들고 여자의 경우는 1200~1300Kcal가 필요하다. 여기에 일상생활을 하는 정도에 따라서 활동이 매우 적은 경우에는 1.2에서 1.3, 운동량이 많은 경우에는 2.0을 곱하면 하루에 필요한 칼로리가 나오게 된다. 그러면 남자의 경우는 1900에서 3200Kcal가 필요하고, 여자의 경우는 1500에서 2600Kcal가 필요하게 된다.

그렇다면 1kg을 빼기 위해서는 어느 정도의 칼로리를 빼야 하는가? 여러 연구 결과를 종합해보면 1Kcal를 빼는 데 무려 7000Kcal가 필요하게 된다. 매일 1000Kcal를 빼야 일주일에 겨우 1kg이 빠지며 한 달을 계속한다면 4Kcal를 뺄 수 있고 매일 500Kcal를 빼면 한 달에 약 2kg의 체중을 뺄 수 있다.

여기에 평균으로 하루 식단에서 1000Kcal를 빼면 남자는 1500Kcal의 식사를 하여야 하고 여자의 경우는 1000Kcal를 하여야 하나 기본적인 생활을 유지하기 위해서는 1200Kcal를 유지하는 것이 좋다.

즉 하루에 세 끼를 먹는다면 한 끼에 남자는 500Kcal를 먹으며 여자는 didr 400Kcal를 먹어야 자신이 원하는 체중을 뺄 수 있는 것이다.

문제는 식욕이 왕성한 사람들이 400Kcal나 500Kcal만을 먹을 수 있는가가 가장 큰 문제이다. 식욕이 왕성한 사람들은 안 보이면 안 먹을 수는 있지만 먹는 것 앞에서 식사를 줄이는 것은 매우 힘들다. 그래서 아예 식사를 어느 정도 충분하게 하는 것이 오히려 손쉽게 살을 뺄 수 있는 방법일 수 있다. 즉 남자는 한 끼에 750Kcal를, 여자는 600Kcal의 식사를 하는 것이 좋다.

그렇다면 우리 주위의 음식들에 대한 칼로리를 알아볼 필요가 있다. 밥 한 공기 300Kcal, 식빵 한 장 100Kcal, 쇠고기 100g은 200Kcal, 돼지고기 100g은 135Kcal, 우유 200ml는 125Kcal, 된장찌개

500Kcal, 비빔밥 550Kcal, 설렁탕 459Kcal, 갈비탕 650, 햄버거 359Kcal, 피자 한 조각 250Kcal, 콜라 · 사이다 120Kcal, 캔맥주 200Kcal, 소주 한 병 500Kcal, 새우깡류 400Kcal, 라면 600Kcal 오이 · 양파 1개 40Kcal, 배 200Kcal 등으로 식품에 대해 어느 정도 칼로리를 알고 있을 필요가 있다.

8. 다이어트와 뇌

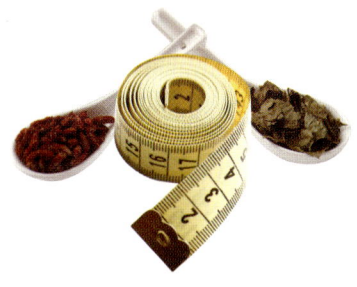

 다이어트를 하는 데 있어 어려운 점의 하나가 바로 자신의 마음대로 안 되는 것이다. 자신은 적게 먹고 싶은 데 억제를 못하는 것, 배 · 허벅지 · 상체 등의 특정부위만 살이 찌는 것, 고생 끝에 살을 뺏는데 다시 옛날의 체중으로 돌아가는 것, 출산을 한 후에 임신했을 때의 체중으로 남는 것 등이다.
 자신의 마음과는 다르게 진행이 된다. 왜 그런 것일까?
 우리 몸에서는 항상성을 유지하려고 한다. 어떤 짜여진 틀에 의하여 움직이려고 하는 것이다. 인간은 언제부터인가 세 끼를 먹는 습관이 있고 밤이면 잔다. 그러나 실제 지구의 반대편에서는 같은 시간이지만 낮이고 활동도 반대이다. 같은 시간이지만 공간이 다르기 때문에 다른 생활을 하고 있는 것이다.
 우리는 대체로 어렸을 때부터 자라온 습관에 의하여 생활을 한다. 그래서 밥도 하루 세 끼를 먹는다. 언제부터인지는 모르겠지만 아침, 점심, 저녁을 꼭 챙겨 먹어야 한다. 동물은 배가 고플 때만 먹이사냥을 하지만 인간은 이와는 다르다. 일어나서 밥을 먹고 점심시간이 되면 밥을 먹으며, 저녁이 되어도 밥을 먹는다. 배가 고파서 먹는 것이 아니라 시간이 되면 먹는 것이다. 식사를 두 끼로 조절하여 생활하는 습관을 들이게 한 끼의 식사도 줄이고 시간도 벌 수 있는 이점이 있다.

본인은 인식하기 힘들지만 우리 몸은 항상 자신의 체중을 유지하려고 한다. 우리 몸에는 항상성을 유지하는 기능이 있기 때문이다. 갑자기 체중이 빠지면 몸은 비상사태가 발생할 것으로 판단하여 식욕을 항진시키고 에너지를 몸에 저장하려는 작용이 강하게 나타난다. 요요현상이 나타나는 이유가 바로 여기에 있다. 유사한 예로 산후에 살이 찐다는 사람들을 보면 대개 임신했을 때의 체중 만큼 증가하는 경우가 많다. 이것은 임신 10개월 동안에 뇌에는 이미 임신 중의 체중이 뇌속에 기억이 됐기 때문이다.

심각한 문제가 또 있다. 복부, 허벅지, 겨드랑, 상박 등 원치 않는 부위에 살이 찌는 것이다. 이것은 뇌에 우리 몸 가운데 가장 활동이 적은 부위가 다 입력이 되어 있기 때문이다. 몸안에 남아도는 에너지를 가장 활동이 적은 부위에 쌓아 두려는 특성이 있다. 오래 앉아 있는 사람은 복부나 허벅지에 살이 많이 찐다. 항상 긴장을 하고 화가 많이 올라가고 상체의 순환이 안 되는 사람은 흉부, 상박, 겨드랑이에 살이 많이 찐다.

우리의 뇌는 컴퓨터와 같아서 모든 것을 기억하고 있다. 따라서 자신의 정신을 잘 다스리면 다이어트에 쉽게 성공할 수 있다. 자신의 습관을 바꾸겠다는 강한 의지는 두 끼식이나 소식을 유도할 수 있기 때문이다. 특히 잠재적으로 자신이 원하는 체중을 암시하는 명상을 한다면 서서히 자신이 유도하는 체중을 유지할 수 있다. 또 자신의 활동이 적은 부위를 선정해 집중적으로 운동을 하거나 활동을 한다면 뇌에서 활동이 적은 부위로 인식이 되지 않아 부분비만이 생기지 않는다.

살을 빼려면 단전(丹田)에 기(氣)를 모아라

아무리 많이 먹어도 살이 안 찌는 사람들은 왜 살이 안 찌는지 고민을 하고, 살이 찌는 사람들은 물만 먹어도 살이 찐다고 하소연을 한다. 똑같은 양을 먹어도 어떤 사람은 살이 안 찌고 어떤 사람은 그대로 살이 된다. 그래서 살이 안 찌는 사람은 살이 찌는 사람을 부러워하고, 많이 찌는 사람은 살이 안 찌는 사람을 부러워한다. 바로 체질에 따라서 다르게 반응을 하기 때문이다. 인간은 누구나 숨을 쉬거나 혈액순환을 하는 것과 같은 기초대사를 하는데 에너지가 필요하게 된다. 그런데 각각의 체질에 따라 에너지가 다르게 쓰인다. 그 결과 순환이 잘 되는 사람은 살이 안 찌지만 안 되는 사람은 살이 찌는 것이다.

따라서 살을 빼기 위해서 몸의 기초대사량을 늘리는 것도 살을 빼는 방법이다. 기초대사량이 늘게 되면 수면을 취하거나 쉬는 상태에서도 많은 에너지를 소모하므로 살이 빠지게 된다. 기초대사량을 늘리기 위해서 꾸준한 운동을 하여 평소 전신에서 기혈을 순환이 잘 되게 해야 한다.

몸의 대사를 잘 되게 하는 또 다른 방법이 있다. 바로 단전에 마음을 두고 단전호흡을 하는 것이다. 단전(丹田)은 배꼽 아래 손가락 2~3마디의 아랫부분을 이야기하는 것으로 기해(氣海)와 관원(關元)이란 혈자리가 있는 부분이다. 일반적으로 숨을 쉴 때에 가슴으로 숨을 쉬는 흉식호흡을 하게 되지만 단전호흡은 배꼽 아래의 단전을 중심으로 하는 복식호흡을 하는 것이다.

단전호흡은 다이어트를 하는 데 여러 가지의 장점이 있다. 일반적으로 다이어트를 하면서 식사를 적게 하면 기운이 빠지는 것을 느끼게 된다. 이때에 단전호흡을 하면 피곤한 증세가 줄어들고 배가 고파도 기운이 빠지지 않는 장점이 있다. 또 단전호흡을 하면 지방이 가장 많은 복부의 지방이 먼저 소모가 되어 복부의 비만이 없어지며 엉덩이, 허벅지, 얼굴, 상체, 팔뚝 부위의 살도 빠지게 된다. 또 상기(上氣)되거나 불안한 마음이 있거나 쉽게 놀래는 증세가 없어지고 마음이 안정되며 차분해지는 장점이 있다.

우리는 생활을 하면서 마음이 어디에 있는지 모른다. 그러나 어떤 상황이 되든지 일상생활에서 앉거나 서거나 걷거나 운동할 때 배꼽아래의 단전에 기를 모으고 생활을 하면 생활에 활력이 넘친다. 여유가 있다면 새벽이나 수면을 취하기 전에 정좌(靜坐)하여 명상을 하면 머리도 맑아지고 복부의 살도 빠지게 된다.

9. 체지방을 없애는 운동법

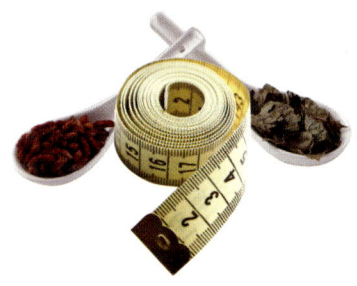

살을 빼는 방법은 간단하다. 먹는 것보다 소비하는 것이 많으면 살이 찔 이유가 하나도 없다. 말은 쉽고 누구나 할 수 있을 것 같지만 실제로 실행에 옮기기는 결코 쉽지가 않다. 이것은 살이 찌는 원인이 모두 다르기 때문이다.

살을 빼는 방법이 식이요법, 생활요법, 운동요법, 한약요법, 한방요법, 단식요법 등 다양하게 많지만 이중에 어느 방법을 하던지 반드시 같이 병행을 하여야 하는 방법이 바로 운동요법이다. 다른 방법은 비만의 전문가들과 상의를 하여 지시를 받아야 하지만 운동요법은 시간과 마음만 있으면 언제든지 가능하며 가장 부작용이 없는 방법이라고 할 수 있다.

그렇다면 어떠한 운동을 하는 것이 효율적으로 체지방을 없애고 비만을 치료하는 데 도움이 될까? 먼저 운동을 하는 데는 두 가지 방법이 있다. 하나는 몸의 근육을 키우고 몸의 체형을 근육질로 만들기 위하여 하는 방법이 있다. 다른 하나는 몸의 유연성을 기르고 체형을 유지하기 위하여 운동을 하는 방법이 있다. 잘 알려준 운동선수들은 보면 쉽게 알 수 있다. 단거리 선수로 유명한 장재근 선수와 장거리 선수로 유명한 황영조, 이봉주 선수를 비교하여 보자. 어느 선수가 근육이 좋고 어느 선수가 체지방이 적은가?

당연히 장재근 선수는 근육질로 체격이 좋고 근육이 잘 발달한 체질로서 남성들이 선호하는 체형이다.

반면에 황영조, 이봉주는 외형만 보아서는 운동선수 같지 않게 왜소하고 몸의 살도 없이 깡마른 체질이다. 그러나 강단과 끈기가 있으며 몸 안의 체지방은 거의 없는 체형으로 건강하면서도 살이 없어 여성들이 원하는 체형이다.

이것으로 무엇을 알 수 있을까? 바로 운동하는 방법에 따라 근육의 에너지를 쓰는 방법과 몸 안의 체지방을 이용하는 방법이 다르다는 것이다. 짧은 시간에 전력을 다하여 뛰게 되면 몸의 근육이 있는 에너지를 쓰게 되고 서서히 충분한 시간을 가지고 유산소 운동을 한다면 몸 안의 체지방을 이용하여 운동을 하는 방법이 된다.

과연 어떤 운동이 살을 많이 빼는 운동인가?

바로 유산소 운동이다. 평소보다 약간 빠르게 운동을 하며 심장에 부담이 안 가게 운동을 하는 방법이다. 쉽게 할 수 있는 것이 바로 걷기, 조깅, 등산, 수영, 자전거, 경보, 에어로빅, 재즈댄스 등으로 신체에 부담이 없이 하는 운동이다. 이들 운동은 누구나 할 수 있으며 효과적으로 체지방을 없앨 수 있는 방법이다.

그러나 무릎이 아프거나 허리가 아픈 경우에는 중력이 작용하는 운동을 못하므로 중력의 영향을 받지 않는 수영이 가장 좋다. 그 다음이 자전거 운동이다. 그리고 일상생활에서는 버스 3~4정거장 이내는 걸으며 엘리베이터보다는 계단을 이용하고, 버스보다는 지하철을 이용하는 것이 생활속에서 하는 체지방을 없애는 좋은 방법이다.

10. 비만증을 다스리는 음식요법

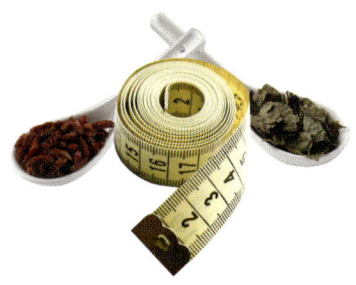

세월이 변하여 미의 기준이 가냘픈 체중미달의 여성으로 변하였다. 비만을 예방하는 것은 미용적으로도 중요하지만 여러 성인병을 예방하는 방법이다. 살이 찌면 몸 안의 체지방에 증가되어 숨가쁜 증세, 무릎·발목의 통증, 요통, 항강증, 현훈증, 저리는 증세 등을 느끼며, 고혈압, 당뇨, 동맥경화, 지방간, 중풍의 원인이 되기 때문이다.

한의학적으로 살이찌는 주된 원인을 보면 열이 많아서 위장의 기능이 항진이 되어 많이 먹거나, 몸의 기혈순환이 안 되거나 대사기능이 잘 안 되어 적게 먹어도 살이 찌개 된다. 또 대소변의 배설이 안 되어서 살이 찌는 경우도 많다.

현대인들은 움직이는 양에 비하여 먹는 양이 너무 많기 때문에 하루에 두 끼식을 하고 한 끼 단식을 하는 것이 비만을 예방할 수 있다. 이것을 3개월 이상 하여 위장의 흡수능력이 작아져 세 끼를 먹게 되면 오히려 부담이 되는 단계까지 와야성공을 하였다고 할 수 있다.

한의학적으로는 비만의 원인을 알아내어 위장, 소화기의 흡수능력을 감소시켜 식욕을 억제시키거나, 대사기능을 빨리 돌게 하거나, 대소변의 배설기능을 원활하게 하여 노폐물이 쌓이지 않게 해야 한다.

특히 비만증을 다스리는 데 있어 효과적인 음식요법을 활용하는 것은 무엇보다 중요하다.

물론 이때도 자신의 체질에 맞는 음식요법을 활용해야 한다.

예를 들어 느긋하며 식욕이 너무 좋고 먹어도 계속 배가 고프거나, 태음인의 경우는 율무죽이나 율무차가 좋다.

직선적이고 행동이 민첩하거나 잘 붓거나 물살이거나 소양인인 경우는 복령택사죽이 좋다.

소화기능이 약하고 몸이 차면서 붓거나 변이 안 나오거나 소음인인 경우 대복피후박죽이 좋다.

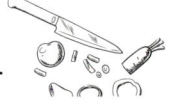
이렇게 만드세요!

〈만드는 법〉

◎ 율무죽 : 율무 30g을 물에 반나절 정도 담근 후 쌀 100g과 함께 죽을 쑤어 밥 대신에 먹는다. 단, 변비가 심한 자는 피한다.

◎ 복령택사중 : 복령 15g을 1~2시간 달여 우려낸 물에 쌀 100g을 넣어서 죽을 쑤어 밥 대신 먹는다

◎ 대복피후박중 : 대복피15g, 후박15g을 1~2시간 달여 우려낸 물에 쌀 100g을 넣어 죽을 쑤어 밥 대신에 먹는다.

11. 과일도 살이 찐다

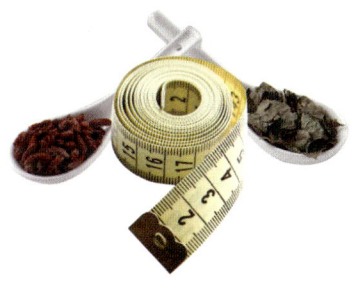

한 환자가 와서 호소를 한다. 자신은 적게 먹는 데도 살이 안 빠진 다는 것이다. 그래서 무엇을 먹는지 물어보았다. 식생활을 보니 식사는 적게 하는데 과일은 살이 안 찐다고 한두 개의 과일을 먹는다고 했다. 과일의 칼로리를 무시한 것이다.

살을 빼려면 사람들은 항상 고민을 한다. 어떤 음식이 살이 찌고 어떤 음식이 살이 안 찌는지를 알아야 하기 때문이다. 그래서 어느 정도 자신의 체중에 관심이 있다면 웬만한 음식의 칼로리를 아는 것은 필수다. 일반 사람들이 하루에 필요한 칼로리의 성인 남성의 경우에는 약 2500Kcal, 성인 여성의 경우에는 약 2000Kcal가 필요하다. 만일 자신의 체중을 빼고 싶다면 기초적인 생명을 유지하는데 필요한 기초대사량을 감안하여 계산을 하여야 한다. 남성은 1500~1800Kcal의 식사를, 여성은 는 1000~1200Kcal를 섭취해야 자신의 체중을 뺄 수 있다.

흔한 음식의 칼로리를 보면 밥 한 공기 300Kcal, 식빵 한 장 100Kcal, 쇠고기 100g은 200Kcal, 돼지고기 100g은 135Kcal, 우유 200ml는 125Kcal, 된장찌개 500Kcal, 비빔밥 550Kcal, 설렁탕 459Kcal, 갈비

탕 650, 햄버거 359Kcal, 피자 한 조각 250Kcal, 캔맥주 200Kcal, 소주 한 병 500Kcal, 우깡류 400Kcal, 라면 600Kcal 정도 나온다. 밥과 반찬 국물을 먹으면 1000Kcal를 넘는 것은 어렵지 않다. 또한 반찬 없이 설렁탕이나 비빔밥만을 하루 두세 번 정도 먹어도 하루의 총 열량을 넘어간다. 식사를 잘 조절하면 살은 충분히 뺄 수 있다.

그런데 많은 사람들은 과일은 살이 안 찐다고 생각한다. 그래서 밥은 살을 빼는 데 적당한 양을 먹으나 그 대신에 과일은 마음대로 먹는 사람이 많다. 보통 배는 150Kcal, 수박 한 쪽은 50Kcal, 바나나 하나는 100Kcal, 감 하나는 100Kcal, 메론 하나에 200Kcal, 귤 하나는 50Kcal, 사과 하나는 100Kcal, 복숭아는 50Kcal, 토마토는 50Kcal, 딸기는 12알에 50Kcal, 포도 15알에 50Kcal 정도이다.

밥은 안 먹고 과일만 먹는다면 과일의 칼로리가 절대 많지 않다. 그러나 문제는 밥은 밥대로 먹으면서 과일을 추가해서 아침, 점심, 저녁으로 먹는 것이 문제이다. 더구나 살이 찌지 않을 것이라고 확실하게 믿으면서 먹는다. 당연히 살이 찐다.

먹어도 살이 안 찌는 것은 야채다. 당근, 무, 오이, 녹색 야채 등은 비슷한 무게의 과일에 비하면 30~40% 정도밖에 되지 않는다. 다이어트를 원한다면 과일보다는 야채를 먹는 식생활을 하는 것이 좋다. 단맛이 나는 바나나, 사과, 파인애플, 메론, 감 등과 같은 과일은 다른 과일보다 칼로리가 높으므로 특히 주의하여야 한다. 단맛이 나는 과일보다 신선한 야채에 길들여지는 것이 다이어트에 성공하는 비결이다.

12. 살을 빼려면 두 끼식으로 바꾸자

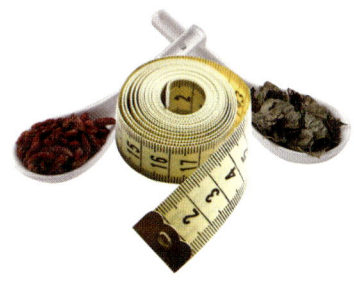

인간은 언제부터인가 3끼식을 하여 왔다 아침을 먹고 5~6시간 후에 점심을 먹고 다시 6~7시간 후에 저녁을 먹는 생활 습관에 적응되어 왔으며 모든 사회현상이 여기에 맞추어져 있다.

그러나 야생의 짐승들을 보면 시간에 관계없이 배가 고프면 사냥을 하지만 배가 부르면 사냥을 하지 않는 것을 볼 수 있다. 우리 인간은 어떤 면에서 보면 스스로 자신의 틀을 만들어 놓고 여기에 자신들을 맞추는 면이 있다.

현대의 사람들이 생활하는 것을 보면 점점 편해지는 생활로 변하고 있음을 쉽게 알 수 있다. 현대 문명의 발달로 인하여 멀리 있는 사람과 통화를 하기 위하여 전화가 있으며 다른 장소로 이동하기 위하여서 직접 걸어가는 것이 아니라 자동차라는 편리한 도구를 이용하여 이동을 하고 있는 것이다. 웬만한 사람은 자동차를 가지고 직접 운전도 한다. 자가용이 없어도 조금만 걷거나 도로에 나가면 운송수단이 널려있다. 현대의 생활에 적응을 하다 보니 경쟁력을 갖기 위하여서는 빠른 시간에 이동을 하여 적응을 하여야 하며 모든 것은 편리하게 변하고 있다. 또한 현대의 식생활도 변하여 언제든지, 어디에서든지 풍부한 열량의 음식을 구할 수 있으며 짧은 시간에 고칼로리를 섭취할 수 있는 많은 상점이 있고 편리하고 짧은 시간에 원하는 것을 구할 수 있는 환경으로 변하였다. 이러한 환경이 만들어지다 보니 비만이 되는 사람들이 많아졌으며 여러 성인병의 증상이병행하는 경우도 많아졌다. 살이 찌면서 몸 안의 훈증, 저리는 증세, 심장의 질환 등을 느끼게 되었으며 이러한 생활을 오래 하다 보니 고혈압, 당뇨, 동맥경화, 지방간, 중풍의 원인으로 변하게 되었다.

일반적으로 살이 찌는 주된 원인을 보면 열이 많아서 위장의 기능이 항진되어 많이 먹게 된다. 몸의 기혈순환이 안 되거나 대사기능이 잘 안되어 적게 먹어도 살이 찌는 경우도 있다. 대소변의 배설이 안 되어도 살이 찌는 경우가 많다.

원인이 어찌 되었든 살이 찌는 것은 섭취하는 양에 비하여 에너지를 소모하는 기능이 부족하여 나타나는 증세라고 할 수 있다.

따라서 현대의 사람들은 하루에 두 끼식을 하고 한 끼는 단식이나 생수, 생식, 야채로 하는 것이 비만을 예방할 수 있는 가장 좋은 방법이다.

장수마을의 사람들을 보면 모두 소식을 하는 마을이지 잘 먹는 마을이 아님을 보면 쉽게 알 수 있다.

물론 하루에 조금씩 세 번 먹는 것과 같다고 할 수 있으니 식성이 좋은 사람이 음식물을 앞에 두고 조금씩 먹기는 거의 불가능한 것이 현실이다. 차라리 눈앞에 보이지 않으면 먹지 않게 되므로 한 끼를 빼고 다른 두 끼를 편하게 먹는 것이 효과적이다. 굶는 한 끼가 힘들면 생수, 생식, 야채를 먹는 것이 좋다.

그리고 단식을 하고자 하는 끼니는 자신이 가장 빼기 쉬운 끼니를 빼는 것이 성공할 확률이 높다. 이것을 3개월 이상 하게 되면 위장의 흡수능력이 작아져 세 끼를 먹게 되면 포만감으로 힘이 들고 두 끼를 먹어야 속이 편한 단계가 되어야 성공을 하였다고 할 수 있다.

처음 시작할 때에 한 끼를 줄이기가 쉽지는 않겠지만 노력을 하면 가능하다. 만일 불가능하다면 체질적으로 진단을 하여 많이 먹게 되는 원인을 제거하는 한약을 먹는다면 가능하다. 그 외에 약침, 이침, 전기침, 테이프요법을 병행하여 치료를 하면 더욱 효과적이다.

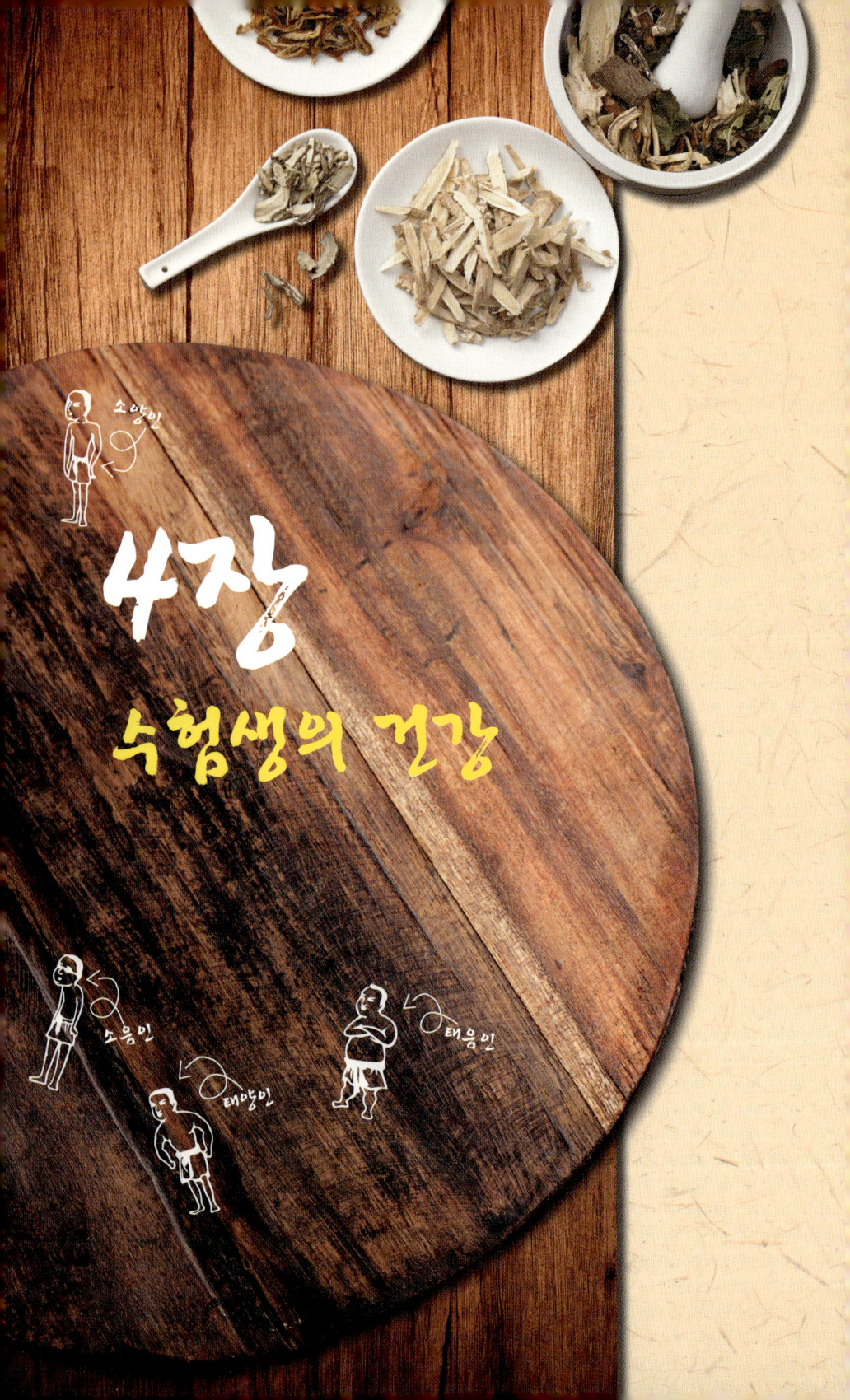

4장
수험생의 건강

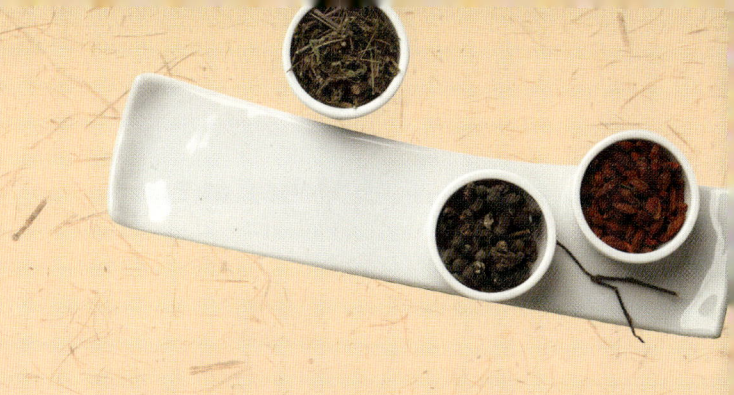

1. 수험생의 마무리 건강법
2. 수험생의 머리를 맑게 하는 차와 과일
3. 공부잘하게 도와주는 수험생 보약식
4. 머리 무겁고 뒷목 뻣뻣 수험생 항강증 개선하는법

1. 수험생의 마무리 건강법

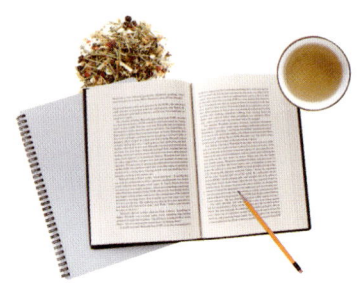

수험생의 대학 수능시험이 눈앞으로 다가왔다. 무더위도 한풀 꺾여 신선한 가을바람이 불기 시작했다. 이제야말로 최상의 실력 발휘를 위해 몸도 마음도 안정을 시켜야 한다. 특히 이때쯤의 수험생 건강관리는 무엇보다 중요하다.

누가 빨리 자신의 체력을 회복할 수 있는가가 자신의 수능 성적과 밀접한 관련이 있기 때문이다.

그럼, 각 체질에 따른 수험생의 건강관리법에 대해 알아보자.

태양인의 건강관리법

태양인들은 가을이 되면 발산되는 기가 신선해지면서 안정을 찾게 되는 좋은 계절이다. 봄에는 기가 강하고 발산이 잘 되는 계절이므로 태양인에게는 힘든 계절이지만 가을이 되면 기가 안으로 들어가고 수렴이 되므로 안정을 되찾게 된다.

그러나 태양인들은 워낙 기가 강한 면이 많고 이상을 너무 크게 갖는 경우가 많다. 그래서 현재의 공부에 대하여 너무 사소한 것으로 보고 공부를 게을리 하는 경향이 있다. 경우에 따라서는 현재의 문제보다도 앞으로의 이상을 실현하기 위하여 노력을 하는 경우도 많다.

물론 시험성적과 대학에 들어가는 것이 인생의 모든 것은 아니지만, 현실적인 면도 무시해선 안 된다. 자신의 큰 이상을 실현하기 위해서는 필요한 과정이기 때문이다.

그래도 자신이 마음만 먹고 공부를 하겠다고 하면 다른 어떤 체질보다도 강한 집중력을 가지며 남들보다 탁월한 능력을 발휘할 수 있다.

자신의 능력을 최대로 발휘하면 역사에 길이 남을 수 있는 인물이 될 수 있는 체질이기도 하다.

그러나 너무 이상에 치우치고 현실을 무시한 행동을 하다보면 사회생활에 적응을 못하는 돈키호테와 같은 생활을 할 수도 있다.

주의할 점은 너무 앞으로만 나아가려 하고 저돌적인 면이 있으므로 한두 번 생각을 한 후에 행동을 하는 것이 좋다. 그리고 자신의 능력을 너무 믿고 남들을 무시하는 경우도 주의해야 한다.

음식은 기가 위로 많이 오르고 발산을 하므로 구토증세가 나타나는 열격증이 많고 아무 이유없이 다리에 힘이 빠지는 해역증이 있으므로 마음을 안정시키고 담백한 음식을 먹는 것이 좋다.

붕어, 해삼, 조개, 메밀 등의 음식이 좋다.

소양인 수험생의 건강법

날씨가 서늘해지면서 좋아지는 체질은 소양인이다.

더위를 가장 많이 타는 소양인들은 삼복더위에 가슴이 답답하고 열이 많이 생기며 사소한 일에도 남과 다투거나 화를 내는 일이 많다. 실내의 온도가 조금만 더워도 참지 못하고 답답해하며 공부를 못한다.
그러나 날씨가 서늘해지면 화와 열이 줄어들어 편해지는 체질이 된다.
이제 마음을 안정시키고 자신의 실력을 발휘할 수 있다.
체질적으로 보면 소양인들은 이해력이 빠르고 순발력이 있다. 판단력이 뛰어나서 남들이 여러 번 들어야 이해할 것도 한두 번만 들으면 이해를 한다.
이렇듯 이해력이 있고 순발력이 있기 때문에 머리가 좋다는 이야기를 많이 한다.
그래서 남들과 똑같이 놀러 다니고 운동을 하면서도 성적을 보면 남들보다 좋은 점수를 얻는 경우가 많다.
그러나 짧은 시간에 많은 것을 외우고 이해하는 면은 강하지만 반면에 건망증이 심하여 마음의 안정이 안 되면 기억을 하나도 못하는 경우도 있다. 그래서 다른 사람들에 비하여 성적이 좋을 때와 나쁠 때와의 차이가 큰 경우가 많다.
좁은 분량의 시험을 볼 때에는 유리하지만 장기적인 시험을 보거나 많은 과목을 보는 경우에는 자신의 실력을 발휘하지 못한다. 즉 토끼와 거북이에서 토끼와 같다고 할 수 있다.
소양인의 가장 큰 단점은 머리는 좋으나 꾀를 많이 부리고 끈기와 지구력이 부족하다는 것이다. 한 가지 공부를 오랫동안 집중하여 공부하지 못하고 쉽게 싫증을 내는 경우가 많다. 생각을 많이 해야 하는 공부에는 부족한 면이 있다.
그래서 공부를 하더라도 한두 과목을 꾸준하게 하는 것보다는 여러 과목을 조금씩 자주 바꾸어가며 공부하는 것이 지루하지 않고 공부의 효율을 높일 수 있는 방법이다.
운동은 너무 과격하게 하는 것보다는 가볍게 하여 상체운동보다는 하체운동을 하는 것이 좋다. 너무 자신의 능력을 믿다보면 실패를 하는 경우도 있다.
시간이 날 때마다 눈을 감고 명상을 하여 마음을 안정시키는 것이 좋다.
음식은 맵거나 열이 많은 음식보다는 시원한 성질의 음식을 먹는 것이 좋다.
예를 들면 오이, 호박, 가지 등의 과일과 신선한 야채들이 소양인들에게 좋고 머리도 맑게 해준다.
육류는 돼지고기, 오리고기, 팥, 녹두가 좋다.

태음인 수험생의 건강법

태음인들은 한여름에는 땀이 많이 나서 남들이 보면 힘들어 하는 것처럼 보이지만 실제로 땀이 나면 몸 안의 기 순환과 수분대사가 잘 되어 몸의 상태는 좋다.
태음인들은 땀이 안 나면 운동을 하거나 사우나를 하여 억지로라도 땀을 빼는 것이 좋기 때문이다.
가을이 되면 오히려 여름과 같이 개운한 맛은 없지만 날씨가 선선해지고 땀이 덜 나기 때문에 개운하여 큰 문제는 없다.
장기적인 시험에 가장 유리한 체질은 바로 태음인이다.
소양인과 같이 빨리 빨리 이해하는 면은 부족하지만 이해가 안 가도 꾸준하게 노력을 하는 형이 많다. 남들보다 지구력이 강하기 때문이다.
토끼와 거북이에서 거북이와 같다고 할 수 있다.

태음인들은 단시간에 공부하는 벼락치기 공부에는 약하다. 충분한 계획을 갖고 꾸준하게 하여야 하며 남들보다 더 많은 노력을 해야 한다. 남들과 같이 하면 따라가지 못한다. 그러나 지구력과 끈기가 있기 때문에 오랫동안 자신의 목표를 가지고 공부를 할 수 있다.

그러나 지구력에 있어 오래 공부를 하지만 실제 효율적인 면에서는 다른 체질보다 떨어진다. 머리속에는 들어오지 않지만 그냥 앉아 있는 경우도 있기 때문이다. 효율적으로 공부를 하기 위해서는 일정한 시간을 정하여 가볍게 바람을 쐬며 공부하는 것이 좋다.

가능하다면 땀이 날 정도로 운동을 하거나 목욕탕에서 땀을 내주는 것이 좋다. 태음인의 기 순환과 수분대사를 도와 정신과 육체적으로 가벼워지기 때문이다.

주의할 사항은 태음인은 식성이 너무 좋기 때문에 스트레스를 받거나 긴장을 하면 더욱 먹게 되어 비만이 되는 경우가 많다. 비만이 되면 머리의 순환이 느슨해지고 피곤해지며 머리도 흐려지기 때문에 주의해야 한다.

음식은 절대 과식을 하지 않아야 하며 고칼로리의 음식보다는 담백하며, 저칼로리의 음식을 먹는 것이 좋다.

태음인에게 좋은 음식으로는 무, 버섯, 콩, 해조류 등의 음식이 좋다. 이들 음식은 몸을 가볍게 하고 기 순환과 수분의 대사를 도와주기 때문이다. 쇠고기, 대구탕 등과 같은 음식도 좋다.

소음인 수험생의 건강법

수험생 중에 가장 힘들어 하는 체질은 어느 체질일까?

아마 소음인들이 가장 힘들어 할 것이다.

여름이 되면 남들보다 더위를 타지 않기 때문에 초여름에는 오히려 따뜻하니 좋다. 그러나 무더위가 계속되면 점점 체력이 떨어지며, 가만히 있어도 땀이 나는 정도가 되면 탈진이 되기 시작한다. 만사가 귀찮아지고 의욕이 없어지는 것이 주요 특징이다.

그러다가 날씨가 선선해지기 시작하면 기운은 조금 나지만 가을도 역시 소음인에게는 안 좋은 계절이다. 추위를 많이 타기 때문이다. 또한 선천적으로 체력도 약하기 때문에 더욱 어렵다. 이래저래 힘든 체질은 소음인이다.

날씨가 선선해지면 여름철에 탈진된 기운을 바로 회복해 주어야 하며 추위에도 주의를 기울여야 한다. 체력을 보충하여 자신의 체력을 유지시키는 것이 공부하는 것 이상으로 중요하다.

다른 체질보다 정확하고 기억력이 좋으며 분석적이고 차분하여 점수를 따는 데는 유리하다. 매우 정확하고 준비가 철저하여 실수도 적게 하고 성실하기 때문에 좋은 성적을 얻을 수 있다.

그러나 소화기능이 약하고 몸이 차며 체력이 약한 것이 가장 큰 단점이다. 남들보다 완벽한 것을 추구하며 사소한 일도 오랫동안 기억을 한다. 또한 한 가지 마음 상한 일이 있으면 너무 오래 기억하여 다른 공부에도 영향을 주는 경우도 많다.

음식은 항상 소화가 잘 되는 것을 먹으며 소화시킬 수 있을 양만 먹어야 한다. 찬 음식은 소화가 잘 안 되므로 속이 편한 따뜻한 음식이 좋다. 체력이 약하기 때문에 일정한 시간을 정하여 운동을 하며 적절한 휴식으로 건강한 상태를 유지하는 것이 좋다.

음식은 소화가 잘 되는 찹쌀, 차조를 섞은 밥을 먹거나 감자, 시금치, 양배추, 멸치, 조기, 쑥 등의 따뜻한 음식과 파, 마늘, 생강 등의 매콤한 음식을 먹는 것도 좋다.
닭고기, 염소고기, 미꾸라지 등도 권장되는 음식이다.

2. 수험생의 머리를 맑게 하는 차와 과일

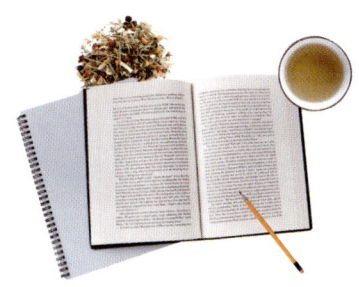

소음인 수험생에게 좋은 차와 과일
꼼꼼하고 내성적이며 소화기능이 약한 소음인들은 조금만 기분이 상하거나 마음이 상하면 말도 못하고 혼자서 끙끙 앓는 편이다. 그때 나타나는 증세가 소화가 잘 안 되면서 머리가 아프고 어지럽고 눈도 침침해진다.
이러한 소음인 체질의 머리를 맑게 하는 데 좋은 차는 곽향차로 소화도 잘 되는 차이다.
소음인에게 좋은 과일로는 사과, 귤, 오렌지, 토마토, 복숭아가 좋으며 특히 귤이나 오렌지 등은 기의 순환이 잘 되게 한다.

태음인 수험생에게 좋은 차와 과일
느리지만 꾸준하고 끈기가 있으며 자신이 하고자 하는 일을 끝까지 하는 태음인은 한 번 하고자 하면 고집스럽게 하지만 처음에 시작하기가 힘들다. 일반적으로 기 순환과 수분대사가 잘 안 되어 머리도 맑지 못하다.
태음인 체질의 머리를 맑게 하는 차는 칡차를 마시면 좋다. 칡뿌리는 머리를 맑게 할 뿐만 아니라 어깨 이상의 화와 열을 내려주며 뒷목이 뻣뻣한 증세도 풀어준다. 과일로는 폐와 기관지의 열을 내려주는 배, 매실, 살구 등이 좋으며 폐를 보해주기 위해서는 잣, 호두를 먹으면 좋다.

소양인 수험생에게 좋은 차와 과일

행동이 빠르고 직선적이며 순발력이 있는 소양인들은 남들보다 빨리 이해하며 판단력이 빠르다. 그러나 화와 열이 많아서 자신의 감정을 억제하지 못하여 스트레스를 받거나 화가 나면 머리가 아프다. 또 자신의 감정을 조절하지 못하여 감정의 변화가 많은 경우가 자주 있다.

이러한 소양인 수험생들의 머리를 맑게 해주는 차로는 시원한 박하향이 나는 박하차를 마시는 것이 좋다. 박하는 머리의 열을 내려주면서 머리의 긴장을 시원하게 풀어주는 효능이 강하여 열이 많은 소양인이 마시면 좋기 때문이다.

과일로는 수박, 참외, 딸기, 바나나, 파인애플과 같은 여름과일을 먹는 것이 좋다.

태양인 수험생에게 좋은 차와 과일

선동적이고 오직 앞으로만 나아가려는 태양인은 위로 오르는 기를 감당하지 못하여 머리가 아프고 심하면 구토증세도 나타난다. 위로 오르는 기를 내려주지 못하고 마음이 급해지면 머리 아픈 증세가 심해진다. 이러한 태양인 체질의 머리를 맑게 하는 차로는 우리 주위에서 흔히 볼 수 있는 상긋한 향을 가진 솔잎차가 좋다. 솔잎은 기를 내려주고 머리를 맑게 하는 효능이 강하여 저돌적인 태양인에게 안성맞춤이라고 할 수 있다. 과일로는 기를 내려주는 포도, 감, 머루, 다래 등이 좋다.

3. 공부 잘하게 도와주는 수험생 보양식

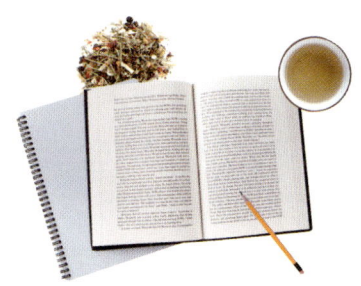

오랫동안 시험공부를 하는 사람들은 공부를 많이 하는 것도 중요하지만 그와 함께 체력이 따라주어야 자신의 실력을 발휘할 수 있다. 어떤 면에서는 자신의 체력관리를 얼마나 잘 하는가에 따라서 성적이 나온다고도 할 수 있다.

자신의 체질에 따라서 음식을 먹는다면 건강도 유지하고 성적도 올릴 수 있다.

소음인 수험생의 보양식

체력이 가장 약한 소음인들에게는 가장 중요한 것이 몸을 따뜻하게 하면서 소화를 잘 시키는 음식을 먹는 것이다.

꼼꼼하고 내성적이며 정확한 소음인의 가장 좋은 보양식은 닭고기를 이용한 음식이다. 특히 닭에다 인삼을 넣은 삼계탕은 양기를 보해주고 소화기능을 회복시켜주므로 소음인의 대표적인 보양식이다.

만일 닭고기도 소화가 잘 안 된다면 미꾸라지를 이용한 추어탕, 명태국, 조기구이, 민어탕 등을 먹으면 좋다. 한약재로는 인삼과 꿀을 이용한 차를 마시면 체력을 유지하는 데 좋다.

태음인 수험생의 보양식

무엇이든지 잘 먹고 고집이 세며 비만한 사람이 많은 태음인 수험생에게 가장 좋은 보양식은 쇠고기이다. 쇠고기는 맛이 담백하여 차지도 않고 뜨겁지도 않은 평범한 성질의 음식이다. 특히 습과 열이 많은 태음인들의 순환을 도와주며 고단백의 영향을 공급하는 성질이 있다.

그러나 태음인들은 너무 많이 먹어 비만해지는 경우가 많으므로 살코기와 충분한 야채를 같이 먹어야 기운도 보해주며 몸의 기 순환과 수분대사를 도와주게 된다. 비만하다면 혈액순환이 잘 되는 대구탕, 뱀장어, 해조류, 버섯류가 좋다. 한약재로는 녹용, 녹각, 맥문동, 천문동이 폐를 보해준다.

소양인 수험생의 보양식

직선적이고 활동적이며 많이 먹어도 살이 잘 안 찌는 소양인의 가장 좋은 보양식은 돼지고기와 오리고기이다. 다른 고기에 비해 찬성질을 가지고 있어 화와 열을 내려주며 하초의 음기를 보해주는 성질이 강하다. 그러나 돼지고기와 오리고기는 다른 고기보다 기름기가 많으므로 되도록 기름기를 제거한 고기로 먹는 것이 좋다. 머리를 더 맑게 하기 위해서는 복어, 해삼, 멍게, 가물치, 새우, 바다의 게 등이 좋다.

태양인 수험생의 보양식

저돌적이고 영웅심이 강한 태양인의 가장 좋은 보양식은 기를 내려줄 수 있는 붕어가 좋으며, 담백한 보양식으로는 소양인도 먹을 수 있는 해삼, 멍게, 새우, 조개 등을 먹는 것이 좋다.

4. 머리 무겁고 뒷목 뻣뻣... 수험생 항강증 개선하는 법

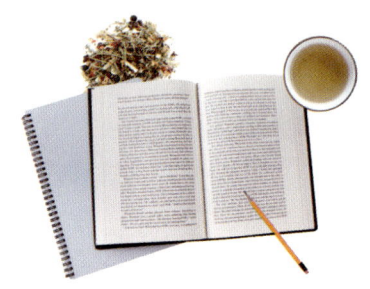

시험을 친다는 것, 고시를 준비한다는 것, 남에게 자신이 평가받는다는 것은 모두 스트레스를 받는 일이다. 이러한 생활이 오래되다보면 목이 항상 긴장이 되고 뻐근하며 머리가 맑지 못하고 어깨도 아프다. 머리도 아프고 심하면 머리로 열이 올라가며 머리에서만 땀이 나는 증세가 나타나기도 한다.

만약 날씨라도 덥다면 이러한 증세들은 점점 더 심해진다.

일반적으로 항강통은 단순한 목 근육의 긴장으로 인한 증세, 화와 열이 위로 올라가서 나타나거나 목 디스크, 일자목, 경추측만증, 경추후만증, 퇴행성경추, 정신적 질환 교통사고 후유증, 중풍 전조증 등 여러 가지 원인에 의해서 나타난다.

그러나 수험생들에게 주로 오는 것은 긴장을 하거나 스트레스를 많이 받거나 고개를 오래 숙이고 공부를 하다보면 일자목으로 변하거나 심하면 반대로 꺽이게 되면서 머리가 항상 맑지 못하고 기억력이 감퇴되어 공부의 효율성을 떨어뜨리게 된다. 경추의 곡선은 앞으로 나와야 정상이기 때문이다.

이를 교정하기 위해서는 자세를 바르게 하는 것이 무엇보다 중요하다. 스트레스를받는 것은 마음대로 하기가 힘들지만 자세를 바르게 하는 것은 쉽게 할 수 있는 방법이기 때문이다.

요즘에는 목이 아프거나 팔이 저리거나 뒷목이 뻣뻣할 경우 적외선 촬영과 척추의 X-ray를 찍어보면 상당수의 목이 일자목이거나 경추가 반대로 휘어져 있는 것을 볼 수 있다. 직업적으로 보면 건축사, 설계사, 컴퓨터를 많이 보거나 게임을 많이 하거나 공부하느라 책상에 오래 앉아 있는 사람들에게 많이 나타나는 것으로 보아 직업적인 자세와 관련이 많다고 할 수 있다.

정확한 진단을 하기 위해서는 적외선 체열진단과 척추의 일반 x-ray를 찍어야 정확하게 알 수 있지만 일반적으로 오랜 시간 고개를 숙이고 있는 사람들의 70~80%는 가벼운 일자목에서 심하면 반대로 휘어지는 증세가 나타난다.

따라서 목으로 인하여 오는 증세를 치료하기 위해서는 스트레스와 긴장이 없어야 되는 것이 중요하다. 그 다음은 자세를 바르게 하는 것이다. 즉 책상에 앉아 있을 때는 고개를 너무 숙이지 말고 고개를 약간 든 상태에서 책을 놓고 보는 것이 좋으며 허리를 펴고 등이 굽지 않게 하는 것이 좋다. 베개는 절대 높게 베지 말아야 하며 낮은 베개를 목에 대고 자는 것이 머리를 맑게 한다. 그리고 옆에서 보았을 때는 귀와 어깨의 중간이 일치가 되어야 한다. 그런데 가끔 등이 굽은 경우에 머리가 앞으로 나와 있는 경우가 있다. 이때는 고개를 뒤로 해야 머리로 오르는 혈액의 공급이 원활하여 머리도 맑고 기억력도 증가시켜 좋은 결과를 얻을 수 있다.

5장

생식과 건강

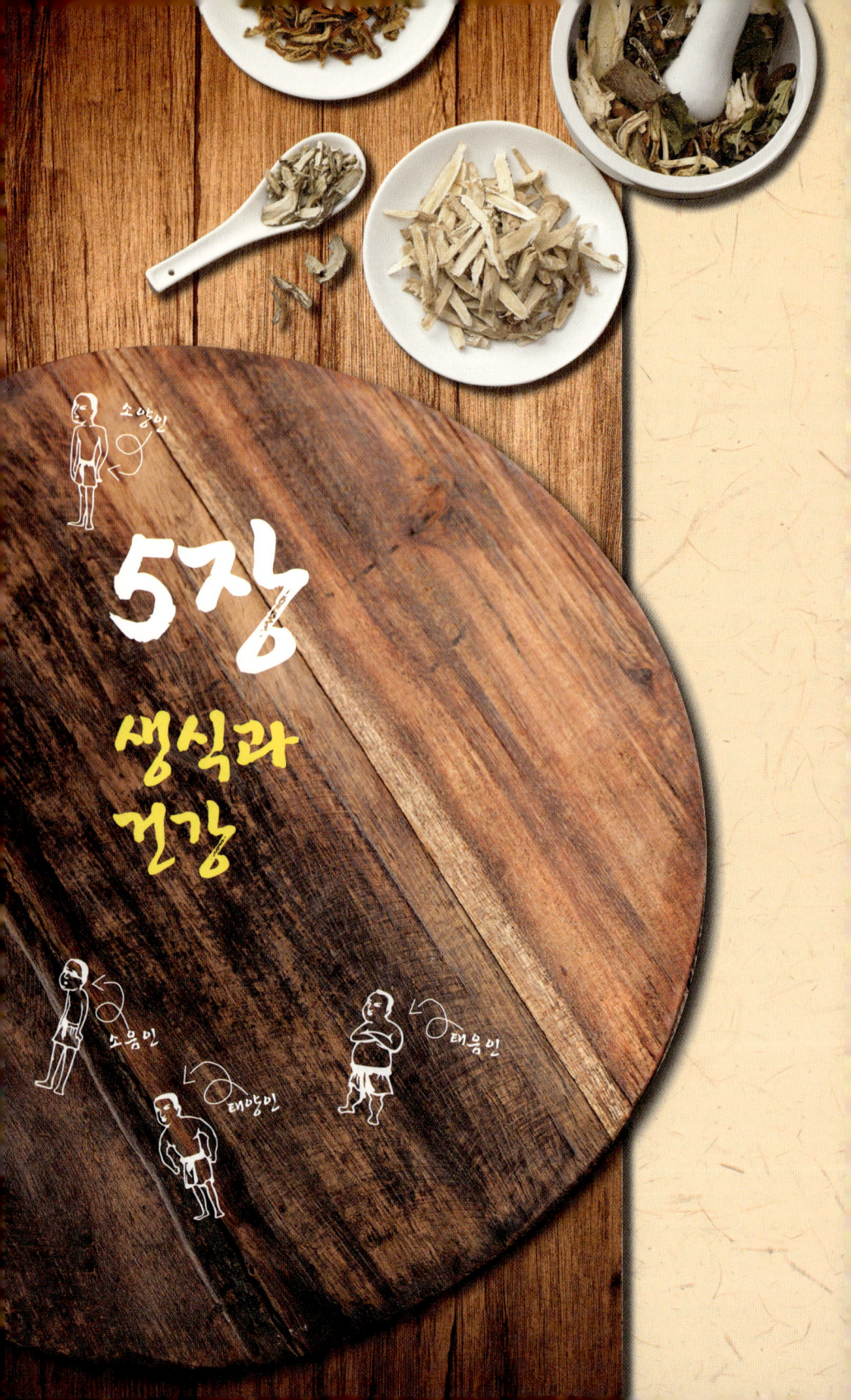

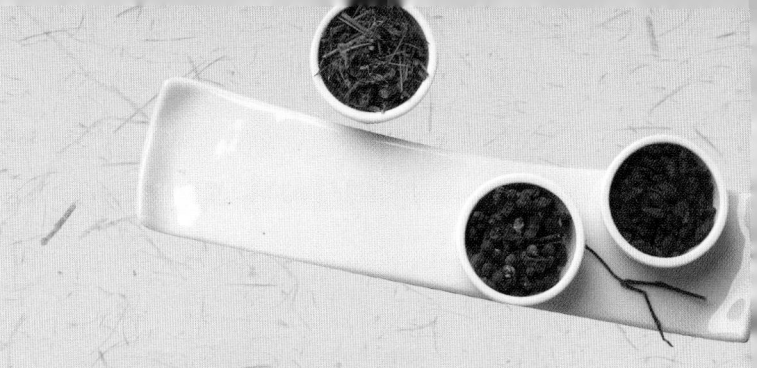

1. 생식이란 무엇인가?
2. 자연식과 생식은 어떻게 다른가
3. 생식하는 사람과 회식하는 사람의 차이
4. 생식이 가져다주는 7가지 효능
5. 생식을 하면 신진대사가 원활해진다
6. 생식을 하면 피가 깨끗해진다
7. 생식은 대장암의 발병률을 낮춘다
8. 생명의 씨앗이 있는 씨눈은 영양의보고
9. 생식은 오염되지 않은 자연식을 먹어야 한다
10. 생식은 진공동결방식이어서 영양가 손실이 적다
11. 생식을 행할 때도 체질에 따라 한다
12. 권하고 싶은 생식 재료
13. 집에서 생식을 만드는 법

1. 생식이란 무엇인가?

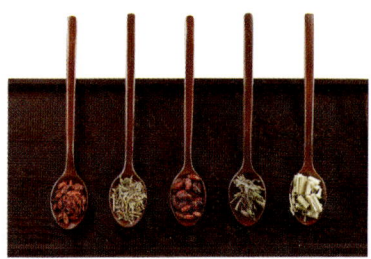

음식이 곧 건강과 직결된다는 생각은 예나 지금이나 다름없다. 최근 음식에 대한 관심이 커지면서 생식을 찾는 사람들이 부쩍 늘었다. 그런데 적지 않은 사람들이 생식을 자연식과 채식, 선식과 혼동하고 있는 모습을 보게 된다.

생식은 불에 익히지 않고 자연 상태로 먹는 것을 말한다. 국어 사전에도 "생식은 음식을 익히지 않고 날로 먹는 일. 반대말은 화식"이라고 규정하고 있다.

생식은 생명력이 강한 태양 에너지와 대지의 기운을 흠뻑 받고 자란 곡식과 채소를 있는 그대로 먹기 때문에 생명이 살아 있는 음식이라 할 수 있다.

그런 의미에서 생식은 생명식이다. 특히 생식에는 육류를 포함시키지 않는 경향이 있는데, 날로 먹을 수 있는 육류는 생식으로 분류해야 한다. 다만 육류의 특성상 오염되거나 부패되기 쉽고, 날로 먹기 힘들며 보관하기 어렵다는 점에서 생식하는 데 각별한 주의가 필요하다.

우리가 음식을 먹는 것은 그 음식을 통해 제대로 된 영양소를 섭취하고 건강한 신체를 만들기 위함이다.

그런데 화식, 즉 불을 이용해 음식을 익히게 되면 그 과정에서 재료 자체가 가지고 있던 각종 비타민과 효소, 엽록소 등 많은 영양분이 손실되고 몸 안에서는 독소 물질을 생성하게 되어 음식 본연의 역할을 제대로 하지 못하게 된다.

2. 자연식과 생식은 어떻게 다른가

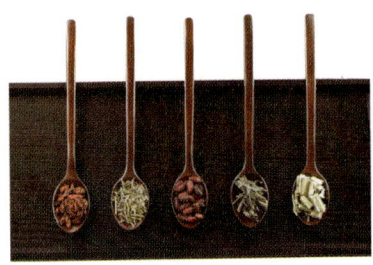

자연식 역시 말 그대로 자연 상태로 먹는 음식을 말한다. 이 점에서 자연식이나 생식은 다를 바가 없다.

그러나 통상 자연식은 개념이 너무 포괄적이다. 예를 들어 시골 할머니가 정성껏 차려 내놓은 밥상을 보자. 밥상에는 김이 모락모락 나는 흰쌀밥에 된장국과 손수 기른 채소 반찬이 놓여 있다. 공장에서 만들어 파는 가공 식품이나 인스턴트 식품은 찾아볼 수 없다. 음식의 간도 간장이나 소금으로 맞춘 것이다. 이런 할머니 밥상도 장녀식이라 말할 수 있다. 이럴 때의 자연식은 최소한 화식을 인정하고 있다. 대표적인 예로 자연식에서는 밥을 인정하지만 생식에는 밥이라는 개념이 없다. 필자는 생식이야말로 진정한 자연식이라고 생각한다.

채식은 말 그대로 육식을 곁들이지 않고 ㅊ소만을 먹는 것이다. 채식주의자들에 따르면 인간의 신체 구조나 소화기관은 채식에 맞게 되어 있지 육식은 맞지 않는다고 주장한다. 육식으로 인해 비만을 비롯한 온갖 성인병이 생기는 것도 인간의 신체 구조와 소화기관에 맞지 않은 음식이 몸 안에 들어왔기 때문이라고 본다.

채식주의와 별도로 지나친 육류 섭취가 건강을 해롭게 하는 것은 여러 가지 연구 결과가 증명하고 있기 때문에 새삼 부인할 필요는 없겠다. 채식은 이런 육류 위주의 식단이 가져다주는 문제점을 해결하는 음식이다.

채식에는 두 가지 종류가 있다. 달걀과 우유, 생선을 곁들이면서 하는 채식이 있고, 오직 채소만을 먹는 채식이 있다. 대체로 이렇게 나눠지게 된 데는 종교적 이유와 영양학적 이유가 있다. 종교적 이유란 인간처럼 살아 움직이는 동물의 부산물이나 생선을 먹는다는 것은 허용될 수 없다는 것이고, 영양학적 이유란 채소만으로는 인체가 필요로 하는 영양분을 확보하기 어렵기 때문에 달걀이나 우유, 생선 섭취는 불가피하다는 입장이다.

어쨌든 채식 역시 불을 이용해 익히거나 데치거나 하는 최소한의 과정을 허용하고 있다는 점에서 생식과 다르다.

이따금씩 우리 사회에 불어닥치는 채식 열풍을 보면 매우 아이러니컬하다는 느낌을 지울 수 없다. 원래 채식은 우리의 주 식단이었는데 어찌된 일인지 미국이나 유럽에서 수입되면서 새로운 것인양 난리법석을 떠니 말이다. "우리 것이 좋은 것이여" 대신 "저 좋은 것이 원래 우리 것이여"라고 해야할 판이다.

선식은 미숫가루를 연상하면 된다. 곡식을 볶아서 분말화 한 것이 선식이다. 불을 이용해 볶기 때문에 원재료의 맛과 향기는 물론 각종 영양소가 크게 손실된다. 발효 작용을 제대로 하지 못하고 단백질과 비타민 B군의 성분이 변하기도 한다.

3. 생식하는 사람과 화식하는 사람의 차이

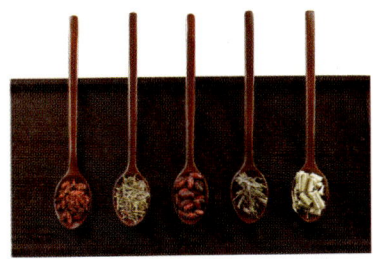

사람은 누구나 건강하게 오래 살기를 원한다. 자연의 섭리에 맞춰 산다면 그렇게 살 수 있다. 문명의 발달이 환경 오염을 가져오고 생활이 윤택해졌다고 고기를 많이 먹고, 편리함을 추구한다고 가공식품이나 인스턴트 식품을 먹는 데서 문제가 생긴다.

자연의 섭리에 가장 잘 맞는 음식은 두말 할 것 없이 생식이다. 생식을 하면 화식에서 발생하는 문제들이 해결된다.

실제로 생식과 화식을 비교해보면 생식을 하는 사람의 상당수가 "정신이 맑고 안정되며 몸이 가볍고 경쾌하다."고 한다. 구체적으로 위장병, 변비, 빈혈, 당뇨, 고혈압, 간질환, 신경질환, 심장질환, 암, 관절염이 있는 사람들이 그런 반응을 보이고 있다.

생식을 하면 칼슘, 철분, 비타민 A, B1, 2, 나이아신, 비타민 C 섭취량이 일반 음식에 비해 훨씬 많다. 그렇기 때문에 여러 성인병에도 효과가 있다. 또한 만성질환을 앓고 있는 사람들이 생식을 했을 경우 질병 치료에도 도움을 준다. 대부분 질병의 호전이 빠르고 정신적으로 우울증이나 비관적인 감정들이 줄어들며 마음이 편해진다. 정신을 맑고 개운하게 하는 생식의 효과 때문이다.

4. 생식이 가져다주는 7가지 효능

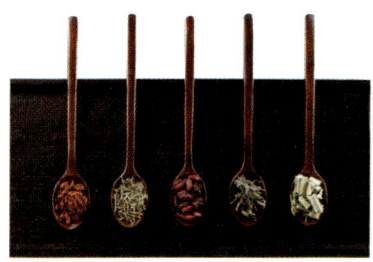

"생식은 아무나 해도 되나요?"

수험생 아들의 보약을 지으러 온 주부가 필자에게 한 질문이다.

그분은 약간 비만 상태였다. 필자는 "생식은 다이어트에도 그만이고 수험생 아들이 생식을 하면 학습 능력이 크게 오를 것"이라며 "다만 체질에 맞게 해야 제대로 효과가 있다."고 말했다. 한 달 뒤 살이 쭉 빠져서 나타난 그 분은 어느새 생식 예찬론자가 되어 있었다.

사실 적지 않은 분들이 생식을 특별한 사람들이 먹는 걸로 오해를 하고 있다. 몸에 병이 있거나 먹는 것에 각별한 신경을 쓰는 사람이나 먹는 건강보조식품 정도로 알고 있다. 그러나 생식은 누구나 일상적으로 복용하면서 건강을 지킬 수 있는 훌륭한 음식이다.

첫째, 생식은 건강식이다. 스트레스와 피로에 찌든 사람들의 성인병을 예방하고 건강을 유지시켜준다. 생식에는 또 스트레스와 피로를 풀어주고 몸에 활력을 불어 넣어주는 생체 에너지가 풍부하다.

둘째, 암 예방 효과가 크다. 생식만큼 암 예방을 해주는 것도 없다. 생식에는 면역력을 강화시켜주는 성분뿐만 아니라 항암 기능을 하는 성분도 듬뿍 들어 있기 때문이다.

셋째, 치료식으로 최상이다. 생식은 암과 당뇨병, 고혈압, 알레르기 질환 등 각종 질병 치료에 효과가 있다. 생식에 들어 있는 각종 성분이 이들 질환을 치료하는 데 커다란 기여를 하기 때문이다.

넷째, 아이들 성장식이다. 패스트푸드나 인스턴트 식품을 주식으로 먹다보니 비만에 체력이 떨어지는 아이들이 많아졌다. 생식은 이 같은 아이들에게 면역기능을 강화하고 건강한 체질로 바꿔준다. 키 작은 아이들도 생식을 하면 키 크는 데 도움이 된다. 수험생들에게는 놀라운 학습능률 효과를 가져다준다.

다섯째, 다이어트식으로 그만이다. 비만인 사람은 생식을 하면 놀라운 효과를 경험하게 된다. 사람에 따라 차이가 있지만 하루 두 끼 생식을 3~6개월 하면 최소한 자신의 체중의 5~10%를 감량하는 것이 어렵지 않기 때문이다. 체중을 줄인 뒤에는 하루 한 끼만 생식을 해도 요요현상을 막는 데 도움이 된다.

여섯째, 식사 대용식이다. 아침에 제대로 식사를 하지 못하는 직장인이나 학생들에게 식사 대용으로 그만이다. 간단하게 먹을 수 있어 공복감도 없어지고 높은 에너지 효율로 일과 학습 능률도 높아진다.

일곱째, 미인식으로 그만이다. 생식을 하면 피부가 고와지고 윤기가 난다. 다이어트 효과까지 곁들여져서 피부가 고운 날씬한 미인이 된다.

5. 생식을 하면 신진대사가 원활해진다.

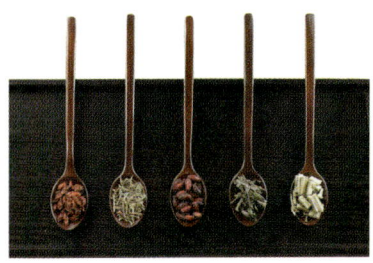

생식을 구성하고 있는 다양한 성분이 자연 그대로 살아서 섭취되기 때문에 효과가 있다. 그렇다면 구체적으로 어떤 성분이 어떤 기능을 하는 것일까.

우리 몸의 약 60조의 세포로 구성되어 있으며 약 300만 번의 생화학적 반응을 한다. 음식물을 먹으면 소화되고 분해되어 우리 몸에 영양물질이 공급되는데 이 모든 것이 생화학적 반응을 통해 이루어진다. 이 반응에 관여하는 물질이 바로 효소다.

우리가 음식을 먹어도 효소가 없으면 영양분을 제대로 섭취할 수가 없다. 단백질의 경우를 예로 들어보자. 음식을 통해 섭취한 단백질은 분자 크기가 너무 커서 혈액을 통과할 수 없다. 단백질의 가장 작은 단위인 아미노산으로 잘게 분해되어야 비로소 우리 몸에서 살이 디고 피가 된다. 이러한 일련의 대사 과정에서 효소의 역할은 절대적이다.

효소는 약 3,200가지로 음식물을 분해, 흡수, 산화, 환원시키는 4단계 작용을 한다. 만약 효소가 없으면 어떻게 될까. 밥 한끼를 소화하는 데 수십년의 시간이 필요하다. 효소 덕분에 불과 한두 시간이면 각종 영양분이 우리 몸 속에 골고루 흡수된다.

효소가 부족하면 효소에 의한 신진대사가 제대로 이루어지지 않아 소화가 안 되고 몸이 무거워진다. 또한 체내에 노폐물이 축적되거나 독소가 발생해 염증을 일으키고 여러 가지 질병의 원인이 된다.

나이 드신 분들이 소화를 못해 쩔쩔매는 모습을 많이 보이는 데 효소가 부족해서이다. 나이가 들면 몸 속에 효소가 감소하기 때문이다.

효소는 주로 비타민, 미네랄, 섬유질 등으로 구성되어 있다. 비타민과 미네랄은 열에 의해 파괴되는 정도가 높다. 화식을 하면 효소의 활성이 20% 정도가 되지만 생식을 하면 효소의 활성이 85%나 된다. 생식을 하는 경우 화식 섭취량의 4분의 1만 먹어도 되는 이유가 여기에 있다.

생식은 그 자체로 효소가 많지만 특히 불에 닿지 않기 때문에 고스란히 몸으로 들어와 고유의 기능을 한다.

그렇지 않아도 각종 스트레스와 환경 오염으로 우리 몸에는 효소가 부족하다. 거기에 화식을 하게 되니 더 모자랄 수밖에 없다. 당연히 신체는 필요한 효소를 만들기 위해 무리를 하게 된다. 그러다보면 소화되지 않은 불완전 소화 물질이 생성되고 이 때문에 각종 질병이 유발되며 노화가 가속화 된다. 효소 부족으로 인한 악순환이 이루어지는 셈이다.

효소가 온전히 보존되는 생식을 하게 되면 체내 효소를 절약해 신진대사가 원활해진다. 유독 물질이나 노폐물이 만들어지지 않게 하며 이런 불필요한 물질이 생기면 배출시키는 역할까지 한다.

생식을 하면 효소의 보조 인자인 비타민과 미네랄도 충분히 섭취할 수 있어 효소의 생성도 쉽게 된다.

6. 생식을 하면 피가 깨끗해진다.

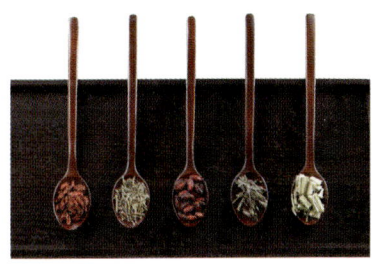

생식을 하면 풍부한 엽록소를 섭취할 수 있다. 식물의 잎이다 줄기에서 초록색을 띠는 것이 엽록소이다. 이 엽록소는 식물의 영양공장이다. 햇빛과 물, 탄산가스로 이루어지는 광합성 작용을 통해 포도당을 비롯해 단백질, 비타민 등 각종 영양분을 만든다. 이때 부산물로 나오는 것이 산소다. 숲에 가면 공기가 맑고 깨끗한 이유가 광합성 작용을 하는 나무와 풀이 부산물로 내놓는 산소가 많기 때문이다. 고마운 부산물이 아닐 수 없다.

동물과 인간은 식물이든, 동물이든 다른 생물을 먹어야만 생명을 유지한다. 자체적으로 영양분을 만들 수 없기 때문이다.

하지만 식물은 광합성 작용을 통해 자체적으로 엽록소라는 영양분을 만들고 이를 바탕으로 성장한다. 엽록소는 식물의 생명이나 다름없다.

생식을 통해 이러한 엽록소를 섭취하게 되면 여기에 풍부하게 함유 돼 있는 맑고 깨끗한 산소가 우리 몸도 깨끗하게 해준다. 우리 몸은 대사과정을 처리하고 나면 찌꺼기 산소가 나오게 되어 있는데 배설이 안 되거나 지나치게 많아지면 각종 성인병과 암 발병의 원인이 된다. 엽록소는 이 찌꺼기 산소가 지나치게 많이 나오는 것을 막아준다.

엽록소의 효능으로 빼놓을 수 없는 것이 오염된 피를 깨끗하게 해주는 해독기능과 함께 손상된 세포를 재생시키고 암 세포나 바이러스 발생을 억제하는 항알레르기 기능이다.

항암 작용과 관련해서는 연구 보고도 나와 있다. 빛을 이용해 암 세포를 죽이는 약제를 활성화시키는 광역학 치료법의 하나로 엽록소를 이용하여 녹색PDT 요법이 기존 광역학 치료법의 부작용을 줄여주고 암 치료의 효과도 높여준 것으로 나타났다.

또한 엽록소는 우리 몸에 탄수화물과 단백질, 미네랄 등을 공급해주는 영양물질이기도 하다.

그런데 엽록소는 열을 받으면 쉽게 파괴된다. 녹색 채소를 물에 데치면 푸른 물이 나오는데 엽록소가 빠져나와 물을 푸르게 물들였기 때문이다. 식물의 엽록소에 들어 있는 영양분을 그대로 먹으려면 물에 데치거나 열을 가해서는 안 된다.

7. 생식은 대장암의 발병률을 낮춘다

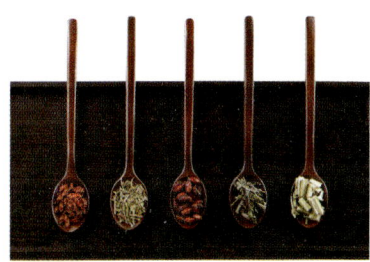

생식에 풍부한 식이섬유는 아무런 영양학적 가치가 없는 천덕꾸러기 취급을 받았던 눈물겨운(?) 과거가 있다. 한때 소화만 방해하는 물질로 알려져 있어 식품업계에서는 식이섬유를 없애는 가공 기술을 개발한 정도였다.

그런 식이섬유가 당뇨, 비만, 암 등 각종 성인병을 예방하고 개선하는 작용을 하고 있다는 것이 알려지면서 오늘날 새롭게 각광을 받고 있다. 이런바 스타 영양소가 되었다는 말이다. 사람 팔자 아무도 모른다고 하는데 식이섬유의 팔자도 마찬가지가 된 것이다.

식이섬유의 중요성인 영국의 버킨이라는 학자가 맨 처음 언급했다. 이 영국인 학자는 영국인이 아프리카인에 비해 월등히 대장암 환자가 많다는 사실에 주목하고 연구를 시작했다. 영국인의 1일 배설량과 장내 통과 시간을 아프리카인과 비교한 결과 아프리카인의 경우 배설량은 많은데 장내 통과 시간은 적게 걸린다는 사실을 밝혀냈다. 그 원인을 알아내려고 배설물의 균을 조사했다. 그 결과 영국인의 배설물에는 부패균이 많은 반면 아프리카인의 몸에 유익한 균이 많다는 것을 알게 되었다. 이렇게 된 데는 이들이 먹는 채소의 양에 차이가 있었기 때문이었다. 영국 사람들은 채소를 적게 먹는 반면 아프리카 사람들은 아주 많이 먹고 있었다. 이 같은 사실을 바탕으로 채소의 식이섬유질이 바로 대장암을 줄여주는 기능을 하고 있음을 밝혀냈다. 그 뒤 식이섬유에 대한 연구가 활발히 이루어졌고 우리 신체에서 매우 유효한 영양소로 대접받게 되었다.

식이섬유는 한 마리도 인체의 청소부다. 체내의 나쁜 노폐물과 독소물질을 흡착해 배설시키고 혈중 콜레스테롤과 중금속 농도를 감소시킨다. 또한 음식물의 소화시간을 단축시켜 발암 물질이 장에서 체류하는 시간을 줄어들게 한다. 그 만큼 암을 예방하는 효과가 있다.

미국의 워싱턴 대학에서 발표한 연구 논문에 따르면 식이섬유를 준 실험쥐 그룹과 주지 않은 실험쥐 그룹에 발암 물질을 주었더니 전자의 39%에서 암이 발생했고, 후자의 경우는 69%에서 암이 발생했다. 식이섬유를 많이 섭취한 실험쥐들은 발암물질을 주어도 식이섬유로 인해 신속히 체외로 배출되어 암 발생률이 높지 않았던 것이다.

식이섬유는 또한 장 속의 유해균을 억제하고 유용균을 번식시키는 구실을 한다. 장 속에는 약 100여 종의 세균이 100여 조에 이른다. 이들 세균은 인체에 이로운 유용균과 해로운 유해균으로 나뉘는데 식이섬유는 유용균이 좋아하는 먹이이기 때문에 유용균의 번식을 촉진시킨다.

이러한 섬유질은 식물성 식품을 통해서만 섭취가 된다. 인스턴트 식품이나 가공식품으로는 섭취가 안 된다. 따라서 자연 상태의 채소를 먹는 것이 가장 바람직하다.

도정한 곡식보다는 도정하지 않은 통곡식에 더 많이 들어 있으며 채소류, 해조류, 버섯류에도 많이 들어있다. 과일을 껍질째 먹는 것이 섬유질을 더 많이 섭취할 수 있다. 불에 익히거나 데친 경우 섬유질이 파괴되므로 생식을 하는 것이 더 좋다.

8. 생명의 씨앗이 있는 씨눈은 영양의 보고

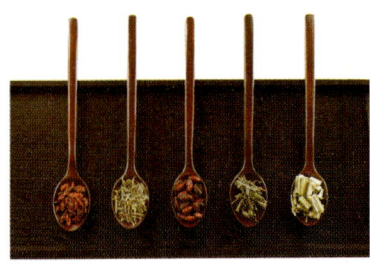

요즘 어린이나 청소년들은 흰쌀밥에 대한 애틋한 추억이 없을 것이다. 누구나 밥하면 하얀 쌀밥을 연상하기 때문이다. 그러나 필자세대에는 흰쌀밥을 날마다 먹을 수 없었다. 대부분 보리를 섞은 보리밥이었다. 김이 모락모락 나는 흰쌀밥에 고기를 얹어 먹는 게 꿈이었을 정도였다. 그런데 그 흰쌀밥은 먹기 부드럽다는 것을 제외하고는 영양학적 가치에서 좋은 평가를 받지 못하고 있다. 왜냐하면 도정하는 과정에서 중요한 영양분이 들어 있는 씨눈과 쌀겨가 벗겨져 나가기 때문이다.

쌀을 도정할 때 벼의 겉겨만을 제거한 쌀을 현미, 씨눈과 쌀겨까지 제거한 쌀을 백미로 지은 것이다.

현미와 백미의 영양소 함량을 비교하면 섬유소와 각종 비타민과 미네랄 등이 현미에 훨씬 많이 들어 있음을 알 수 있다. 비타민 미네랄의 대부분이 씨눈과 쌀겨에 집중적으로 들어 있기 때문이다. 백미에는 단 5%만의 비타민과 미네랄이 들어 있을 뿐이다.

씨눈은 싹을 틔우고 생명을 돋아나게 하는 곳이다. 당연히 영양소가 집중되어 있을 수밖에 없다. 현미와 백미를 각각 물이 담긴 접시에 넣고 관찰을 해보면 금방 알 수 있다. 현미는 싹이 트지만 백미는 그냥 썩는다.

생명이 있는 쌀과 생명이 없는 쌀을 두고 따지는 것은 어리석은 일이기조차 하다. 그러나 우리의 오랜 습관에 의해 생명이 없는 쌀이 더 선호되고 있는 현실은 안타까운 일이라 하지 않을 수 없다.

지금이라도 늦지 않았다. 씨눈이 살아 있는 현미 같은 통 곡식을 먹는 습관을 길러야 한다. 그래야만 생명의 씨앗을 통해 건강한 신체를 유지할 수 있기 때문이다.

9. 생식은 오염되지 않은 자연식을 먹어야 한다

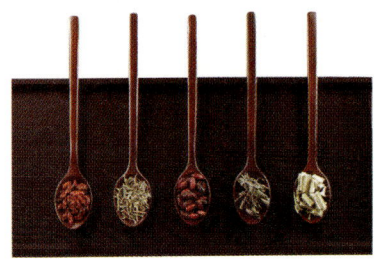

환경오염이 심각해지면서 농약을 치지 않고 재배하는 유기농산물에 대한 선호도가 높아지고 있다 유기농산물을 전문으로 공급하는 전국적 규모의 판매망도 서너 군데 갖추어져 있다. 인터넷에도 유기농산물을 직배하는 사이트가 적지 않다. 그만큼 우리 사회가 오염되지 않은 자연식품을 원하고 있다는 것을 증명한다.

유기농산물로 시중에 나오는 것은 대부분 곡류와 채소류, 과일류다. 채식 위주의 식단을 꾸미기에 더없이 좋은 유기농산물이 아닐 수 없다.

그런데 오염되지 않고, 영양면에서도 가장 좋은 자연식으로 생식이 으뜸이다. 재배에서부터 유통 과정, 보관, 섭취 방법과 영양분 섭취까지 더 낫다고 보기 때문이다.

우선 생식은 토지의 오염도를 최소화하기 위해 청정지역에서 경작한다. 유기농산물역시 농약을 치지 않고 재배한다고 하지만 토양의 기본 오염도를 피하기 어렵다. 대부분 기존 논밭에서 유기농법으로 재배하기 때문이다.

유기농법으로 재배되는 채소는 전체를 먹어야 완벽한 영양분과 함께 그 식물이 지닌 생명력을 얻을 수 있다. 그런데 채식은 자신이 좋아하는 부분만 먹게 된다. 그러다 보면 전체식을 하지 못한다. 그러나 생식은 완벽한 전체식을 할 수 있다.

또 생식은 번거롭지 않으면서 많은 양을 매일 섭취할 수 있다. 필자가 아는 어떤 직장인은 아침에 채소를 한 접시씩 먹고 나온다. 채식 전문가가 그렇게 먹어야 건강에 좋다고 권유를 해서 실천하고 있다. 그런데 일주일 정도 그렇게 먹자 질려서 못 먹겠다고 하소연을 했다. 염소도 아닌데 매일 일정량의 풀을 꼭꼭 씹어서 꾸역꾸역 넘기는 일이 보통이 아니라고 울상을 지었다.

생식은 재료를 분말로 만들어 물에 타서 먹을 수 있기 때문에 먹기가 편하다. 그리고 생식은 유통 기관과 보관에서 채식보다 안전성이 높다. 채소는 수확하면 시들어진다. 특별포장이나 저온 저장을 통해 상하지 않도록 해야 하므로 관리에 각별한 주의가 필요하다. 반면 생식은 진공 동결건조라는 특수한 방법을 사용하기 때문에 유통상의 문제나 영양소의 변질을 최소화할 수 있다.

10. 생식은 진공동결방식이어서 영양가 손실이 적다

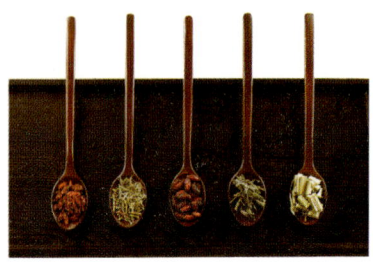

식품의 변질을 방지하며 오랫동안 저장하는 방법으로 무엇이 있을까. 건조에 의한 식품 저장이 가장 효과적이다. 이 방식은 식품의 수분을 감소시킴으로써 용질의 상대적 농도를 높여 식품의 수분활성도(Aw)를 저하시킨다. 이렇게 되면 미생물과 효소에 의한 부패나 변패, 식품 조정 성분간 화학 반응으로 일어나는 변질을 막을 수 있다.

건조방법에는 자연 건조와 인공 건조가 있다. 자연 건조는 햇볕에 건조하는 양건(陽乾)과 응달에 건조하는 음건(陰乾), 그리고 자연 상태 그대로 건조하는 자연동결법이 있다. 인공 건조 방법에 비해 간단하고 비용이 적게 드나 자연 조건의 영향을 크게 받아 건조기간에 변질되고 오염되기 쉬운 단점이 있다.

인공 건조에는 가압 건조, 상압 건조, 진공 건조 등 세 가지 방식이 있다. 가압건조는 식품을 밀봉건조용기에 넣고 일정 압력하에 가열한 후 건조용기를 개방 수분을 순간적으로 증발시켜 건조하는 방식이다. 복원성이 좋다는 장점이 있다.

상압건조는 식품의 수분이 모세관 혈상에 의해 표면으로 나오게 되는 데 이 수분을 여러 가지 기기나 물질로 제거하면서 건조시키는 방법이다. 자연환기 건조, 열풍건조, 분무 건조, 피막 건조, 포말 건조, 건조제에 의한 건조, 고주파 건조, 적외선 건조 등 여러 가지가 있는데 열풍 건조가 많이 이용된다. 열풍 건조는 식품을 건조실에 넣고 송풍기나 선풍기로 열풍을 불어넣어 건조시키는 방식이다.

진공건조(vacuum drying)는 식품을 진공 상태에서 건조시키는 방법으로 감압건조라고도 한다. 열에 민감해 높은 온도에서 취급할 수 없는 재료를 건조할 때 사용한다. 진공건조에도 여러 방식이 있는데 그 가운데 동결건조 방식이 재료의 형태와 조직의 변화가 가장 적고 미생물에 대한 오염도 적어 질 높은 보존이 필요한 의약품, 미생물 제품, 식품 등에 널리 이용되고 있다. 생식저장에도 진공동결방식이 가장 효과적이다.

	동결건조법	열풍건조법
건조원리	진공로에 넣은 원료를 -35℃ 이하의 온도로 동결시킨 후 수분을 승화시켜 건조하는 방법	건조실에 원료를 넣고 송풍기나 선풍기로 열풍을 불어넣어 건조하는 방법
색상변화	적다	많다
복원성	빠르다	늦다
풍미	맛, 향기, 영양가의 변화가 극히 적다	맛, 향기, 영양가 변화가 심하다
조직성	형태 변화는 없으나 조직은 약하다	형태 변화가 있으며 조직은 견고하다
흡수성	높다	적다

11. 생식을 행할 때도 체질에 따라 한다

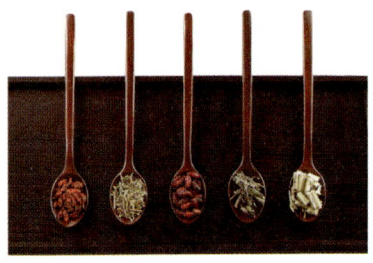

요즘 관심을 끄는 것은 생식이다. 일반적으로 음식을 먹는다고 하면 불을 이용하여 음식을 익히거나 끓여서 먹는 것을 생각한다. 그렇다면 인류의 음식문화는 어떻게 발전하여 왔는가? 가장 처음의 음식문화는 음식을 날로 먹는 것이었다. 원시시대에는 자연환경에 적응을 하여 주위의 나무 열매, 야채, 물고기, 야생동물을 익히거나 요리하지 않고 그냥 먹었다. 그 후 불을 발견함으로써 음식을 익혀서 먹는 생활이 시작되었다. 채식이나 과일 종류에서 육류도 많이 먹을 수 있는 길이 열렸다.

정착생활을 하면서 농경생활이 시작되고 음식을 요리하여 먹는 방법이 발달하여 왔다. 각 지역의 환경에 따라서 지역에서 나는 음식 재료를 바탕으로 음식과 요리가 발달하여 왔다. 특히 산업이 발달하고 기계화되고 현대생활의 편리함이 강조되다보니 음식과 식품에도 대량생산이 요구되었다. 또한 간편하게 먹으면서도 충분한 영양분을 공급받을 수 있는 음식을 선호하게 되었다. 이제는 집에서 음식을 만들어 먹기보다는 사서 먹는 생활로 변하였다.

그러나 이러한 가공식품, 패스트푸드, 인스턴트식품으로 생활이 편리하고 맛도 좋아지고 영양도 풍부해졌지만 각종 성인병, 비만, 난치병 등의 문제점이 알려지기 시작하였다. 그래서 많은 사람들은 자연과 동화하여 살 수 있고 비만, 성인병, 난치병에서 벗어날 수 있는 생식에 관심을 갖게 되었다.

그렇다면 사상체질의학적으로는 어떠한가?

사상체질의학적으로는 생식도 자신의 체질에 맞게 먹어야 효과를 볼 수 있다고 본다. 생식의 가장 큰 문제점의 하나로 소화장애라는 단점이 있기 때문이다. 소화기능이 강한 태음인이나 소양인의 경우에는 생식을 하여도 효과를 볼 수 있지만 소화기능이 약한 소음인의 경우에는 각별한 주의를 기울여야 한다. 생식으로 먹는다는 것은 곧바로 소화기에 영향을 주기 때문이다.

소양인과 생식

생식을 하여 효과를 볼 수 있는 체질은 소양인이다. 소양인들은 화와 열이 많고 소화기능이 강하기 때문에 웬만한 음식도 소화를 잘 할 수 있다. 생식을 하게 되면 몸의 열도 내리면서 피를 맑게 해주는 효과가 있다. 소양인에게는 굴, 해삼, 전복 등의 해산물과 생선회 종류가 좋다. 야채는 배추, 오이, 호박, 상추, 가지 등이 좋으며, 곡류로는 보리, 팥, 녹두, 참깨 등이 소양인에게 좋다.

태음인과 생식

음식의 소화흡수가 강력한 태음인의 경우에도 생식을 하면 좋다. 생식이 나오게 된 배경도 생활이 풍족해짐에 따라서 과식으로 인하여 고혈압, 당뇨, 동맥경화, 비만, 간장병 등 여러 성인병들이 발생하였기 때문이다. 이러한 성인병을 예방하기 위한 방편으로 고열량의 음식보다는 맑고 깨끗하고 우리 몸에 꼭 필요한 성분을 요구하게 되었다. 이러한 조건에 맞는 음식이 채식이며 생식과 관련된 음식들이다.

태음인들은 많이 먹는 것보다 적게 먹는 것이 건강을 유지하는 비결이다. 또한 태음인 체질은 기름기가 적고 담백한 음식들이 좋다. 해조류로는 미역, 김, 다시마가 좋고, 과일에는 배, 밤, 호두, 고구마, 잣, 자두 등이 좋다. 채소류는 연근, 마, 토란, 버섯, 더덕 등이 좋으며, 곡류는 밀, 콩, 율무, 들깨, 수수 현미 등을 먹으면 건강에 유익하다.

소음인과 생식

꼼꼼하고 내성적이며 소화기능이 약한 소음인들에게는 생식을 하는 것이 힘들 수도 있다. 소음인 체질은 대체로 위장이 약하고 신장의 기능이 강하기 때문에 생식을 먹어서 소화가 잘 안 된다면 먹지 않는 것이 좋다. 실제로 생식을 하여 소화가 잘 안 되고 몸이 안 좋다는 사람들 중에 소음인 체질이 월등이 많다.

이런 소음인 체질에 좋은 생식으로는 대추, 사과, 귤, 복숭아, 토마토, 시금치, 미나리, 양배추, 쑥, 쑥갓, 파, 마늘, 생강, 고추 등이 좋다. 곡류로는 찹쌀, 차조, 감자 등이 몸에 잘 맞는다.

태양인과 생식

영웅심이 많고 저돌적이며 기가 강한 태양인도 생식이 잘 맞는다. 몸의 기운이 맑기 때문에 기름지거나 탁한 음식은 잘 안 맞는다. 요즘 많이 먹는 고열량의 음식, 화와 열이 많은 음식을 먹으면 기의 발산이 더욱 강해져서 힘들어진다.

따라서 태양인의 음식은 맑으면서도 기를 내려주며 시원한 성질의 음식이 잘 어울린다고 할 수 있다.

태양인 체질에 좋은 생식은 새우, 굴, 전복, 소라, 뱅어, 해삼, 순채, 솔잎 등이 좋고, 과일로는 포도, 감, 앵두, 다래, 모과, 송화가 좋다. 곡식류로는 메밀, 냉면 등이 몸에 이롭다.

12. 권하고 싶은 생식 재료

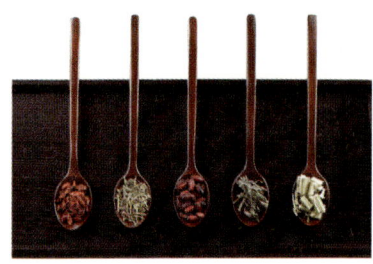

(1) 생식하면 좋은 곡류 10가지

곡류는 쌀과 보리가 대표적인 종류로 인류의 중요한 식량이 되고 있다. 곡류가 언제부터 재배되었는지 정확히 알 수 없으나 인류가 수렵생활에서 정착 생활로 옮겨가는 데 중요한 역할을 했을 것으로 추측된다. 곡류는 한 지역에 머물며 식량 문제를 해결할 수 있는 식물이기 때문이다.

곡류는 환경 적응을 잘하고 다른 식물에 비해 단위 면적당 생산량이 많아 열대 지방에서부터 한 대 지방에 이르기까지 널리 재배되고 있다.

풍부한 영양분과 함께 장기 저장이 가능하고 유통이 간편하다는 장점이 있다.

우리가 먹는 곡류의 열매는 왕겨 등 껍질로 둘러싸여 있고 안에는 겉겨, 배유, 씨눈이 들어 있다. 영양소를 보면 탄수화물이 대략 75%를 차지하며 대부분이 전분으로 되어 있다. 씨눈에는 항산화 물질인 비타민 E가 들어 있어 암 발생을 억제한다. 당질 대사에 필수적인 비타민 B군도 많이 포함되어 있다. 무기질로는 인과 칼륨이 많다.

따라서 곡류는 생식 재료로 널리 응용되고 있다.

① 현미

주위에서 현미를 먹는 사람들이 눈에 띄게 늘어나고 있다. 현미는 벼의 도정 과정에서 겉껍질인 왕겨만 제거한 쌀로 태음인 체질과 같이 소화 기능이 강한 체질에 좋고, 살을 빼는 데도 효과적이다.

성질은 평(平)하고 맛은 달다. 주로 위경(胃經)과 비경(脾經)에 작용해 위의 기(氣)를 도와주고 뼈와 근육을 튼튼하게 해주며 이질을 멎게 하는 효과가 있다. 여름철의 토사, 소변이 시원찮고 답답하며 갈증이 나는 증상에 좋다.

현미에만 있는 쌀겨와 씨눈에는 각기병을 예방해주는 비타민 B1을 비롯한 비타민군, 당질, 단백질, 지질, 비네랄, 식이 섬유 등 다양한 영양소가 골고루 들어 있다.

풍부한 비타민 B군은 스트레스에 효과가 강하고 만성 피로와 두통을 예방해준다. 식이섬유는 변비를 없애주며 장내 비타민을 합성하는 기능이 있어 장을 튼튼하게 해준다.

또한 피틴산과 판토텐산이라는 영양소가 들어 있어 식품 첨가물과 공해물질, 약물의 독성을 막아주는 해독작용을 한다.

특히 쌀눈에는 비타민 E가 많아 산화방지 작용과 함께 노화방지 효과가 있으며 어깨 결림을 치료하고 생식기능 유지에 중요한 역할을 한다. 또한 육식 생활에서 오는 혈액의 산성화를 예방하여 체액을 알칼리성으로 개선시켜주기 때문에 면역성이 강한 체질로 만든다. 철분을 비롯해 미네랄이 풍부해 조혈작용을 높여주고 신경을 안정시켜 주는 역할을 한다.

특히 현미는 대표적인 항암 식품으로 꼽힌다. 피틴산, 페놀, 셀레늄 등 항암 성분이 풍부하게 들어 있다. 이들 성분은 세포의 산화를 방지 하고 암 발생을 억제하는 효과가 있다.

② 콩

성질이 평하고 맛이 달다. 비(脾), 위(胃), 대장(大腸)에 이롭다. 한방에서는 오장(五臟)을 보하고, 십이경락의 순환을 돕고 장과 위를 따뜻하게 하는 식품으로 꼽는다.

〈본초강목〉에는 "검은 콩은 신장병을 치료하고 수(水)를 도우며 기를 내리게 한다. 따라서 풍열(風熱)질환을 억제하고 활혈(活血)시킨다."고 기록되어 있다.

콩은 양질의 식물성 단백질이 많고 필수 아미노산이 풍부해 영양이 보고라 할 수 있다.

콩은 육식보다는 곡류를 많이 먹는 사람들에게 부족하기 쉬운 단백질과 리신이라는 아미노산을 섭취할 수 있는 식품이다. 또한 풍부한 불포화 지방산은 콜레스테롤 저하 효과가 있어 고혈압과 동맥경화, 비만 등의 성인병에 좋다.

콩에는 비타민 B와 E를 비롯한 각종 비타민과 칼슘, 칼륨이 많이 들어 있어 체내 미네랄 균형 유지에 적합하다.

특히 콩은 항암 식품으로 꼽히는데 항암 성분으로는 아이소플라본(이소플라본), DDMP 사포닌 등이 있다.

아이소플라본은 유방암이나 대장암, 전립선암에도 효과가 있으며 갱년기 장애와 골다공증 예방에도 효과가 있다는 연구결과로 주목을 받고 있다. DDMP 사포닌은 콩의 배축에 다량 함유되어 있는 물질로 활성산

호를 제거하는 작용을 한다. 식이 섬유질도 풍부해 직장암, 결장암 외에 고혈압 예방에도 좋다.
체질의학에서는 태음인 체질에 잘 맞는 식품으로 분류된다.

③ 팥

적소두(赤小豆)라고도 한다. 성질은 평하고 맛은 달며 독이 없다. 한방에서는 수(水)를 내리고 종기의 고름을 배출시키며 갈증과 설사를 그치게 하고 소변을 잘 나오게 하는 식품으로 꼽는다. 따라서 신장염수종, 간경화 복수나 영양 불량성 수종, 습열 황달 등에 효과가 있다.
팥은 당질과 단백질이 주성분으로 비타민이 B1과 철이 들어 있다. 따라서 각기병에 효과가 있고, 물을 들이키는 소갈증을 다스리는 식품으로 널리 알려져 있다. 또한 칼륨이 풍부해 체액의 신성과 알칼리성을 조절하는 기능이 있어 고혈압 치료에 도움을 준다.
티아민이 많이 들어 있어 부종을 가라앉혀 주고 식욕부진과 피로, 기억력 감퇴에 효과가 있다. 또한 신경에 영향을 주는 비타민으로 신경쇠약과 불면증에 좋다. 비만과 사람이 먹으면 몸이 가벼워지는 역할을 하므로 적절한 체중 유지에 그만이다.
체질적으로는 소양인 체질에 잘 맞는다.

④ 참깨

흑호마(黑胡麻)라고도 한다. 성질이 평하고, 맛이 달다. 간과 신장에 좋다. 기력을 보하고, 뼈와 근육을 튼튼하게 만들어 자양강장과 노화방지에 효과가 있는 식품으로 꼽는다. 중국에서는 불로장생의 묘약으로까

지 불려졌다. 허리와 무릎의 통증을 사라지게 하고 변비와 부종을 없애
주기도 한다. 병 치레를 한 허약체질에 좋다.

참깨에 가장 풍부하게 들어 있는 리놀산은 동맥경화의 원인이 되는 콜
레스테롤을 없애주며 지방의 산화를 먹는 토코페롤은 다른 항산화물질
과 함께 인체의 노화를 막는 작용을 한다.

양질의 불포화 지방산은 우리 몸에서 인과 질소를 결합하면 레시틴이
라는 지방을 형성하는데 이 레시틴은 뇌의 인지질을 구성하는 주성분
으로 두뇌의 활성화에 기여한다. 참깨를 두뇌식품으로 부르는 이유다.

참깨에는 또한 필수 아미노산이 많아 성장기에 필요한 영양소나 병중
회복식에 그만이다. 풍부한 철분은 빈혈방지에 효과가 있으며 비타민
E는 건강한 피부를, 칼슘과 인은 골다공증을 막아주어 튼튼한 뼈를 만
드는 작용을 한다. 비타민 B군은 피로회복과 스트레스에 효과가 있다.

최근에는 암 예방에 효능이 있는 성분이 다량으로 함유되어 있음이 밝
혀졌다. 항암 성분으로는 세시미놀, 셀레늄, 안톤시아닌 등이 있다.

세서미놀은 강력한 항산화작용으로 암 발생을 억제하며 셀레늄은 항산
화 작용에 필요한 효소의 작용을 도와준다. 안톤시아닌은 인체의 면역
력을 증가시켜 암을 예방하는 작용을 한다. 이러한 참깨는 소양인 체질
에 좋다.

⑤ 율무

율무는 예로부터 몸을 보하고 기력을 북돋아 주어 피로 회복과 자양강장
에 효과가 있는 식품으로 알려져 왔다. 또한 기미나 주근깨, 사마귀, 여
드름을 없애주고 피부를 윤택하게 하는 미용식으로 애용되기도 했다.

한방에서는 폐위, 농혈(膿血), 해수(咳嗽)를 치료하고 풍습비(風濕痺)와 근육의 경련, 건습각기(建濕脚氣)를 다스리는 식품으로 이용되어 왔다. 무릎관절에 물이 차면서 오는 통증에 효과가 있다.

율무에는 고단백질이 많이 들어 있어 아이들의 성장을 돕는 작용을 한다. 또한 혈압을 떨어뜨려 고혈압을 치료해주고 혈당을 저하시켜 당뇨병에도 효과가 있다. 이뇨 작용이 뛰어나 부종과 신장염에 좋으며 소염 작용과 함께 농을 밖으로 배출하는 약리 효과도 있다.

비타민 B군이 풍부해 근육통, 신경통 등에 효능을 보인다. 특히 최근에는 코인제놀리드라는 항암물질 인자가 발견되어 암 예방 효과가 있는 것으로 알려져 있다.

이러한 율무는 태음인 체질에 효과가 있으며 변비가 있는 사람에게는 좋지 않다.

⑥ 옥수수

성질이 평하고 맛은 달다. 위의 대장경에 작용해 위와 신장을 보하는 기능이 뛰어나 담석증에 효과가 있다. 이뇨 작용이 강해 신장염으로 소변이 잘 안나 오는 경우 효능이 있으며 부기를 빼준다.

배아 부분에는 토코페놀, 올레산, 팔미틴 등 고급 불포화 지방산이 많이 들어 있어 혈중 콜레스테롤의 수치를 낮추어 주는 기능을 하기 때문에 고혈압 등 성인병을 예방해준다. 특히 토코페놀 성분은 불임 예방에 효과가 있다.

특히 옥수수에는 신경 조직의 구성에 필요한 레시틴과 글루탐산이 많이 들어 있어 두뇌의 기능을 보강해준다. 변비 개선에 좋은 섬유질도 풍부하다. 체질적으로는 소양인 식품으로 분류된다.

⑦ 수수

'출촉'이라고도 하며 곡물 중 줄기가 가장 길고 알맹이가 크다.
수수에는 철과 인 등 무기질이 많이 들어 있어 순환기질환에 효과가 있으며 식욕을 증진시키고 골격을 유지하며 성장시키는 데 좋다. 수수의 겉겨에는 비타민 B군이 많이 들어 있어 정제하지 않고 먹는 것이 좋다. 배유의 성질에 따라 찰수수와 메수수로 구분되는데 우리가 먹는 것은 찰수수이며 메수수는 주로 가축의 사료로 쓴다. 태음인 체질에 잘 맞는다.

⑧ 조

중국, 일본과 함께 우리 나라에 고대로부터 재배된 오곡의 하나로 곡류 중 가장 작은 크기로 누런 색, 흰색, 적갈색이 있다.
쌀과 비교해 단백질, 지방, 비타민, 칼슘, 철분이 많고 섬유질도 풍부하게 들어 있다. 오래 저장해도 맛이 변하지 않고 벌레도 잘 먹지 않는다. 조는 소화 흡수가 잘 되고 배변을 수월하게 하도록 한다. 또한 혈당을 조절하고 황달에 좋다. 소음인 체질에 특히 좋다.

(2) 생식하면 좋은 채소 11가지

채소는 곡류와 함께 인류에게 없어서 안 될 중요한 식품이다. 사람이 먹어서 탈이 없는 식물의 뿌리나 줄기, 잎, 꽃, 열매를 일컬어 채소라고 한다(채소 대신 야채라는 말을 쓰는 경우가 많은데 야채는 일본어 표현이다).

채소의 종류는 800여 종이 넘으며 전 세계에 걸쳐 자란다. 알칼리성 식품으로 수분이 많이 들어 있고, 연한 섬유질과 펙틴질을 함유하고 있어 부드러운 감촉을 가지며, 신체에 반드시 필요한 영양소를 공급한다.

칼슘, 철, 칼륨 따위의 무기질을 비롯해 각종 비타민류가 들어 있다. 다른 식품에서 부족한 영양분을 보충해주는 고마운 식품이다.

채소의 녹색 색깔은 엽록소 때문이지만 색소 성분에 따라 적황색, 황색 채소도 있다. 또한 채소에는 특별한 방향 성분이 있어 식욕을 북돋운다. 천연 색소나 방향 성분들은 체내에서 여러 가지 생리활성물질로 작용해 건강하게 도와준다.

채소는 수확 후 시간이 지남에 따라 영양소들이 감소하기 때문에 가급적 신선한 상태에서 섭취하는 것이 좋다.

① 케일

케일은 각종 영양분이 많이 들어 있으며 피부 미용과 함께 항암 작용, 해독 작용을 하는 평지과 식물이다. 특히 양배추, 브로콜리와 함께 항암물질의 보고로 알려져 있다.

항암 작용을 하는 성분으로는 β-카로틴, 루테인, 비타민 A B C, 클로로필 등이 있다. 이들 성분들은 주로 산화를 방지하는 작용을 한다.

케일의 영양소는 다른 식품에 비해 월등히 뛰어나다. 칼슘은 우유의 2배 이상이 들어 있어 뼈를 튼튼하게 하며 비타민 A는 사과의 1,000배가 들어 있어 항암 작용과 신진대사에 좋고, 인체의 면역력을 강하게 한다. 또한 기억력을 높여주고 피로를 빠르게 풀어준다.

비타민 C는 사과의 25배가 들어 있어 피부를 깨끗하게 하고, 암 발생과 독성 물질을 억제하는 작용을 한다. 특히 상처가 생겼을 때 새로운 세포 조직을 빠르게 재생시켜 주어 염증 치료에 효과가 좋다.

엽록소도 풍부해 우리 몸 안에 신선한 산소를 공급해 유해 성분의 활동을 막는 해독기능을 한다. 모세혈관을 강화하는 플라보노이드 성분은 혈관벽을 강하게 하고 말초 순환을 개선시켜 피를 잘 돌게 한다. 피를 깨끗이 하는 정혈 작용과 함께 조혈작용도 탁월하다. 철분이 소간의 절반 정도로 들어 있어 빈혈의 주원인인 철분 결핍을 훌륭히 보충해준다. 고혈압과 비만 따위의 성인병 치료에 그만이다.

성질이 따뜻하여 소음인 체질에 잘 맞는다.

② 당근

성질은 평하고 맛은 달다. 폐경(肺經), 비경(脾經)에 작용해 중초를 보하고 기를 원활하게 운행시키며 소화불량과 식욕저하에 효과적인 식품으로 꼽고 있다.

당근에는 비타민 A가 풍부하게 들어 있어 여드름 치료 등 피부 미용에 좋다. 또한 점막의 저항력을 높여주어 눈의 피로를 비롯해 천식과 위궤양을 예방해준다. 보온 작용도 있어 혈액순환을 도와주고 냉증, 동상칠에 효과적이다.

비타민 A와 철분은 조혈작용을 도와 빈혈이나 피로 회복에 조다. 그리고 칼륨 성분은 신경 흥분이나 불안감을 없애준다.

특히 항암 작용이 뛰어난 식품이다. 항암 성분으로 β-카로틴, 터핀, 스테롤 등이 들어 있다.

β-카로틴은 활성산호에 의한 세포의 손상을 방지하고, 독특한 향과 쓴 맛을 내는 터핀은 발암 물질을 해독하거나 발암 유전자의 작용을 억제한다. 또한 스테롤은 암 발생을 억제하는 작용을 한다. β-카로틴이 많이 들어있는 부분은 껍질이기 때문에 가급적 깍지 않고 먹는 게 좋다. 이 성분은 기름에 잘 녹기 때문에 기름에 조리할 경우 효율적으로 섭취할 수 있다.

당근은 당나라에서 들어왔다 해서 붙여진 이름으로 호나복, 홍당무라고도 부른다. 당근의 오렌지 색은 카로틴 성분 때문인데, 색이 짙을수록 많응 양의 카로틴이 들어 있다.

그러나 성질이 따뜻해 몸에 열이 있는 사람은 피한다. 태음인, 소양인 체질에 좋다.

③ 솔잎

예로부터 신선들이 즐겨 먹는 식품으로 알려져 있을 만큼 솔잎의 효능은 높다. 〈본초강목〉에는 솔잎을 먹으면 종양이 없어지고 모발이 돋아나며 오장을 편안하게 해 오래 복용하면 불로장수한다고 기록되어 있다.

솔잎에는 비타민 A와 C, 단백질, 인과 철분이 많이 들어 있으며 특히 당질이 다량으로 함유되어 있다. 비타민 C는 각종 공해물질을 걸러주는 해독작용이 탁월하여 노폐물의 배설 기능을 강화시키고 몸에서 나는 악취를 없애준다. 또한 피를 맑게 하는 정혈 작용이 뛰어나 동맥경화증이나 고혈압, 심장병 환자에게 좋다. 구내염 치료에도 도움을 준다.

솔잎에 들어 있는 테레핀이라는 성분은 콜레스테롤의 수치를 낮추고 말초 신경을 확장시키며 호르몬 분비를 높여주기 때문에 신경쇠약이나 불면증이 있는 사람에게 효과가 있다. 또한 식욕을 증강시키는 고미 건위물질이 들어 있어 입맛을 북돋아준다.

여성의 미용과 냉 대하증에 효능이 있다는 것이 알려지면서 미용식, 건강식으로 널리 이용되고 있다.

등산을 하다보면 나이든 분들이 솔잎을 씹는 모습을 종종 볼 수 있는데 산소와 미네랄이 풍부한 솔잎이 피로를 빨리 회복시켜 주기 때문이다. 주로 깨끗한 솔잎을 따서 잘게 썰고 갈아서 가루로 만들어 먹는다.

태음인 체질에 특히 좋다.

④ 호박

성질은 차고 맛은 달며 담담하다. 주로 대장경, 소장경, 폐경, 방광경에 작용한다. 열을 내리고 해독하며 이뇨작용과 함께 가래를 삭히는 효능이 있다. 따라서 만성위염, 신장염, 당뇨병, 소변이 제대로 안 나오고 더위를 먹은 증상에 적용한다. 산후 부기를 빼는 데 많이 사용한다. 예로부터 호박으로 엿을 만들어 먹으면 천식 치료에 이용했다는 기록이 있다.

호박에는 당질과 단백질, 지방이 주성분으로 비타민과 미네랄, 식이섬유 등 부족하기 쉬운 영양소가 골고루 들어 있을 뿐만 아니라 β-카로틴, 비타민 C · E 등 항암 성분이 들어 있어 발암 원인인 활성 산소를 해독시켜 주고 암의 진행을 억제하는 작용과 함께 성인병 예방과 노화 방지 작용을 한다.

또한 호박에는 조혈 기능이 있는 시아노코발라민이라는 성분이 많이 들어 있어 병약한 사람이나 산후 조리하는 산모, 빈혈 환자에게 좋다.

신장 기능과 전립선 기능을 강화시켜주는 작용을 한다.
호박씨에는 두뇌 활성화를 좋게 하는 레시틴과 필수아미노산이 풍부하게 들어 있으며 폐열을 가라앉히고 종양을 치료하는 효과가 있다. 또한 구충작용과 약물 중독 치료제로도 이용된다. 호박껍질은 당뇨병에 좋고, 속살은 급성 신장염으로 인한 부종에 효과가 있다. 특히 나트륨 함량이 낮고 지방이 없어 다이어트 식품으로 적당하다.
소양인에 체질에 좋다.

⑤ 쑥

논둑, 밭둑, 양지바른 시골 길가에서 자란다. 옛날에 보릿고개라 해서 식량이 떨어지면 봄철에 쑥밥이나 죽으로 쑤어 주린 배를 채워준 고마운 나물이면서 약효를 지닌 식물로 꼽혔다. 성질은 덥고 맛은 맵고 쓰다. 주로 간경과 비경, 신경에 작용한다. 〈본초강목〉에 의하면 쑥은 속을 덥게 하고 냉에 좋으며 습을 없애는 데 효과가 있다. 따라서 부인병에 효능이 있어 몸이 차면서 오는 냉증과 월경불순, 자궁출혈에 좋다.
또한 태아를 편하게 하여 복통과 이질을 다스린다.
쑥에는 단백질, 무기질, 탄수화물과 비타민이 골고루 들어 있어 인체의 면역을 강화시켜준다. 환절기 감기 예방과 치료에 효과가 있다. 풍부한 칼슘과 철 성분은 위장을 튼튼하게 해주며 변비와 신경통, 냉증, 천식 치료에 좋다.
또한 살균 효과가 있어 황색포도상구균과 용혈성 연쇄상구균, 대장균의 번식을 억제하는 기능을 한다.
피를 멎게 하는 지혈 효과가 뛰어나 코피가 날 때 쑥 잎을 뜯어서 코를 막는 민간 요법이 널리 알려져 있다 몸에 열이 많거나, 가슴과 머리에 열이 있는 사람에게는 좋지 않다. 소음인 체질에 잘 맞는다.

⑥신선초(명일엽)

천사가 준 유용한 선물이라는 뜻의 '엔젤리카 유틸리스(Angelica utilis)'라는 혁명을 가지고 있는 데서 볼 수 있듯이 각종 영양분이 풍부한 식물이다. 비타민 B군과 비타민 C를 비롯해 칼륨, 칼슘, 철분, 인 등 모두 17가지의 아미노산이 함유되어 있다.

신선초는 기억력을 증강시켜주며 성장 호르몬을 생성하는 데 작용을 하기 때문에 어린이와 청소년들의 키가 자라는 데 도움을 준다.

특히 신선초는 암 예방과 치료에 효과가 있어 각광을 받고 있다. 항암 성분인 칼콘, 쿠마린, 클로로필, 식이섬유, β-카로틴, 비타민 B2, C가 함유돼 있다. 이 중에서 칼콘은 피부암에, 쿠마린은 폐암 발생을 억제하는 작용을 한다. 풍부한 비타민 C와 토코페롤은 체내 활성 산소가 증가 할 때 세포막의 파괴를 막고 세포가 정상적인 상태가 되도록 함으로써 각종 성인병을 예방한다. 또한 유기 게르마늄은 정혈 작용이 뛰어나 암을 예방해준다. 칼슘은 세포의 면역 기능을 강화시켜 환자들의 수명을 연장시켜 준다.

우리 몸에 산소를 풍부하게 공급해줌으로써 신체 대사를 활발하게 하고 체액을 약알칼리성으로 유지해 산소 부족으로 오는 두통, 뇌기능 장애, 빈혈, 고혈압, 신경통 등 각종 성인병에 효과가 있다. 자양 강장 효과도 뛰어난 식품이다.

명일엽이란 이름이 오늘 순을 따면 내일 다시 순이 나올 정도로 생명력이 강하다 해서 붙여졌다. 아열대 지방에서 자생하는 미나리과의 다년생 초본 식물이다.
소음인 체질에 잘 맞는다.

⑦ 무

무는 배추와 함께 우리 나라 사람들이 즐겨 먹는 채소이다. 한방에서는 폐경과 위경에 작용해 음식을 소화하고 위장을 튼튼하게 하며 가래를 삭히고 열을 가라앉히는 식품으로 꼽는다. 또한 기를 통하게 하고 기침을 멎게 하며 헛배가 부르고 조열이 나며 소갈증, 토혈 등에 효과가 있다고 보고 있다.

무는 오래 저장할 수 있으며 비타민 C가 풍부하다. 비타민 C는 육질보다 껍질에 더 많이 들어 있기 때문에 껍질째 먹는 것이 좋다. 여기에 소화 효소인 디아스타제가 많이 함유되어 있어 음식물 소화를 도와준다. 또한 숙취로 인해 약해진 간장과 위장을 강화시켜주고 입맛을 돋우는 기능을 한다. 디아스타제는 우리 침 속에 들어 있는 전분 분해 효소다. 특히 무에는 다량의 항암 성분이 들어 있다. 유황 화합물, 인돌, 글루코시노레이트, β-카로틴, 비타민 C가 그것이다. 그 가운데 무의 매운 맛을 내는 아이소타이오사이안산염이라는 성분은 유황 화합물로 발암물질을 억제하는 작용을 한다. 식도, 폐, 간, 대장암 예방에 효과가 있다 인돌은 체내에 들어온 발암 물질의 독성을 없애는 효능이 있다. 보통 무 뿌리만 먹고 잎은 버리는 경향이 있는데 잎에는 영양소가 많이 들어 있을 뿐만 아니라 발암 성분도 들어 있다. 곰팡이의 일종인 발암 물질 아플라톡신을 해독하는 글루코시노레이트 성분이 다량 함유되어 있으며 β-카로틴, 비타민 C도 듬뿍 들어 있어 항 산화작용을 한다.
무의 잎사귀를 말린 무청은 리신 등의 필수 아미노산이 들어있고 단백질, 카로틴이 많아 몸의 면역 기능을 높여 주어 감기에 효과가 있다. 무청의 섬유질은 장을 청소해준다. 겨울철 특미 반찬인 무말랭이는 몸을 따뜻하게 해주며 미네랄과 칼슘, 철을 많이 함유하고 있다.
태음인 체질에 잘 맞는다.

⑧ 매실

매화나무의 열매로 성질은 따뜻하고 맛은 시큼하다. 한방에서는 간경화 비경, 폐경, 대장경에 이로운 식품으로 보고 있다. 열을 내리고 답답증을 없애주며 진액을 생성하고 갈증을 멎게 하는 효능이 있다. 폐를 다스려 기침을 그치고 장을 다스려 설사를 멎게 하는 데 효과적이다. 중국이 원산지인 매실은 3천년 전 〈신농본초경〉에 약효가 기록되어 있을 만큼 예로부터 유용한 식품으로 알려져 왔다.

매실은 구연산과 피크르산을 비롯한 각종 유기산이 풍부하여 식욕을 돋게 하고 소화를 원활하게 하는 효과가 있어 만성 위염에 좋다. 특히 구연산은 혈액을 약알칼리성으로 유지시키며 체내에 축적되어 피로를 불러 일으키는 젖산을 배출시키는 작용을 한다. 또한 회춘 호르몬인 파로틴의 대사를 활발하게 해주어 노화방지에 좋다.

피크르산은 간 기능을 강화시키는 작용을 한다. 간의 알코올 분해 기능을 높여주기 때문에 숙취에 효과가 있다.

풍부하게 들어 있는 카테킨은 장의 활동을 활발하게 도와주기 때문에 변비를 없애는 역할을 한다. 그결과 여드름 치료에 좋고, 피부가 깨끗하게 된다.
또한 칼슘과 미네랄이 풍부해 뼈를 튼튼하게 해주어 갱년기 장애와 골다공증 예방에 좋다.
매실은 스트레스 해소에 효과가 있어 스트레스로 인한 위궤양 치료에 효능이 있다 무엇보다도 항암 효과를 배놓을 수 없다. 백혈구의 식균작용을 도와주어 정상세포의 면역을 증강시켜 암세포에 대항하게 한다.
매실음료로도 각광을 받고 있는 매실은 태음인 체질에 좋다.

⑨ 유자

감귤류인 유자나무는 여름에 흰 꽃이 피고 11~2월에 둥글고 노란 열매가 익는다. 과실은 한약재와 차로써 인기가 있다. 성질은 평하고 맛은 시큼하며 주로 폐경과 비경에 작용, 기를 다스리고 가래를 삭혀주는 효능이 있다. 따라서 비장을 튼튼하게 하고 위를 활성화시키며 열을 가라앉히고 진액을 생성한다. 특히 열병으로 갈증이 나고 가래가 많을 때, 그리고 변비에 효과가 있다.
유자에는 당분이 많고 비타민 B,C가 풍부하다. 비타민 C는 레몬보다 3배 이상이 많다. 주성분으로 헤스페리딘과 구연산, 사과산, 호박산이 많은데 헤스페리딘은 비타민 C와 함께 존재할 때 모세 혈관의 저항력을 강화하여 혈관이 파열되어 생기는 뇌출혈과 피하출혈을 방지한다. 유자의 껍질과 과육에 많이 들어 있다. 구연산은 피로를 풀어주며 숙취에 효과적이다.
유자의 독특한 향내를 내주는 피넨야시트랄 성분은 피부를 자극해 혈액순환을 원활하게 한다. 또한 유자는 소화기능을 도와주고 감기와 오한, 발열, 해소에 효과가 있다.
태음인 체질에 좋은 과일로 분류된다.

⑩ 미나리

수근(水芹)이라고도 하며 돌미나리, 야생미나리, 참미나리, 재배미나리 등 여러 종류가 나온다. 겨울에도 논이나 개천에서 잘 자란다.
성질은 차고 맛은 달고 쓰다. 주로 위경과 간경, 폐경에 이롭다. 심신을 보하고 정기를 더해주며 간의 열을 내려주어 급만성 간염, 황달에 효과가 있고 술독을 풀어주는 데 그만이다. 또한 고혈압, 두통, 현기증, 월경불순, 적백대하증에도 효능이 있다. 이뇨작용이 있어 소변이 시원하게 나오지 않을 때 좋다.
또한 미나리는 식욕을 돋우고 소화액의 분비를 촉진하며 장의 운동을 활발하게 한다.
미나리가 간 기능 활동을 도와주고 독성물질로부터 간을 보호하는 효능을 갖고 있는 것은 풍부하게 들어 있는 엽록소 때문이다. 이 성분은 조혈 작용과 함께 정혈 작용을 함으로써 특히 만성 간염 환자에게 효능이 있다. 또한 혈중 콜레스테롤의 수치를 떨어뜨려 동맥경화증과 고혈압, 심근경색 예방에 효과가 있다.
조선 시대에 궁중에 진상하는 품목으로 귀하게 여겨졌던 미나리는 소음인 체질에 잘 맞는다.

⑪ 냉이

냉이는 우리에게 친숙한 식품이다. 냉이 나물, 냉잇국, 냉이를 넣은 밥과국수를 만들어 먹었다.

냉이는 제채(薺菜)라고도 하는데 성질은 평하고 맛은 달다. 심경, 폐경, 간경에 작용한다.

열을 내리고 해독하며 수(水)를 돕고 지혈과 이질을 멎게 한다. 혈압을 내리고 자궁평활근의 수축작용을 도와준다.

소화기가 약하고 밥맛이 없고, 몸이 허약한 사람에 좋으며 숙취에도 그만이다. 뿌리는 눈의 동통을 다스리며 잎과 줄기는 이질, 설사에 볶아서 먹으면 좋다.

냉이는 단백질을 비롯해 칼슘과 인, 철분이 많이 들어 있어 간과 신장의 기능을 강화시키고 고혈압, 동맥경화같은 순환기 질환과 출혈성 질환에 효과가 있다. 특히 고혈압에 좋아 냉이를 장기간 섭취하면 혈압이 강화되고 이질이나 복통을 가라앉히는 데 도움이 된다.

(3) 생식하면 좋은 버섯류 2가지

지구상에 자생하는 버섯의 종류는 1만여 종이며 그 가운데 식용 버섯은 100여 종에 이른다. 버섯은 기후가 온후하고 비가 많은 지역에서 잘 자라는데 우리 나라도 버섯의 생육 조건에 적합한 곳이다.

버섯은 영양기관인 균사체와 번식기관인 포자를 지닌 자실체로 구성되어 있다. 주로 균사체에서 자실체가 발육하는데 그 속에서 포자가 형성된다.

버섯은 탁월한 항암식품으로 꼽힌다. 버섯에 들어 있는 성분들은 인체의 면역력을 향상시켜 암 발생을 억제한다.

버섯에는 탄수화물과 지방의 대사를 돕는 비타민 B군도 많이 들어있다. 당질과 지방질이 적고 칼로리가 아주 낮아 비만 치료에 좋다.
버섯의 독특한 맛을 내는 구아닐산이라는 성분은 혈중 콜레스테롤 수치를 떨어뜨리고 고혈압과 심장병을 막아준다. 또한 위와 장의 활동을 도와준다.

① 영지버섯

영지버섯은 예로부터 온갖 병에 잘 듣는 선약으로 불릴 정도로 효능이 다양하다. 신초(神草) 또는 불사초라고 일컬었다.
성질은 평하고 맛은 달며 위경과 비경, 간경에 작용한다. 위장을 유익하게 하고 양혈(養血)하고 화혈(和血)하는 효능이 있어 치매, 심장병, 어혈과 혈전 치료에 좋다. 또한 인체의 면역력을 높여주어 항암 작용을 비롯해 각종 성인병 예방과 치료에 효과가 있다.
우선 어혈과 혈전을 없애주는 탁월한 기능을 꼽을 수 있다. 어혈은 혈액순환이 원활하지 않고 막혀버리는 것을 말하고 혈전이란 혈관에 이물질이 쌓여 혈액순환을 멈추게 하는 것이다. 갑자기 머리카락이 수북하게 빠지고 새치가 생기거나 기미가 많이 나기 시작할 때, 눈이 자주 충혈 되고 피부가 검어지거나 쉽게 멍이 들 때, 자주 변비에 걸리거나 치질을 앓게 될 때, 몸살이 자주 나거나 어깨와 허리가 자주 아플 때, 호흡기 질환이 없는 데도 헛기침을 자주 할 때, 심장 부근이 가끔 찌르는 듯이 아프고, 귓불이나 살을 만졌을 때 유난히 통증을 느꼈을 때 어혈과 혈전 증세일 가능성이 높다.
또한 영지버섯은 혈압을 정상으로 조절하는 작용이 있어 고혈압과 저혈압에 효과가 있다.

영지버섯의 항암효과는 베타 글루칸이라는 단백다당체의 효능 때문이다. 또 영지버섯에는 게르마늄 성분이 들어 있어 신선한 산소 공급과 함께 체내의 산성화를 방지해준다. 태음인 체질에 좋다.

② **표고버섯**

표고버섯은 600년 전 중국의 오단이라는 한의사가 그 약효를 탁월함에 대해 설명할 만큼 훌륭한 약재로 사용되었던 식품이다.

성질은 평하고 맛은 달며 위경과 비경, 간경에 작요한다. 기를 보하고 위장을 이롭게 하며 가래를 삭히고 해독하는 효능이 있다.

표고버섯은 몸 안에 섭취되면 인터페론이라는 물질을 만들어 냄으로써 암을 치료하고 바이러스를 낮게 하는 효능이 있다. 표고버섯의 항암 성분으로 렌티난을 빼놓을 수 없다. 다당류 성분인 렌티난은 인체의 면역 기능을 높여주어 암을 비롯한 각종 질환을 치료하는 효과가 있다.

또한 표고버섯에는 혈지(血指) 수치를 내리게 하는 작용이 있어 동맥경화, 고지혈, 고혈압과 당뇨병 환자에게 좋다. 또한 바이러스에 대한 면역력을 강하게 해 만성 간염과 바이러스 질환 치료에 효과가 있다.

햇볕에 건조시킨 표고버섯은 비타민 D가 많아 예로부터 등이 굽는 곱사병(구루병) 예방약으로 썼으며 칼륨과 인을 체내에 흡수시키는 역할을 함으로써 뼈의 발육을 돕고 골다공증에 효과가 있다.

일본과 중국이 원산지로 봄에서 가을에 걸쳐 참나무와 밤나무에서 자라는 표고버섯은 태음인 체질에 좋다.

(4) 생식하면 좋은 해조류 3가지

우리나라는 삼면이 바다로 둘러싸여 해조류의 종류가 많지만 먹을 수 있는 것은 60여종이다. 색깔에 따라 녹조류, 갈조류, 홍조류로 분류한다.
해조류는 당질이 절반을 차지하며 주요 성분은 만니트, 알긴산, 글루탐산 등이다. 다시마 표현의 흰 가루는 만니트이고, 끈적끈적한 점성 성분은 알긴산, 다시마 맛의 주 성분으로 식이섬유가 많은 것이 글루탐산이다.
해조류에는 요오드가 많이 들어 있어 갑상선 질환 예방에 좋고, 모발과 피부를 윤기나게 해준다. 또한 칼륨과 칼슘, 철분 등 각종 미네랄이 풍부한 알칼리성 식품이다. 그리고 세균을 죽이고 암을 억제하며 궤양을 다스리고 혈중 콜레스테롤과 혈압을 낮추는 작용을 한다. 특히 다시마, 미역과 같은 갈조류는 대표적인 항암 식품으로 꼽힌다. 이들 식품에는 β-카로틴, U-푸코이단, 비타민 C와 E, 식이섬유 등 항암 성분이 풍부하게 들어 있다. 이 가운데 U-푸코이단 성분은 암세포를 박멸시키는 작용을 하는 것으로 밝혀졌다.

① 미역

미역은 산모들이 출산 후 반드시 먹는 식품으로 많이 알려져 있다.
성질은 차고 맛은 짜다. 주로 신경과 방광경에 작용, 딱딱한 몽우리를 부드럽게 하고 수를 도와주고 열을 내리는 효능이 있다. 혈압을 내리고 기침과 천식을 가라앉히며 종기나 부스럼 치료에 효과가 있다.
미역은 항암 식품으로도 주목을 받고 있다. 미역에 들어 있는 여러 가지 항암 성분은 암세포를 죽이고 발암 물질을 흡수하는 작용을 한다.

또한 미역에는 갑상선 호르몬의 주성분인 요오드가 많아 혈관과 심장의 기능을 좋게 하고 성인병을 예방한다. 점성 물질인 알긴산은 비만을 예방하고 혈액 중의 중성 지질과 콜레스테롤을 억제하며 나트륨을 배설, 고혈압 예방에 효과가 있다 농약이나 중금속, 발암물질을 몸 밖으로 배설하는 효능도 있다.

최근에는 미역이 백혈병을 예방하고 지혈작용이 있다는 연구 결과가 발표되기도 했다. 그러나 손발이 차거나 소화기능이 약한 사람은 피한다. 태음인 체질에 좋다.

② 김

요즘에는 김이 흔하지만 예전에는 명절이나 잔치 때나 맛 볼 수 있는 귀한 식품이었다.

성질은 차고 맛은 짜다. 주로 신경과 방광경에 작용한다. 열을 내리며 수(水)를 유익하게 하고 가래를 삭히면서 딱딱한 몽우리를 흐트러뜨리고 부드럽게 한다. 갑상선종과 목 임파 결핵, 각기병에 효과가 있다.

김에는 단백질과 비타민, 무기질이 많이 들어 있다. 아미노산이 골고루 있어 어린이 성장에 도움을 준다.

궤양 억제 효과가 있는 김은 대장균, 포도상구균 등 인체에 질병을 일으키는 병원균에 대한 항균 작용을 한다. 또한 타우린이 풍부해 간기능 치료에 효능이 있다.

김에서 추출한 물질은 혈중 콜레스테롤의 함량을 저하시키기 때문에 심혈관 질병에 응용된다. 또한 요오드 함량이 많기 때문에 요오드 결핍으로 빚어진 갑상선 질환에 보조 치료 식품으로 사용된다.

태음인 체질에 좋다.

③ 다시마

다시마는 미역, 김과 함께 우리에게 친숙한 해조류다. 성질은 차고 맛은 달다. 주로 신경과 방광경에 작용한다. 열을 내리고 수를 유익하게 한다. 동맥경화, 고혈압, 심장병 등의 성인병 예방에 효과가 있고 비만증 예방과 변비 치료에도 좋다.

최근 다시마는 영양분이 풍부한 건강 식품이면서 항암 식품으로도 각광을 받고 있다. 다시마에 풍부하게 들어있는 항암 성분들은 암 세포를 없애며 암 발생 물질을 흡수, 몸 밖으로 배설하는 작용을 한다.

다시마는 요오드, 칼륨, 칼슘 등의 무기염류를 다량 함유하고 있어 신진대사를 활발히 하고 세포기능을 활성화시킨다. 따라서 골다공증을 예방하고 갱년기 증세를 완화시키는 데 효과가 있다. 다시마의 칼슘은 신경안정 작용과 불면증 치료에 좋다.

다시마에는 독특한 맛을 내는 성분의 하나인 글루타민산소다가 많이 들어 있어 국물맛을 내는 데 이용된다.

성질이 차므로 설사하거나 소화기가 약한 사람은 피한다. 태음인 체질에 좋다.

명현반응이란 무엇인가

담배를 피우는 사람이 금연을 하게 되면 금단 현상에 시달린다. 마음이 불안하고 초조해지면서 이유없이 안절부절 못하게 된다. 머리가 무겁고, 심하면 두통을 앓는 경우도 있다. 담배를 끊으면서 발생하는 일시적인 현상이다.

확식을 끊고 생식을 하면 금단 현상가 비슷한 명현반응이 나타날 수 있다. 명현(瞑眩)이란 한의학적 용어로 환자나 허약한 체질의 사람이 한약을 복용할 때 일시적으로 통증과 발열, 발한, 설사, 발진 같은 나쁜 증상이 나타나는 것을 말한다. 즉 오염된 신체가 깨끗한 신체로 변하는 과정에서 올 수 있는 증상이다.

금단 현상이 흡연으로 인해 나빠진 건강이 다시 회복되는 과정에서 발생한 것과 마찬가지로 명현반응 역시 병이 고쳐지고 있다는 징표이다. 그러나 생식이 몸에 맞지 않아 나타나는 증세와 구별해야 한다. 몸이 찬 사람이 생식을 잘못하면 설사를 하거나 소화가 안 되거나 손발이나 복부가 차갑게 되는 경우가 있다.

명현반응의 증상과 체질 진단법
– 발진과 가려움증이 나타날 때

몸에 열이 많거나 몸의 면역 기능이 약한 경우에 가려움증이 많이 생긴다. 몸에 열이 많은 사람이 열이 많은 생식인 소음인 생식을 할 경우 열이 더 날 수 있다. 이런 사람은 찬 성질의 소양인 생식이나 태음인 생식을 하면 된다.

만일 소음인에게 이같은 증상이 나타난다면 하루이틀 열이 났다가 가라앉으면서 몸이 가벼워진다.

– 얼굴이나 다리가 부을 경우

신장과 심장 기능이 약한 경우에 나타날 수 있다. 자신의 체질에 맞는 생식을 하면 부기가 없어진다. 그러나 부기가 없어지지 않는다면 체질 진단을 다시 해야 한다. 체질에 안 맞으면 다시 나타날 수 있다. 생식을 하다보면 얼굴이나 다리가 붓는 사람이 있다. 이런 사람은 심장이나 신장이 약한 경우다.

- 설사나 변비 증상이 나타날 때

몸이 찬 사람이 찬 성질의 생식을 할 경우 대부분 설사를 하게 된다. 소음인의 경우 변비가 나타날 수 있다 몸에 열이 많아서 오는 변비에 열이 많은 생식으로 하게 되면 변비가 더 심해질 수 있다. 소양인의 경우에는 설사를 하는 수도 있다.

- 속이 더부룩하고 쓰릴 경우

위장에 궤양과 염증이 있거나 위가 약하고 신경 쓸 일이 많을 때 나타날 수 있다. 또 자신의 체질에 맞지 않아도 이 같은 증상이 나타날 수 있다. 자신의 체질에 맞는 데도 그렇다면 조금씩 먹으면 서서히 좋아진다.

- 졸리거나 무기력증이 나타날 때

몸이 약한 경우에 자신의 체질에 맞는 생식을 하면 2~3일 정도 졸리거나 나른해질 수 있다. 그러나 이 기간이 지나면 점점 좋아지므로 걱정하지 않아도 된다. 그러나 계속 이 같은 반응이 나타난다면 생식이 자신의 체질에 맞지 않을 수 있으니 체질 진단을 다시 해야 한다.

13. 집에서 생식을 만드는 법

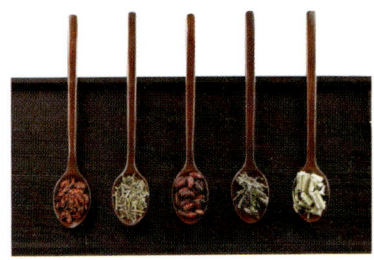

생식에 대한 관심이 높아지면서 많은 생식 제품이 선보이고 있다. 전문가들이 만든 생식 제품은 효과도 좋고, 복용하기도 편리한 이점이 있다. 그런데 직접 생식을 만들고 싶은 분들도 있을 것이다. 이런 분들을 위해 집에서 생식 만드는 법을 소개한다. 생식을 만들려면 먼저 제대로 된 생식 재료를 구해야 한다.

(1) 유기농산물 재료를 구한다.

유기농법은 농약과 화학 비료를 사용하지 않고 짓는 무공해 농사법이다. 자연 퇴비로 토질을 건강하게 만들어 잡초나 해충이 번식하지 못하게 하거나 오리를 풀어 잡초를 뜯어먹거나 해충을 잡아먹게 하는 방법으로 농사를 짓는다. 이런 유기농법으로 지은 농산물은 오염이 없고, 자연 그대로의 영양소를 가지고 있다. 사람이 안심하고 먹을 수 있는 가장 좋은 음식 재료인 셈이다. 유기농으로 지은 곡류나 채소류, 과일류를 준비한다. 가급적 어육류는 배제한다.

여기서 알아야 할 것이 유기농산물의 개념이다. 흔히 유기농법으로 지은 농산물이라고 해서 유기농산물이라고 뭉뚱그려 부르지만 엄밀히 말하면 친환경농산물로 불러야 맞다. 친환경농산물로는 유기농산물, 전환기 유기농산물, 무농약 농산물, 저농약 농산물이 있다. 정부에서는 이들 농산물을 자연친화적인 식품으로 분류, 재배를 적극 권장하고 있다.

유기농산물은 3년 이상 농약과 화학비료를 사용하지 않고 재배한 농산물이고 전환기유기농산물은 1년 이상 농약과 화학비료를 사용하지 않고 재배한 농산물을 말한다. 무농약 농산물은 화학비료를 사용하지만 농약을 사용하지 않고 재배한 농산물, 저농약 농산물은 2분의 1 이하로 사용하여 재배한 농산물이다.

무농약 농산물이나 저농약 농산물은 과수원 등에서 농산물 재배 초기에 불가피하게 사용하는 최소한의 화학비료와 농약으로 인체에 영향을 주지 않는다고 한다.

유기능 재료를 구하기 어려운 여건이면 일반 재료를 흐르는 물에 깨끗이 씻은 다음 식초와 소금을 탄 물에 5~10분 정도 담갔다가 헹구어 사용한다.

(2) 통곡식, 전체 식품을 준비한다

곡식은 도정하지 않은 통곡식을 준비한다. 채소는 잎이나 뿌리, 줄기 등 모든 부위가 다 있는 것을 마련한다. 이럴 전체 식품이라 한다. 전체 식품이란 식품이 가지고 있는 모든 부분을 다 먹는다는 것을 뜻한다.

각 부위마다 영양소가 다르기 때문에 그 영양소를 골고루 섭취하기 위해서다. 곡류나 과일의 껍질에는 섬유질이 풍부해 피를 맑게 하고 노폐물과 독소물질을 배출하는 기능을 한다.

(3) 신선한 재료를 구한다

생식 재료는 신선하게 보존된, 가급적 제철에 나온 것을 준비해야 한다. 식품은 수확한 뒤 시간이 지남에 따라 원래 가지고 있던 비타민이나 미네랄 등 각종 영양소가 감소된다. 예를 들어 당근에 풍부하게 들어 있는 카로틴은 산소나 광선에 쉽게 산화되어 비타민이나 미네랄로서의 기능을 상실한다. 가장 좋은 생식 재료는 제철에 수확한 것으로 보관 기간이 짧을수록 신선도가 높다.

(4) 이렇게 만든다

곡류는 현미를 비롯해 5종류 이상, 채소 역시 5종류 이상에 버섯류, 해조류를 가지고 생식을 만든다.

곡류는 깨끗이 씻어 바람이 잘 통하는 그늘에서 돗자리나 보자기 위에 말린다. 이들 재료가 잘 건조가 되었다고 판단되면 가정용 분쇄기나 방앗간을 이용해 가루로 만든다.

이 가루를 생수(200ml)에 약 30~40g정도 타서 잘 흔들어 마신다. 생수가 가장 좋지만 기호에 따라 두유나 요구르트에 타서 먹어도 된다. 이때 깨끗이 씻어놓은 채소류를 비롯한 버섯류와 해조류도 함께 먹는다. 그냥 먹기가 불편하면 된장이나 소스를 찍어 먹는다. 그것도 불편하면 즙을 내서 마신다. 채소의 비율은 녹황색 채소 약 200g, 나머지는 합해서 200~300g 비율이 좋다.

하루 세끼가 바람직스럽지만 여건이 어려우면 하루 한끼 정도 해도 생식 효과가 있다. 위장 기능에 문제가 있을 경우 처음에는 조금씩 먹어가며 더 늘려가는 것이 좋다.

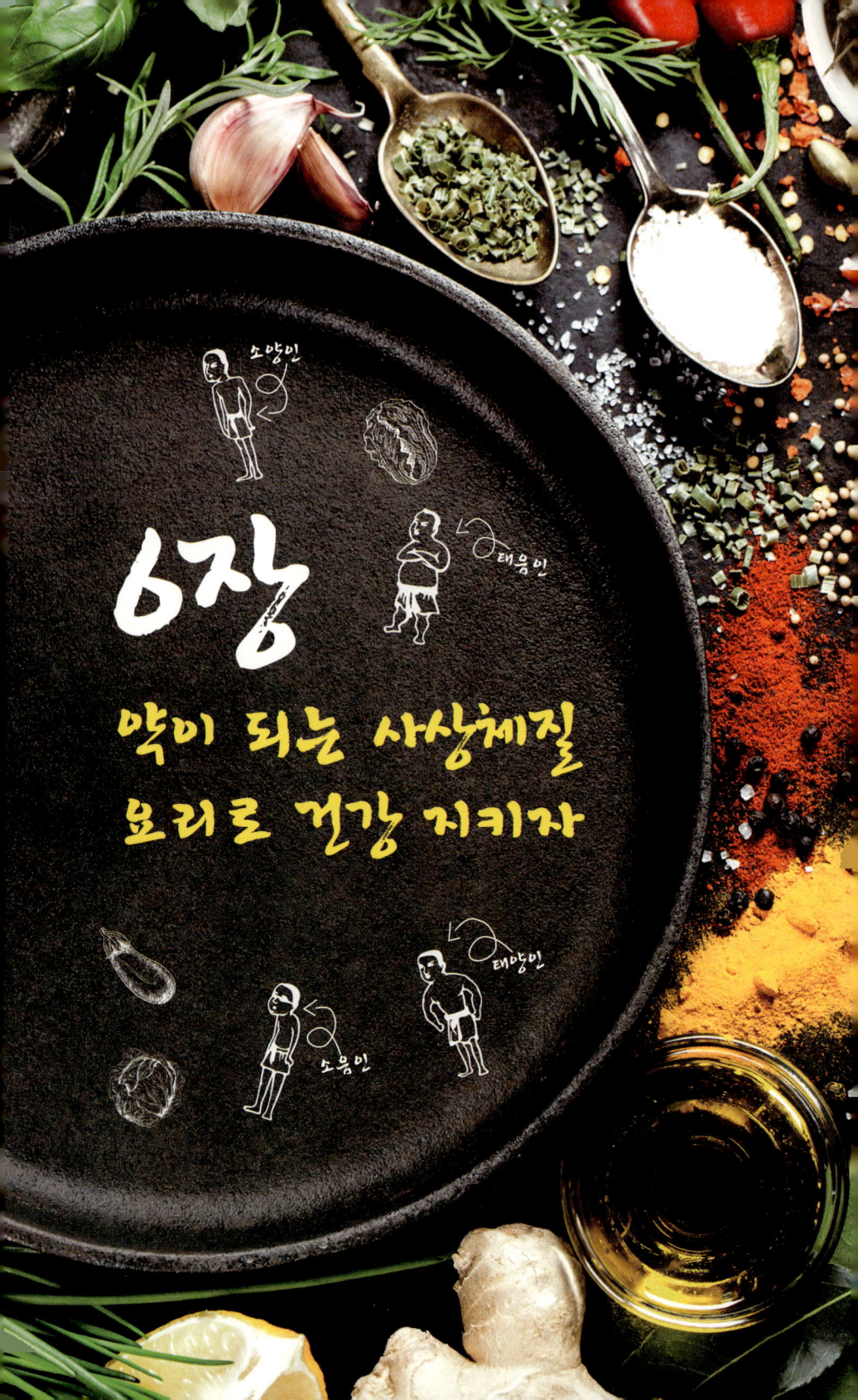

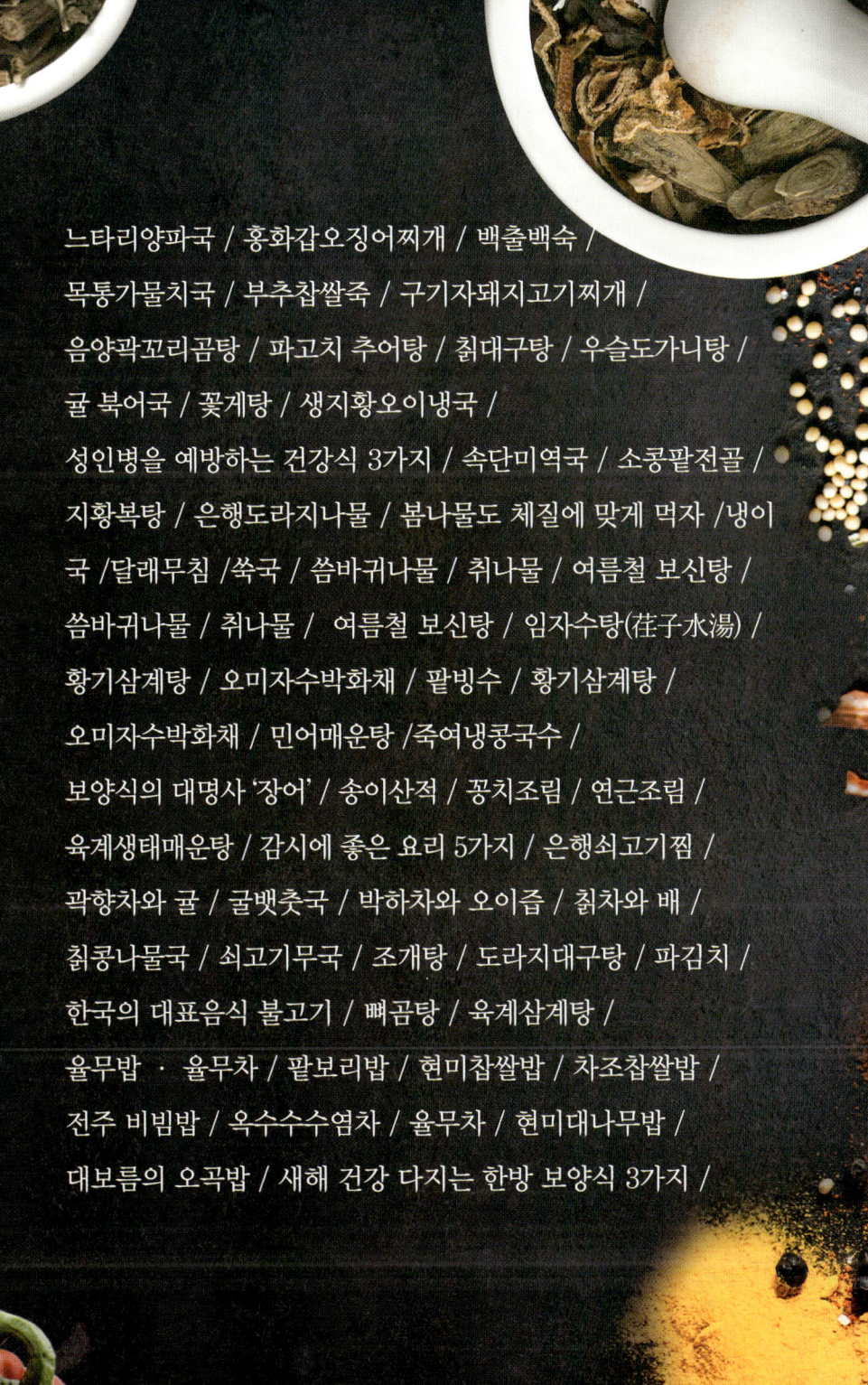

느타리양파국 / 홍화갑오징어찌개 / 백출백숙 /
목통가물치국 / 부추찹쌀죽 / 구기자돼지고기찌개 /
음양곽꼬리곰탕 / 파고치 추어탕 / 칡대구탕 / 우슬도가니탕 /
귤 북어국 / 꽃게탕 / 생지황오이냉국 /
성인병을 예방하는 건강식 3가지 / 속단미역국 / 소콩팥전골 /
지황복탕 / 은행도라지나물 / 봄나물도 체질에 맞게 먹자 / 냉이국 / 달래무침 / 쑥국 / 씀바귀나물 / 취나물 / 여름철 보신탕 /
씀바귀나물 / 취나물 / 여름철 보신탕 / 임자수탕(荏子水湯) /
황기삼계탕 / 오미자수박화채 / 팥빙수 / 황기삼계탕 /
오미자수박화채 / 민어매운탕 / 죽여냉콩국수 /
보양식의 대명사 '장어' / 송이산적 / 꽁치조림 / 연근조림 /
육계생태매운탕 / 감시에 좋은 요리 5가지 / 은행쇠고기찜 /
곽향차와 귤 / 굴뱃춧국 / 박하차와 오이즙 / 칡차와 배 /
칡콩나물국 / 쇠고기무국 / 조개탕 / 도라지대구탕 / 파김치 /
한국의 대표음식 불고기 / 뼈곰탕 / 육계삼계탕 /
율무밥 · 율무차 / 팥보리밥 / 현미찹쌀밥 / 차조찹쌀밥 /
전주 비빔밥 / 옥수수염차 / 율무차 / 현미대나무밥 /
대보름의 오곡밥 / 새해 건강 다지는 한방 보양식 3가지 /

1. 느타리양배국
- 피를 맑게 해 혈관질환 예방한다 -

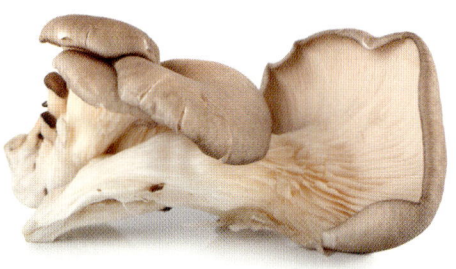

'약선전'에 약한 사람이 많다. 건강에 자신이 없으니 특별한 비방에 기대는 것이다. 그러다 보니 "경제는 땀으로 풀고 피로는 XX로 풀자.", "피로야 가라! OO", "샐러리맨은 쉬고 싶다. 피곤하니까 ZZ" 등 빈약한 건강상식을 비집고 들어오는 각종 광고에도 쉽게 현혹된다.

음료 한 병으로 건강문제가 해결된다면 얼마나 간편할까? 만약 그렇다면 힘들게 운동을 할 필요도 없고 먹고 싶은 음식을 제한할 필요도 없을 것이다.

그러나 사실은 그렇지 않다. 건강은 어떤 특정한 한 가지 방법에 있는 것이 아니고 일상생활 중 섭생을 통해 신진대사를 얼마나 원활하게 해주는가에 달려 있다.

물론 섭생에서 가장 중요한 것은 균형있는 식생활과 함께 적당한 운동을 꾸준히 하는 것이다. 현대병의 대부분은 기혈의 원활한 순환을 가로막는 어혈 때문에 생긴다. 피를 맑게만 유지해도 막을 수 있는 성인병은 무수히 많다.

느타리버섯은 혈관질환 예방에 특히 좋아

우리 몸에 어혈이 생기는 것을 막는 데 도움이 되는 대표적인 식품은 느타리버섯과 양파다. 느타리버섯은 참나무, 오리나무, 미루나무, 버드나무 등의 그루터기의 습기 차고 그늘진 곳에서 무더기로 자라는 식용버섯이다. 어릴 때는 청록색이지만 차차 퇴색하여 흰색, 회백색, 쥐색으로 다양하게 변한다.

그 성질은 차며 피를 맑게 해주고 열을 내려준다. 또 혈중 콜레스테롤 수치를 떨어뜨리는 구아닌산이 들어 있어 고혈압과 심장병 같은 혈관리질환 예방에 특히 좋다.

양파 역시 맵고 단 맛이 나면서 열을 내려주고 해독작용을 한다. 가래를 삭히고 소변이 잘 나오게 하는 작용을 가진 식품이기도 하다. 기혈순환을 촉진하고 혈액순환을 원활하게 해줘 역시 고지혈증과 고혈압, 동맥경화 등 각종 혈관질환을 예방하는 데 유용하다.

느타리양파국은 이런 느타리버섯과 양파가 어울린 요리다. 주요 약효는 몸의 열을 내려주고 피를 맑게 하여 혈액순환을 순조롭게하는 약선이다. 술독을 푸는 효과도 뛰어나 연말 잦은 술자리로 인해 피곤한 직장인들의 '해장국'으로도 제격이다.

♠ 먹으면 좋은 체질 : 태음인

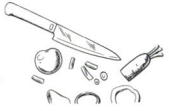

이렇게 만드세요!

〈재료〉
느타리 버섯 200~300g, 양파 1개, 실파, 달걀 2개, 들기름, 간장, 소금 등.

〈만드는 법〉
① 느타리 버섯을 깨끗이 씻어 알맞은 크기로 찢는다.
② 달걀을 풀고 실파와 ①을 고루 섞어 건지를 만든다.
③ 양파는 채썰어 기름을 넣고 볶다가 물을 붓는다.
④ 양파가 어느 정도 익으면 냄비에 건지를 젓가락으로 조금씩 흘려 넣으며 간을 맞춘다.

2. 홍화감오징어찌개
- 월경불순 다스린다 -

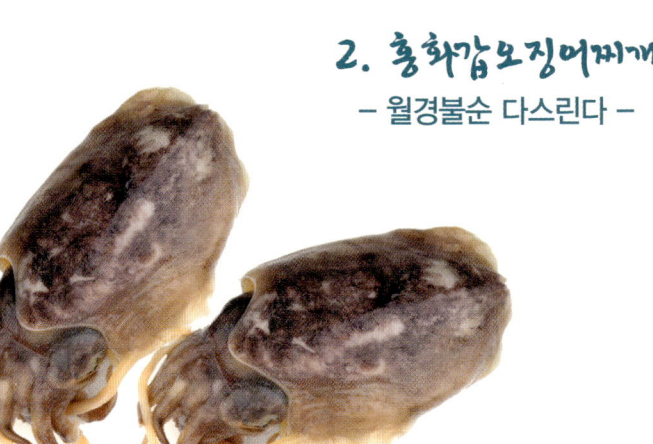

주부 Y씨는(36세, 여) 늘 피로하고 아침이면 몸이 무거워 일어나기가 힘들 지경이다. 얼마 전부터는 화장이 받지 않을 정도로 얼굴도 거칠어졌다. 그러나 P병원 종합검사 결과는 "건강하다."는 진단이 나왔다.

경기도 안산에 사는 직장인 L씨는(26세, 여) 열여섯살에 초경을 겪은 후 10년이 지난 지금까지 생리가 제대로 나온 적이 없다. 생리를 두세 달 넘기는 건 예사이고 월경날짜가 제대로 맞은 날이 한 차례도 없었다. 그러나 병원에선 역시 특별히 이상한 데가 없다고 진단했다.

이는 모두 어혈(瘀血)로 인한 증상이다. 어혈이란 타박상으로 내출혈이 생겼거나 혈액순환이 제대로 되지 않을 경우, 또는 혈액과 체액이 이런 체내의 어느 한 곳에 몰려서 병적 이상 증상을 일으키는 것이다.

이러한 증상의 대부분은 심한 과로나 스트레스가 주원인이다. 한방에서 어혈은 담(淡)을 일으키고, 중풍이나 종양, 고지혈증 등의 원인이 되기도 하는 것으로 풀이하고 병증이다.

예컨대 어혈이 머리에 몰리면 현기증, 두통, 편두통, 메스꺼움이 나타나고, 가슴에 맺히면 두근거리거나 숨이 차고 잠을 못 이루며, 소화장애가 생긴다. 또 어깨나 등에 몰리면 결리고 팔이 쑤시면서 저리거나 시리게 된다.

물론 어혈이 허리에 몰리면 요통과 냉증을 일으키며, 자궁 쪽에 많아지지만 생리통과 월경불순을 초래하기 쉽다. 때로는 하혈을 일으키기도 한다. 또 어혈이 얼굴 부위에 몰린 땐 안면피부가 거칠어져 여드름이 잘 나고 화장도 잘 받지 않게 된다. 앞에서 예로 든 Y씨와 L씨가 모두 이 경우에 해당된다.

갑오징어는 어혈 증상 개선에 효과

갑오징어는 월경불순 등 어혈로 인한 이런 증상을 가라앉히는 데 유익한 식품이다. 갑오징어는 위장과 간장기능을 보해주며 여성의 월경을 원활하게 해주는 작용을 갖고 있다.

잇꽃을 가리키는 '홍화'도 한방에서 월경불순과 어혈을 몰아내고자 할 때 많이 사용하는 약재다.

소화작용을 돕는 갑오징어와 어혈을 푸는 홍화의 약효를 더한 홍화갑오징어찌개는 월경이 불순하고 하복부와 엉덩이가 늘 시린 증상에 시달리는 여성들에게 특히 유익하다.

월경의 양이 너무 적어 고민하는 사람들은 여기에다 해열 강장제로 널리 쓰이는 구기자를 함께 응용하면 어혈로 막힌 경맥을 소통시켜 혈액순환을 순조롭게 하는 활혈효과를 기대할 수 있다.

♠ 먹으면 좋은 체질 : 소양인

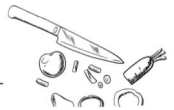 이렇게 만드세요!

〈재료〉
갑오징어 1마리, 홍화 5g, 구기자 10g, 파 · 생강 · 소금 · 조미료 각 적당량.

〈만드는 법〉
① 갑오징어를 깨끗이 다듬은 뒤 적당한 크기로 썰어 홍화 · 구기자와 함께 냄비에 넣는다.
② 양념재료를 넣고 물을 부은 뒤 일단 센 불로 끓인다.
③ 팔팔 끓어오르면 불의 세기를 약하게 줄여 갑오징어가 푹 익도록 다시 끓인다.
④ 오징어와 함께 구기자 · 홍화가 어울린 국물을 먹는다.

3. 백출백숙
- 기력 회복 돕는다 -

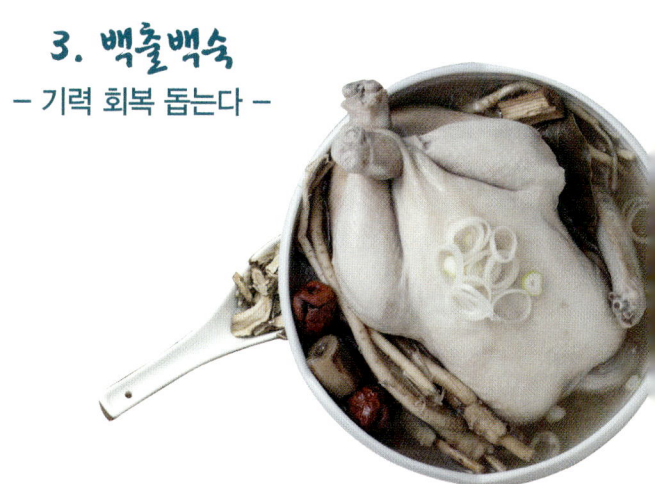

얼마 전 키는 매우 크지만 몸이 몹시 마른 중년남자가 진료를 받으러 왔다. 그리고 조심스럽게 이야기 하기를 "남들은 살을 빼지 못해 고민하지만 나는 너무 말라서 살을 찌우고 싶은데 아무리 해도 살이 찌지 않는다."는 것이었다.

얼핏 보기에도 깡마른 것이 먹지 못해 흡사 아프리카 난민을 닮은 모습이었다. 자신은 음식을 배부르게 먹고 싶으나 밥맛도 없고 소화도 잘 안돼 고민이라고 호소했다. 그러니 영양가 높은 음식을 조금만 먹어도 배가 부르니 많이 먹지 못할 것은 당연하다. 아무리 영양가가 높고 맛있는 음식이라도 입맛이 살아야 맘껏 먹을 수 있을 테고, 더욱이 소화도 잘 안 되는 마당이니 그로서는 산해진미가 '그림의 떡'일 수밖에 없을 것이다.

'백출백숙'은 바로 이런 경우의 사람들에게 약이 되는 음식이다. 밥맛도 돋우고 살도 찌게 하는 효과를 기대할 수 있는 약선이기 때문이다.

백출백숙은 기초 체력 허약에 좋아

일반적으로 한약재 백출(白朮)은 삽주나무의 뿌리를 말린 것이다. 한방에선 소화작용을 도와 입맛을 살려주며 모모 속에 쌓인 습기를 말려서 기혈의 순환을 원활하게 해주는 약재로 널리 알려져 있다. 소화액 분비를 촉진시켜 음식물의 소화흡수를 돕는 작용을 가졌기 때문이다.

또 백숙의 주재료로 사용되는 닭고기는 무엇보다도 담백한 맛이 일품이다. 역시 소화흡수가 잘 되고 기력 회복을 촉진하며 근골을 강건하게 하는 작용을 한다. 특히 식욕을 돋우고 설사를 다스리며, 병후 허약증에도 좋다.

따라서 백출과 닭고기로 만드는 백출백숙은 소화기능과 기초체력이 약한 탓에 쉽게 피곤을 느끼고 밥맛을 잃은 데다 소화도 잘 안 되어 맘껏 먹지 못해 마른 사람들에게 좋은 음식이다.

♠ 먹으면 좋은 체질 : 소음인

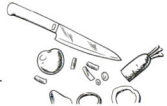 이렇게 만드세요!

〈재료〉
영계 1마리, 백출 10~20g, 찹쌀 1컵, 생강, 마늘, 통파, 소금, 후춧가루 등.

〈만드는 법〉
① 영계는 내장을 빼고 뱃속을 깨끗이 씻어둔다.
② 찹쌀은 물에 불리고 통파는 크게 토막 내며 생강은 얇게 썬다.
③ 내장을 뺀 영계의 뱃속에 미리 불린 찹쌀과 백출을 넣고 실로 묶는다.
④ 큰솥에 영계를 넣고 푹 잠길 정도로 물을 넣은 다음 통파, 마늘, 생강 등을 함께 푹 끓인다.
⑤ 닭고기가 익으면 국물을 걸러서 기름을 제거한다.
⑥ 푹 곤 닭고기를 뚝배기에 옮겨 담고 ⑤를 부어서 조금 더 끓인 다음 소금과 간을 맞춰 먹는다.

4. 우슬돼지족조림
- 무릎 관절 약할 때 최고 -

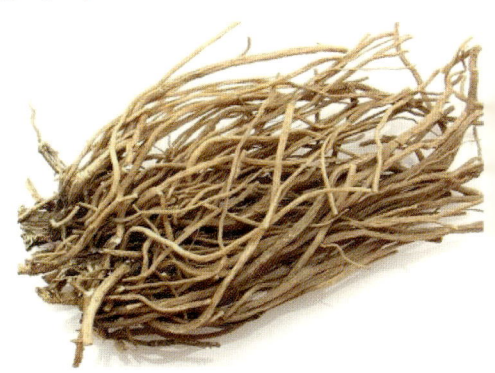

체구는 왜소한 편이지만 아주 단단해 보이는 K씨(55)는 얼핏 보기에도 어디 한 군데 빈틈이 없는 것처럼 보이는데 "무릎이 시려서 힘들어 죽겠다."고 늘 울상이다.

검사 결과 척추와 무릎 관절에 약간의 퇴행성 변화와 혈액순환이 썩 순조로운 것은 아니란 것 외에 약을 써야 할 정도로 나쁘진 않아 보였다. 이런 경우에 쓸 수 있는 처방은 단 한가지 뿐이다. "섭생에 유의하라.:는 것이다. 섭생에서 으뜸가는 처방은 '우슬돼지족조림'이란 약선이다. 돼지고기는 찬 성질에 맛이 달아서 많은 사람들이 좋아하는 대중식품이다. 값도 비싸지 않거니와 특히 몸 속에 화기와 열기가 많은 체질의 사람이 먹을 경우 다른 어느 식품보다도 좋은 약효를 볼 수 있는 식품이다.

한의학적으로 볼 때에도 돼지고기는 신장의 기능을 보하고, 음기를 보충해 주며, 진액을 알차게 하고, 열로 인한 기침, 변비 등을 없애주는 효능을 갖고 있다.

특히 K씨처럼 아무리 많이 먹어도 살이 안찌는 체질의 소유자가 먹으면 위의 열을 내려 소화작용이 촉진되고 관절기능도 좋아진다.
돼지고기 중 관절을 튼튼하게 하는 부위는 이른바 '족발'이 으뜸이다.
특히 비만한 체격도 아니며 겉보기에 건강해 보이는데도 관절통을 호소하는 사람에게 유용하다.

우슬은 어혈 풀고 근골 튼튼히 해

한편 우슬(牛膝)은 말 그대로 줄기의 모양이 마치 소의 무릎모양처럼 생겼다 하여 '쇠무릎지기'로 불리는 약초다. 한방에서는 타박상이나 혈액순환장애로 생기는 어혈을 풀어주고 열을 내려주며 근골을 튼튼하게 해줄 필요가 있을 때 사용한다.
따라서 우슬과 돼지족발을 어우르는 '우슬돼지족조림'은 아무리 많이 먹어도 살이 안 찌는 체질의 소유자 중 관절을 보호하면서 관절 부위에 맺힌 어혈을 풀어주는 효과가 기대되는 약선요리다.

♠ 먹으면 좋은 체질 : 소양인

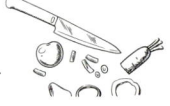

〈재료〉
돼지족 2개, 우슬50g, 굵은 파, 마늘, 생강, 소금, 새우젓 등.
〈만드는 법〉
① 우슬은 깨끗이 씻고, 족발도 털을 깎아낸 다음 깨끗이 씻는다.
② 솥에 물을 붓고 우슬, 파, 마늘, 생강, 소금을 넣어 간을 맞춘다.
③ 족발을 ②에 넣고 센 불고 끓이다가 약간 익으면 중불로 장시간 푹 무르게 삶는다.
④ 물이 줄고 푹 졸여졌으면 족발을 건져내어 먹기 좋게 썬 후 새우젓에 찍어 먹는다.

5. 오징어찌개
– 술독 푸는 데 그만 –

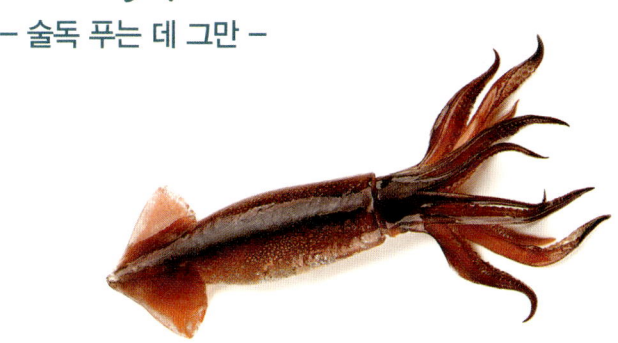

우리나라에서 퇴근 후의 풍경은 가히 인상적이고 독보적이라 할 수 있다. 유럽이나 미국의 풍경이 파티문화로써 발달을 하였지만 우리나라는 모임이나 동창회가 밤늦도록 열리며 1차, 2차 등의 차수를 거듭하면서 밤늦게는 포장마차까지 가는 취하는 분위기이다.

많은 한국 사람들은 이러한 분위기가 힘이 들고 몸을 지치게 하는 면이 있지만 회사에서 퇴근한 후에 친해지고 단합을 하기 위한 가장 좋은 자리이기도 하다.

그래서 가끔 술을 못하는 사람들은 술을 잘 먹을 수 있는 처방이 있는가 하고 문의하기도 한다.

어떤 면에서는 다른 직장동료와 어울리고 친해지며 상사들을 잘 알 수 있는 자리가 바로 이러한 모임을 통해서라고 할 수 있다.

그래서 이러한 풍경에 적응하려고 노력도 많이 한다. 이러한 음주문화에 가장 많이 올라오는 안주는 역시 오징어이며 젊은 여성들이 극장에서나 거리에서 질겅질겅 씹는 것도 오징어다. 이렇게 많이 먹게 되는 것은 그만한 이유가 있기 때문이다. 여성에게 좋으며 술독을 풀어주는 오징어찌개를 알아보자.

오징어는 그 성질이 평(平)하면서 짠맛이 나는 해물로 음기(陰氣)를 보충하여 주고 혈액이 생성되게 하며 기를 도와주는 효과가 있다.

따라서 음을 보하여 간기능을 회복하여 주고 술독을 해독하며 몸의 열을 내려준다. 또 혈액을 보충하여 혈액이 부족하여 오는 자궁출혈, 월경불순, 월경부족, 빈혈 등의 증세에도 좋다.

따라서 오징어찌개는 술을 많이 먹는 사람과 혈액이 부족하여 오는 각종 증세에 좋다. 요리를 할 때는 너무 맵지 않게 요리하는 것이 좋고 체질적으로는 소양인 체질에 좋다. 그러나 몸이 너무 차거나 위장기능이 약한 사람은 소화가 잘 안될 수 있으므로 주의를 하여야 한다.

♠ 먹으면 좋은 체질 : 소양인

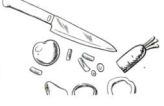
이렇게 만드세요!

〈재료〉
오징어2마리, 호박 50g, 다신 파, 조개, 마늘, 간장, 파 소금 등.

〈만드는 법〉
① 오징어는 내장을 뺀 후에 둥글게 자른다.
② 호박은 2~3cm 크기로 둥글거나 반달모양으로 썬다.
③ 조개는 해감시킨 후에 소금을 약간 넣고 데쳐 조개는 건져내고 맑은 국물을 만든다.
④ 파, 마늘, 간장, 소금 등을 조개국물에 넣고 호박도 넣은 다음 끓이다가 조개, 오징어를 넣고 다시 끓인다.

6. 해삼해우탕
– 조루증을 치료한다 –

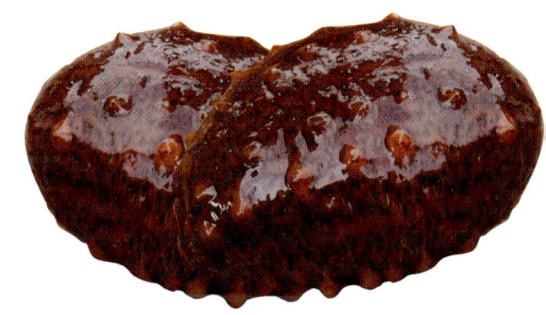

성격이 활발하고 직선적이며 행동이 민첩하고 잘 먹으면서 살이 잘 안 찌고 성욕이 많이 생기는 경우 하초의 기능이 강할 것으로 생각을 한다. 그러나 상당수에 있어서는 위로 화와열이 많이 오르므로 성욕에 대한 생각이 많은 반면에 하초의 기능은 오히려 약해지는 경우가 많다.
한의학적으로는 음허화동이라는 말을 쓰는데 이것은 하초의 음기가 허하여화와 열을 잡아주지 못하면 위로 열이 올라가서 쉽게 성에 대한 생각을 하지만 실제적으로는 양기가 부족하고 조루인 경우가 많다.
이러한 경우에는 음기를 보충하여 화와 열을 내려주면서 양기를 회복시켜주는 효능이 있는 해삼새우탕을 먹으면 좋다.

해삼은 바다의 인삼

해삼(海蔘)은 그 성질이 따뜻하고 맛은 달며 짠 성질의 해산물로서 이름에서 알 수 있듯이, '바다의 인삼'이라고 할 수 있다. 신장의 기능을 보하여 정력을 도와주고 양기를 강하게 하여 음기를 보해준다. 따라서 남자의 발기부전이나 조루증에 좋고 임산부의 태반이 약한 경우에도 좋다.

새우는 성질이 담담하여 맛은 달고 짜다. 신장을 보하고 양기를 강하게 하여 비장을 튼튼히 하면서 가래를 삭게 한다.

따라서 남자의 성기능장애나 양기부족을 개선하고 정신적으로 피곤한 경우에도 효과가 좋다.

체질적으로는 직선적이고 행동이 빠른 소양인 체질에 효과가 좋다.

그러나 몸이 차거나 소화기능이 약하거나, 설사를 하거나 변이 무른 경우이거나 소음인인 경우에는 피하는 것이 좋다.

♠ 먹으면 좋은 체질 : 소양인, 태양인

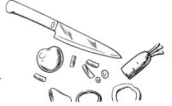

이렇게 만드세요!

〈재료〉
해삼 8개, 새우3마리, 달걀 2개, 밀가루 2큰술, 기름 적당량(4인분).

〈만드는 법〉
① 해삼을 물에 담가 불려 둘로 잘라 씻어 물에 삶은 후 갸름하게 썬다.
② 새우는 다져서 간을 한다.
③ 다진 새우를 해삼 조각 한편에 붙여서 밀가루와 달걀을 씌워서 기름에 부친다.
④ 장국물이 끓이면 해삼을 넣고 끓인다.

7. 목통가물치국
- 산후 부기 빼는 데 효과 -

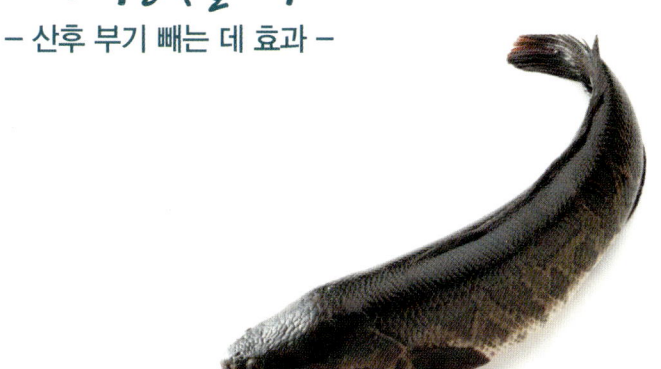

아침에 일어나면 거울을 보기가 겁나는 사람들이 있다. 전날에 특별히 먹은 것도 없는데 아침에 일어나면 얼굴이 퉁퉁 부어있고 체중도 불어나기 때문이다.

이것이 하루 이틀이 아니고 일주일 이상 계속되면 1~2kg의 체중이 느는 것은 순간이다. 특히 산후에 부기를 빼지 못하고 2~3개월 이상 계속되면 그대로 살로 굳어 애기 낳고 살이 쪘다는 이야기를 많이 한다.

산후에 바로 살을 빼지 않으면 평생 갖고 가야 할 애물단지이다. 또한 나이가 들어가면서 신장이나 심장의 기능의 약해져 부기가 안 빠지는 경우도 많이 있다.

이러한 부기는 보기에도 푸석푸석해 보이는 것 외에도 손발이 저리거나 무릎, 발목, 팔꿈치, 손목, 손, 발가락 등 모든 관절의 통증을 유발하기도 한다.

이러한 부종에 간단하면서도 효과적인 음식이 있다. 바로 목통가물치국이다.

목통은 소변 잘 나오게 하는 효능 커

목통(木桶)은 으름나무의 넝쿨로 찬 성질이 있으면서 소변을 잘 나오게 하고 부기를 빼주는 효능이 있다. 또 심장의 열을 내려주고 가슴이 답답한 증세를 없애며 12경락을 통하게 해주고 종기를 가라앉게 한다. 특히 산후에 붓거나 젖이 안 나오는 증세에도 좋다.

가물치는 성질이이 차며 부종, 수종, 치질, 각기병, 신장염 등을 다스리며 예부터 출산후에 젖이 안 나오는 산모에게 푹 고아 먹이면 젖이 잘 나오고 부기가 빠진다고 하여 대표적인 산후조리음식으로 애용돼왔다. 따라서 몸의 열과 화가 많거나 부기가 심하거나, 부종으로 인한 비만, 산후비만일 때 이 음식을 먹으면 좋은 효과를 볼 수 있다. 특히 소양인 체질에 좋다. 그런 반면 기운이 너무 약하거나 몸이 차거나 소음인인 경우에는 피하는 것이 좋다.

♠ 먹으면 좋은 체질 : 소양인

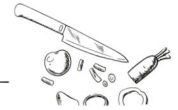

이렇게 만드세요!

〈재료〉
가물치 한 마리, 목통 30g, 애호박 1조각, 표고버섯 3쪽, 간장, 기름, 후추, 파, 마늘, 생강 등의 양념류 각각 적당량.

〈만드는 법〉
① 맑은 장국을 끓이다가 물을 붓고 목통, 간장 마늘, 후추를 넣어 오래 끓여 맛이 우러나오게 한다.
② 씻어놓은 가물치를 반으로 갈라서 가운데 뼈를 떼어내고 3~4cm정도로 잘라서 장국에 넣고 푹 끓인다.
③ 썰어놓은 애호박, 표고버섯, 파, 마늘, 생강을 넣고 다시 끓인다.

8. 부추찹쌀죽
- 만성 설사 치료에 좋아 -

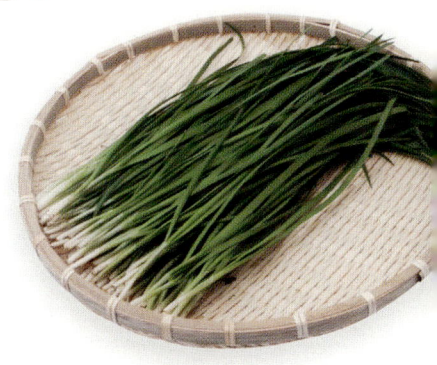

모임에 나가 자주 인사말로 오르는 단어는 비만에 대한 단어이다. 요즘 운동을 못 했더니 살이 많이 쪘다느니, 살을 빼기 위해 저녁을 안 먹는다느니, 맛있는 고기를 앞에 두고 살이 찌니 먹지 못하겠다느니 비만에 대한 걱정이 이만 저만이 아니다.

그러나 이런 자리에 한쪽에서 말도 못하고 앉아 있는 사람이 있다. 아무리 먹으려고 해도 소화가 안 되고 조금만 과식하면 설사를 하는 사람이다. 이런 사람은 이런 자리에서 말도 꺼내지 못한다.

살 찌는 것을 걱정하지 않아도 되니 얼마나 좋겠냐, 마음대로 먹어도 되니 얼마나 기쁘냐 등등 부러운 말투로 이야기 하니 그저 할 말이 없다. 그러나 정작 당사자는 항상 소화가 안 되고 조금만 많이 먹으면 설사를 하여 먹지를 못하니 음식을 배부르게 먹는 것이 얼마나 부러운지 모른다.

만성설사를 멈추게 하는 방법은 없을까?

사상의학에서는 각 체질마다 설사를 하지만 설사를 해서 가장 힘들어 하는 체질은 소음인으로 설사를 하고 나면 탈진하기 일보직전까지 간다. 그러나 태음인은 설사를 하면 속이 시원하고 소양인은 설사를 하면 열이 내려가니 편해진다.

따라서 만성설사는 소음인 체질이 특히 조심해야 될 증상 가운데 하나다. 대체로 꼼꼼하고 내성적이며 정확하지만 소화기능이 항상 약한 소음인 체질의 만성설사에는 부추찹쌀죽이 좋다.

부추는 성질이 따뜻하고 매운맛이 있어서 소화기를 따뜻하게 한다. 채소 중에서 가장 따뜻하여 심장에 들어가 오장을 편하게 하고 설사를 멈추게 하며 허리와 무릎을 따뜻하게 하기도 한다. 특히 남자들에게는 양기(陽氣)도 도와주는 효과가 있다.

한편 찹쌀은 그 성질이 따뜻하고 맛은 달다. 멥쌀보다 찰지고 소화기를 도와 설사를 그치게 하는 효과가 있다. 그러나 부추와 찹쌀 모두 따뜻하고 열이 많아서 화와 열이 많거나 소양인, 열이 많은 태음인이 먹게 되면 열이 나면서 가슴이 답답해지고 대변이 굳어지므로 피하는 것이 좋다.

♠ 먹으면 좋은 체질 : 소음인

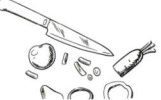

이렇게 만드세요!

〈재료〉
부추, 찹쌀, 소금, 물

〈만드는 법〉
① 찹쌀을 깨끗이 씻어 물에 불렸다가 건져서 물을 붓고 죽처럼 쑨다.
② 어느 정도 끓으면 불을 약하게 하여 쌀알이 푹 퍼지도록 한다.
③ 거의 끓었을 때는 부추를 썰어 넣고 다시 쑨다.
④ 죽의 표면이 꺼풀이 지기 시작하면 소금으로 간을 맞춘 후 뜸을 들인다.

9. 구기자돼지고기찌개
- 갱년기 화병에 좋다 -

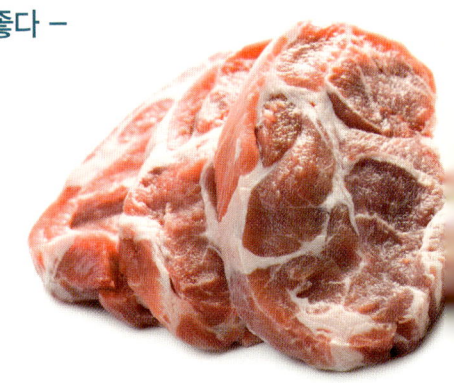

"여성은 한 달에 한 번씩 마술에 걸린다."는 TV 광고의 내용은 들은 적이 있을 것이다. 이 광고는 월경을 매달 하는 여성의 아름다움을 표현하였지만 사실 여성들 중에는 월경을 지겹고 귀찮아 하는 경우가 많다. 심하면 월경 때마다 나타나는 통증으로 인하여 괴로워하는 경우도 더러 있다.

그러나 이 시기는 여성이 여성으로서의 자신감을 가지고 생활을 하는 때이다. 여성이라면 50세를 전후로 하여 폐경을 맞이하게 된다. 월경이 나오지 않게 되면 여자로서의 역할이 끝난 것이라는 생각이 들고 한 번쯤은 자신의 살아온 길을 돌아보게 될 것이다.

의학적으로보면 여성호르몬의 분비가 되지 않으면서 갑자기 가슴과 머리로 화가 오르거나 신경질적으로 변하는 갱년기 증세를 맞이하게 된다.

이러한 갱년기 증세에 좋은 음식이 바로 구기자 돼지고기 찌개이다. 이 음식은 화를 내려주어 가슴이 답답하거나 열이 후끈하게 오르거나 신경이 예민해지는 증세를 잡아주는 효능이 있다. 또한 아무리 많이 먹어도 살이 안 찐다. 특히 성격이 급하고 직선적이며 산만한 소양인 체질에 가장 좋다.

구기자돼지고기찌개는 화와 열 내려 줘

일반적으로 돼지고기는 성질이 차고 맛은 달며 비경, 위경, 신장경에 작용을 한다. 따라서 신장을 보하고, 음이 부족하여 허화가 위로 오르는 것을 내려주며 건조한 것을 윤택하게 해주는 성질이 있다. 특히 돼지간과 신장이 좋다.

여기에 간경과신장경을 도와서 화를 내려주며 음을 보해주는 데 좋은 약재인 구기자가 합쳐지면 화와 열을 내려주고 음을 보해주는 효과가 더욱 강해진다.

그러나 이 음식을 피해야 하는 사람도 있다 대체로 몸이 차거나 소화기능이 약하거나 소음인 체질일 때, 혹은 동맥경화나 고지혈증이 있거나 비만한 사람은 그 복용을 삼가는 것이 좋다.

♠ 먹으면 좋은 체질 : 소양인

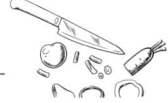

〈재료〉
구기자 100g, 돼지고기(간, 콩팥 약간 포함) 500g, 김치, 두부, 흰떡, 파, 마늘, 생강, 조미료 등.

〈만드는 법〉
① 구기자를 깨끗이 씻어서 물에 불려둔다.
② 김치는 알맞게 익은 것으로 준비하고 파는 4~5cm로 자르며 마늘을 다진다.
③ 생강, 마늘, 고춧가루를 전날에 섞어둔다.(너무 맵지 않게 한다.)
④ 먼저 김치를 앉히고 양념고추가루를 얹은 다음 그 위에 돼지고기, 간, 콩팥, 파, 다진마늘, 조미료를 넣고 육수를 충분히 넣는다.
⑤ 센불로 어느 정도 끓여서 김치가 물러지면 흰떡과 두부를 넣고 중불에서 서서히 끓인다.

10. 음양곽꼬리곰탕
– 부작용 없는 '동양의 비아그라' –

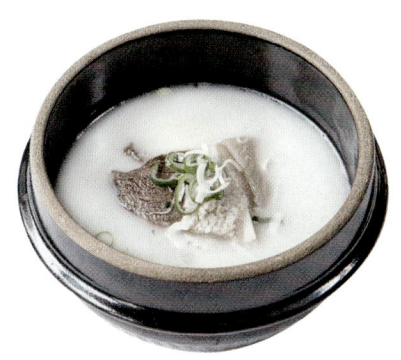

한때는 남녀노소를 막론하고 두세 명만 모여도 화제의 대상이 됐던 것은 비아그라에 대한 이야기였다. 처음 비아그라가 소개되었을 때는 하초의 기능을 회복시켜주는 회춘하는 약으로 알려지다가 최근에는 이 약의 장·단점이 알려지고, 혈관을 확장하여 작용을 한다는 것이 밝혀지면서 심장과 혈관에 문제가 있는 사람은 주의를 하여야 한다고 발표를 하기에 이르렀다.

한의학적으로는 이러한 기능을 회복시켜주기 위하여 하초의 기능을 보해주는 한약재를 쓴다. 비아그라처럼 외부의 영양 공급없이 단지 혈관을 확장시켜 몸 안의 정액을 계속 소모한다면, 나중에는 전체적인 체력의 소모를 가져올 수 있지 않을까 하는 염려의 마음이 든다.

이보다 외부에서 영양을 공급하면서 하초의 기능을 키워주어 체력도 도와주는 음양곽꼬리곰탕이 보다 효과적이다.

꼬리곰탕의 주재료인 소의 꼬리는 허리를 보해주고 하초의 기능을 도와주어 정력을 길러주는 작용을 한다.

여기에 허리와 무릎을 튼튼하게 해주고 남자와 여자의 양기가 음기를 보충하여 주는 음양곽의 효능을 더해주면 금상첨화이다. 이 약선은 특히 태음인의 체질에 좋다.

음양곽(淫羊藿)이란 한문을 보면 알 수 있듯이 양이 음양곽이란 삼지구엽초를 즐겨 먹으면 음탕한 생각을 하게 되고, 하루에 백회나 교합을 할 수 있다는 의미로써 명명되어진 한약재이다.

주의할 사항은 성인병인 고혈압, 당뇨, 동맥경화가 있는 사람은 최대한 기름을 걷어내고 살코기만 먹으며, 화와 열이 많은 사람, 소화기가 약한 사람은 주의를 하여야 한다.

♠ 먹으면 좋은 체질 : 태음인

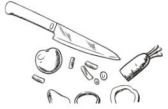

〈재료〉
쇠꼬리 600g, 음양곽 15-30g, 무, 버섯, 파, 마늘, 양파 등의 양념류 각각 적당량.

〈만드는 법〉
① 쇠꼬리를 4-5cm로 잘라서 구입을 한다.
② 솥에 물을 부어 끓으면 불을 줄이고 음양곽과 꼬리뼈를 넣고 고기가 무를때까지 서서히 끓인다.
③ 중간에 파와 마늘 등의 양념을 넣고, 기름과 거품이 뜨면 걷어낸다.
④ 살이 쉽게 떨어질 정도로 익으면 건져서 양념을 하며, 국물은 식혀서 김을 걷어내고 약효가 우러난 음양곽은 건져낸다.
⑤ 국물을 다시 불에 올리고 양념한 꼬리를 넣어 끓여서 그릇에 담고, 소금, 후추, 파를 추가하여 먹는다.

11. 파고지추어탕
- 하초의 정력을 강화시킨다 -

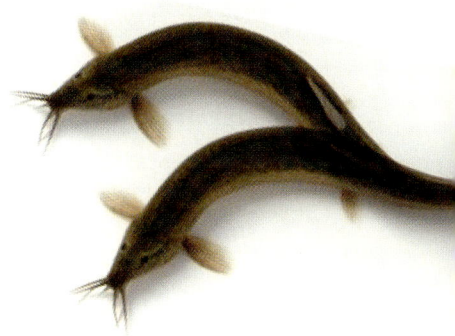

몸이 약하고 하초의 기능이 약한 경우에 몸을 보하고 정력을 보충하려고 하지만 소화기능이 약한 사람에게 있어서 정력을 보하는 음식들은 그야말로 '그림의 떡'이다. 몸 안에서 소화흡수가 안 되어 정력보다는 먼저 음식을 잘 소화시켜 무엇이든 잘 먹었으면 하는 바람이 큰 사람들이 바로 그들이기 때문이다.

이러한 경우에 소화흡수가 잘 되며 하초의 정력을 키워주는 파고지추어탕을 권할 만하다.

파고지(破古紙)는 보골지(補骨脂)라고도 하는데 이름에서 알 수 있듯이 오래된 종이를 뚫는다는 의미와 뼈를 보해주는 의미를 함께 갖고 있다. 그 성질은 더우면서 매우며 남성의 발기부전, 성기능 위축, 정액이 흐르거나 허리, 무릎이 아프거나, 낭습, 냉증, 소변이 자주 마려운 경우에 치료해주는 효과가 있다.

미꾸라지는 미끈미끈하기 때문에 붙여진 이름으로 성질이 따뜻하고 맛이 달다. 중초를 보하면서 설사를 그치게 하고 하초의 기능을 도와주는 효능이 있다.

따라서 파고지의 미꾸라지를 같이 조리하여 먹게 되면 몸을 따뜻하게 하면서 하초의 기능이 약해져 오는 발기부전, 성기능 허약, 낭습증, 허리·무릎의 통증, 냉증 등의 증세에 효과적이다. 특히 몸이 차고 소화기능이 약한 소음인에게 좋다.

그러나 몸에 화와 열이 많거나 몸에 종기가 생기거나 변비가 심하거나 얼굴이 붉거나 소양인인 경우에는 피하는 것이 좋다.

♠ 먹으면 좋은 체질 : 소음인

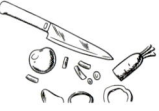
이렇게 만드세요!

〈재료〉
미꾸라지 400g, 파고지 100g, 미나리 100g, 양배추 150g, 풋고추, 파, 마늘, 고추장, 된장, 생강, 간장, 후추가루, 산초가루 등의 양념류(4인분).

〈만드는 법〉
① 미꾸라지를 물에 넣고 소금을 뿌려 거품과 해감을 토하게 한 후에 푹 삶아 형체가 보이지 않을 정도로 체에 으깨어 걸러낸다.
② 체로 걸러낸 국물에 육수를 더 섞고 파고지, 된장, 고추장을 넣고 끓인다.
③ 국물이 끓으면 잘게 썬 미나리, 양배추를 넣고 끓이다가 부드러워지면 다시 파, 마늘, 생강, 고추를 넣는다.
④ 다 끓으면 간장으로 간을 맞추고 산초, 후춧가루를 넣는다.

12. 칡대구탕
- 목이 뻣뻣한 항강증과 중풍 예방 -

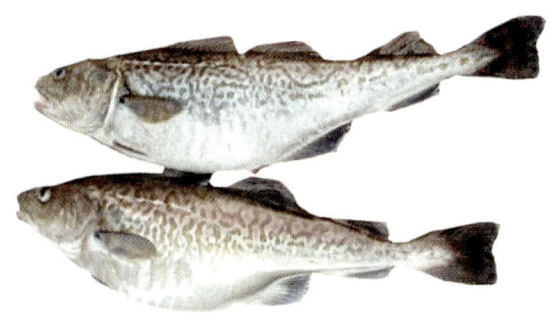

밤잠을 설치고 회사 업무에 쫓기며 저녁에는 술을 마시거나, 하는 일이 맘대로 되지는 않거나, 시험공부는 열심히 하는데 성적이 안 오르는 경우 뒷목이 뻣뻣해지는 것을 느낄 수 있다.

심하면 혈압이 오르는 느낌이 들거나 뒷머리가 터질 것 같거나, 안면의 감각이 둔해지고 안면이 씰룩거리는 증세를 동반한다.

이러한 증세는 상당수가 중풍의 전조증이라고 할 수 있는 항강증이다. 즉 너무 긴장된 생활을 하고 과로와 스트레스를 받다보면 목 쪽으로 화와 열이 올라가서 나타나는 증세라고 할 수 있다. 이 증세가 심해지면 갑자기 쓰러지는 중풍 증세로 고생을 하는 경우가 많다.

이러한 항강증을 치료하려면 중풍도 함께 예방할 수 있는 칡대구탕이 좋다. 칡은 한약명으로 갈근이며 칡뿌리를 말한다. 칡은 성질이 평하면서 달고 감기 들어 오한이 나며 뒷목, 어깨, 머리가 아프고 뻐근하거나 술을 많이 마셔 주독이 있거나 얼굴이 붉으며 뒷목이 굵은 사람에게 좋다. 열을 내려주고 목의 긴장을 풀어주기 때문이다.

대구는 이름 그대로 입이 커서 붙여진 이름으로 기를 보해주는 효과가 있으며 다른 생선에 비하여 지방이 적어 담백하면서 맛도 좋은 생선이다. 숙취한 다음에 대구탕을 시원하게 먹으면 술독을 빨리 깨게 해준다. 따라서 뒷목, 어깨가 뻐근하고 머리가 아프며 눈이 충혈되고 음주로 인한 주독이 심하거나 얼굴이 붉으며 상기가 잘 되거나 고혈압, 당뇨, 동맥경화, 간질환 등이 있는 경우에 먹으면 좋다. 특히 느긋하고 비만하며 목이 굵은 태음인에게 좋다.

그러나 위장이 약하거나 몸이 차거나 소음인인 경우에는 피하는 것이 좋다.

♠ 먹으면 좋은 체질 : 태음인

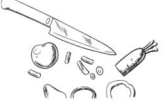
이렇게 만드세요!

〈재료〉
대구 한 마리, 갈근(칡) 30g, an, 파, 된장, 고추장, 마늘 등의 양념류 각각 적당량

〈만드는 법〉
① 쌀뜨물에 고추장, 된장을 풀고 칡, 나박썰기한 무, 굵게 썬 파를 넣고 끓인다.
② 어느 정도 맛이 우러나면 비늘을 긁어낸 대구를 4~5cm 길이로 토막내어 넣고 다시 끓인 후에 먹는다.

13. 우슬도가니탕
– 무릎관절 튼튼히 한다 –

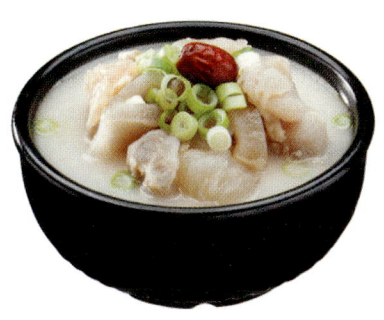

보행을 하는 인간은 우리 몸을 지탱하는 데 항상 무릎과 발목의 도움을 받지만 그 고마움을 알지 못하다가 가끔 발목을 삐거나 무릎의 손상이 오게 되어 절뚝거리게 된 다음에야 알게 된다.

요즘 무릎의 통증을 호소하는 경우는 스키를 타다 넘어지거나 갑자기 오래 걷거나 단순한 외부의 타박상으로 인하여 무릎의 인대에 영향을 주어 오는 단순한 경우부터 비만이 오래 되어 체중을 이겨내지 못하여 오는 경우가 있다. 또 류마티스 무릎관절통, 원인이 불분명한 경우의 상당수는 척추의 만곡이 잘못 되어서 한쪽으로 기울게 되면 체중에 한쪽으로 몰려서 한쪽의 무릎이 아프다가 양쪽다 아파지는 경우, 젊어서 일을 많이 하거나 노인성 질환으로 오는 퇴행성 무릎관절통 등이 있다. 이러한 무릎의 통증을 미리 예방할 수 있는 방법은 없을까?

한의학에서는 자연의 상태를 보거나 가축의 부위를 보아서 인간의 질병에 응용한 경우가 많다. 그중 소의 무릎은 도가니탕의 재료로 많이 쓰이는 것으로 특히 연골부위는 푹 고으면 연골 속의 칼슘이 녹아 나오므로 성장기 어린이, 임산부, 노인에게 좋다. 특히 무릎이 약한 경우와 무릎의 물렁뼈가 닳은 경우에도 효과적이다.

또 한약재 중의 우슬(牛膝)은 한문에서와 같이 소 우와 무릎 슬로 표기하며, 줄기의 모양이 마치 소의 무릎모양처럼 생겼다 하여 쇠무릎지기라고 부르던 식물을 말한다. 이는 몸의 냉기와 습기를 없애고 무릎, 허리의 관절을 튼튼하게 해주는 효능이 있다. 체질적으로는 태음인에게 좋다.

주의할 사항은 비만한 사람은 체중을 같이 줄여야 하며 한쪽 무릎이 아프다가 양쪽 무릎이 아픈 경우는 척추가 휘어진 측만증이 아닌가 확인하여 측만증이 있으면 척추를 바로 잡아 주어야 한다.

♠ 먹으면 좋은 체질 : 태음인

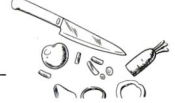
이렇게 만드세요!

〈재료〉
도가니1/2, 힘줄 300g, 우슬 15~30g, 파, 마늘, 생강, 양파 등의 양념류 각각 적당량

〈만드는 법〉
① 도가니, 힘줄은 토막을 내어 넣고 우슬과 함께 끓인다.
② 뽀얀 국물이 나오면서 연하게 익혀지면 한 입 크기로 썰고, 남은 뼈는 다시 국물에 넣고 푹 곤다.
③ 썰어 놓은 건지에 양념하며 푹 고아진 국물은 우슬과 기름기를 걸러낸다.
④ 건지를 그릇에 넣고 국물을 넣은 후 따뜻하게 끓인 뒤 파를 넣는다.

14. 굴북어국
- 몸이 찬 사람의 숙취 해소에 좋아 -

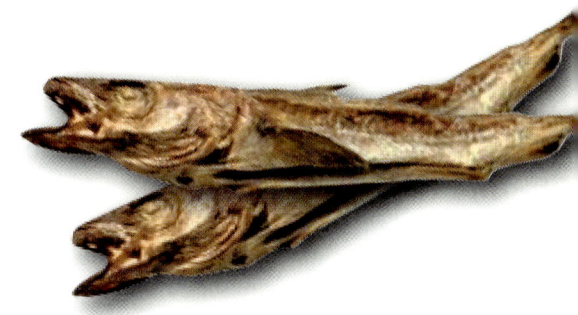

술에서 빨리 깨어나게 하는 해장음식에는 여러 종류가 있으나 주로 열을 내려주거나 소변을 잘 나오게 하여 열을 빼줌으로써 숙취에서 깨어나게 하는 것들이 많다.

그러다보니 소화기능이 약하거나 몸이 찬 경우에는 숙취가 안 풀렸는데 소화기능까지 안 좋아져 오히려 더 고생을 하는 경우가 있다. 이럴 때 속을 따뜻하게 해주며 기의 순환을 도와주고 숙취에서 빨리 깨어나게 하는 데 좋은 것이 굴북어국이다.

북어는 오징어와 함께 술안주로도 많이 나오는 것으로 명태(明太)를 말린 것이다. 명태는 찬 바다에 사는 한류성 물고기로 우리나라의 동해와 북부에 많이 산다. 성질이 따뜻하면서 맛은 짠 맛이 있고 열을 가하면 쉽게 풀어지는 특성이 있다.

술안주와 숙취에 명태가 많이 쓰이는 것은 간을 보해주는 성질이 있고 소변도 시원하게 나오게 하며 소화흡수가 잘 되는 특성 때문이다.

소음인에게 특히 효과적이다.

한의학에서는 원래 술을 깨게 하는 한약재로 귤의 껍질을 말린 진피(陳皮)를 많이 쓰나 진피가 없으면 귤을 그대로 이용해도 효과가 좋다. 귤은 소화의 기능을 도와주고기의 순환을 원활하게 한다. 또 진액을 생성하고 갈증을 멎게 하여 몸을 따뜻하게 하는 효과가 있다.

따라서 귤북어탕은 몸을 따뜻하게 하면서 기의 순환이 잘 되게 한다. 또 소화흡수도 잘 되어 숙취를 해소하는 데 좋다. 특히 소음인에게 효과적이다. 그러나 몸에 화와 열이 많거나 소화흡수기능이 좋은 사람은 피하는 것이 좋다.

♠ 먹으면 좋은 체질 : 소음인

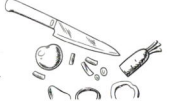

이렇게 만드세요!

〈재료〉
북어 1마리, 귤2개 혹은 진피 40g, 메추리알, 참기름, 맑은 간장, 후추, 파, 마늘, 생강 등의 양념류.

〈만드는 법〉
① 북어를 젖은 행주에 싼 후 방망이로 두드려 껍질과 뼈를 분리해내고 잘게 찢는다.
② 참기름과 북어를 넣고 볶은 다음 간장으로 간을 맞춘다.
③ 물을 넣고 북어와 귤, 진피를 같이 넣고 팔팔 끓인 다음 어느 정도 끓으면 간장, 마늘, 생강 등으로 간을 맞춘다.
④ 상으로 내기 전에 메추리알을 풀어넣고 파도 넣는다.

15. 꽃게탕
– 다이어트에 좋고 어혈을 풀어준다 –

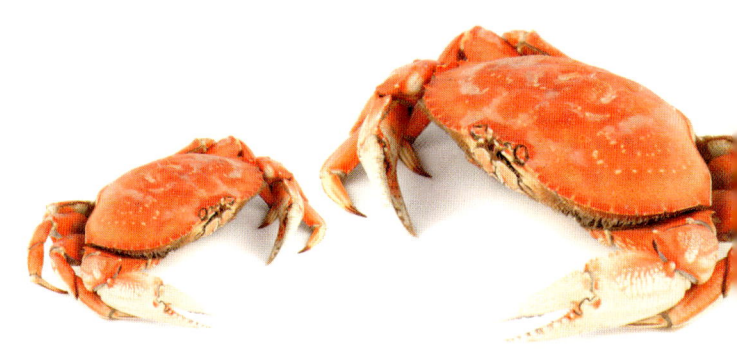

요즘 일반 사람들의 식생활 풍습은 많이 달라졌다. 몇 십 년 전 만 하여도 굶지 않고 잘 먹어야 영양분이 충분하게 공급되며, 잔병에도 걸리지 않고 얼굴색이 좋아진다고 여겼다.

하지만 현대 사회에서는 음식이 끼니를 때우기 위한 수단이라기 보다는 비만에 영향을 주지 않으면서도 맛있고 영양분이 골고루 있으며 어느 정도의 포만감을 주며 건강식이기를 선호하는 경향이 많다.

입안에 잘 맞는 음식이라면 체질에 따라 조금씩 다르지만 그래도 기름기가 있는 음식들이 맛은 좋은 편이다. 그러나 비만에 있어서는 아주 치명적인 음식이라고 할 수 있다.

그러다 보니 찾게 되는 음식이 고단백의 저지방이며 저칼로리인 생선과 해물류를 선호하게 되었다. 이러한 음식 중에 맛도 좋고 비만에도 좋은 음식이 바로 꽃게탕이라고 할 수 있다.

봄, 가을에 제 맛이 나는 꽃게는 우리의 식탁에서 친근하면서도 담백하고 맛도 좋으며 살이 찌지 않는 건강 다이어트 식품으로 각광을 받고 있다. 그 성질은 차면서 약간 짠맛이 난다. 찬 성질은 열을 내리면서 음기를 보충하여 주고 어혈을 없애는 작용이 있어 타박상이나 혈액순환이 잘 안 되어 어혈이 생기거나 산후에 오는 어혈성 동통, 어혈로 인한 생리통에 좋다. 또한 담백한 성질을 가지고 있어 기름진 음식을 많이 먹거나 혈액순환이 안 되어 발생한 동맥경화, 심장질환, 고혈압, 당뇨병 등의 성인병에도 좋은 건강식이라고 할 수 있다.

체질적으로는 소양인과 태양인에게 좋다. 소양인이나 열이 많은 사람은 너무 맵게 먹는 것보다는 담백하고 맵지 않게 먹는 것이 좋다. 몸이 차거나 소음인 체질의 경우에는 얼큰한 매운탕으로 만들어 먹으면 게의 찬 성질을 중화시킬 수 있다. 그러나 몸이 너무 차거나 소화기능이 약한 사람, 소음인은 피하는 것이 좋다.

♠ 먹으면 좋은 체질 : 소양인과 태음인

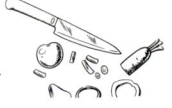

이렇게 만드세요!

〈재료〉
꽃게 2마리, 모시조개 70g, 애호박, 쑥갓 20g, 된장, 고추장, 다진 마늘 간장, 소금, 후추 적당량.

〈만드는 법〉
① 꽃게를 깨끗하게 씻은 후에 등을 떼고, 몸통을 자르고, 다리의 끝부분을 잘라서 먹기 편하게 다듬는다.
② 모시조개는 해감시킨 후에 깨끗하게 씻고, 물을 넣어 국물이 우러나게 끓인다.
③ 조갯국물에 된장, 고추장, 다진 마늘 등으로 만든 양념장을 풀고 꽃게, 애호박, 쑥갓 등을 넣고 끓인다.
④ 어느 정도 끓으면 간장, 소금, 후춧가루로 간을 한다.

16. 생지황오이냉국
− 손발 찬 수족냉증에 좋다 −

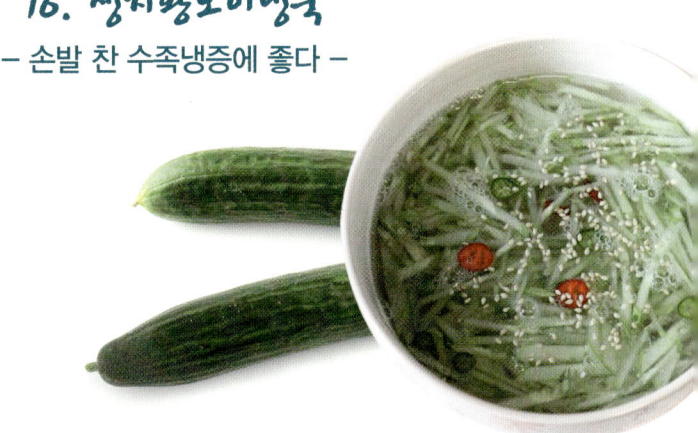

손 발이 차고 아랫배가 차서 몸을 따뜻하게 하는 인삼을 먹거나 따뜻하고 매운 음식을 먹어도 손발이 따뜻해지기는커녕 더욱 차지는 증세가 나타나는 경우가 있다.

이는 의학적으로 상열하(上熱下寒)의 증세라고 할 수 있다. 손발은 계속 차지는데 가슴과 머리, 뒷목은 더욱 열이 오르는 증세를 동반한다.

특히 화병이 있거나 술, 고기를 많이 먹거나 스트레스를 많이 받거나 갱년기에 접어든 경우 위와 같은 증세가 많이 나타난다.

이러한 증세는 단순하게 손발이나 아랫배가 찬 것으로 보아 몸이 차다고 생각하면 안 되고 화와 열이 한쪽에 편중이 되어 나타나는 증세로 보아야 한다.

일반적으로 화와 열이 단전부위에서 작용을 하게 되면 아랫배와 손발이 따뜻해져 순환이 잘 된다. 그런데 화와 열이 스트레스, 술, 갱년기, 과로, 고칼로리 음식 등에 의해 가슴과 머리, 뒷목쪽으로 오르게 되면 상체에는 이 많으나 손발과 아랫배는 찬 증세를 느끼게 된다. 이러한 증세가 있을 때에 생지황오이냉채를 먹으면 좋다.

생지황은 매우 차면서 달고 쓴맛이 나는 한약재로 피를 시원하게 하고 열을 내린다. 또 코피가 나거나 피를 토하거나 자궁의 하혈이 심한 경우에 많이 쓴다. 특히 어혈을 없애주고 부기를 빼면서 소변이 잘 나오게 하는 효능이 있기도 하다.

오이는 그 성질이 냉하고 맛은 달다. 열을 내리고 음기를 도와준다. 소변이 잘 안노오거나 사지의 부종, 고혈압에도 효과적이다. 따라서 가슴과 머리에는 열이 나지만 손발이나 아랫배가 찬 증세에 응용하면 좋다. 그 외에도 화병, 가슴답답증, 불면증, 두통, 항강통, 갱년기의 상열감 등과 같은 증세가 열을 동반하면서 나타나는 데도 효과적이다. 체질적으로 많이 먹으나 살이 안찌고 더위를 많이 타며 직선적인 소양인 체질에 가장 효과가 좋다.

그러나 손발이 차면서 찬 음식을 싫어하면 소화기능이 약한 사람이 먹으면 소화가 안 되거나 설사를 하거나 손발과 몸이 더욱 차게 된다.

♠ 먹으면 좋은 체질 : 소양인

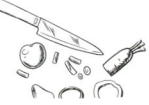
이렇게 만드세요!

〈재료〉
오이 2개, 생지황 40g, 간장, 식초, 깨소금

〈만드는 법〉
① 오이는 소금으로 문질러 깨끗하게 씻어서 채로 썬다.
② 생지황에 물을 넣고 1~2시간 끓여서 너무 쓰지 않게 달인다.
③ 끓인 생지황물에 설탕, 식초, 소금을 넣어서 간을 하고 차게 식힌다.
④ 채썬 오이에 준비된 국물을 붓는다.

17. 성인병을 예방하는 건강식 3가지

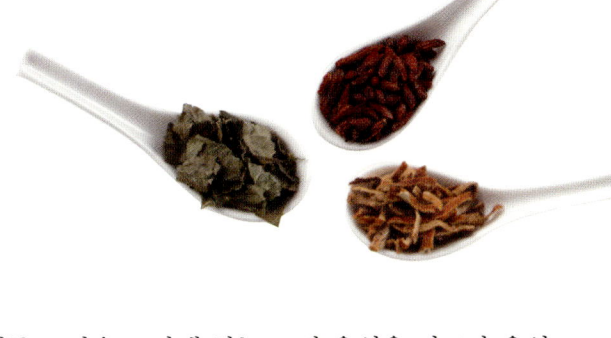

몸이 힘들어 몸을 보해주고 기운도 나게 하는 그런 음식을 먹고자 음식을 고르다 보면 한 가지 걸리는 것이 있다. 그것은 다름 아닌 나이가 들면서 성인병이 생기거나 비만한 경우에는 음식을 선택하기가 보통 난감한 것이 아니다.

그래서 결정을 하는 것이 이번 한 번만 먹고 다음에는 먹지 않겠다고 다짐을 하고 먹어보지만 기분이 썩 좋은 것은 아니다. 비만한 사람은 살이 찔 것이 걱정이 되고 고혈압, 당뇨, 동맥경화가 있는 사람들은 병이 더 악화되지 않을까 걱정을 하면서 먹으니 맛있게 먹을 리 없다.

만약 이런 고민을 한 번이라도 해본 적이 있는 사람이라면 여기 소개하는 다음의 식품을 응용하면 좋은 효과를 볼 수 있다.

먼저 이것저것 먹고 싶은 음식은 많은 데 위장기능이 약하여 많이 먹지 못하거나 긴장을 많이 하고 쉽게 피곤한 경우, 또 혈압이나 당뇨가 있거나 소음인인 경우에는 창출추어탕을 먹는 것이 좋다.

몸에 열이 많고 직선적이며 혈압이 있고 얼굴이 붉거나 소양인인 경우에는 생지황가물치탕이 좋다.

비만하고 열이 많으며 갈증이 심하고 고혈압, 당뇨, 동맥경화 등이 있으면서 목이 뻣뻣한 사람이나 태음인 체질인 경우는 칡대구탕을 먹는 것이 도움이 된다.

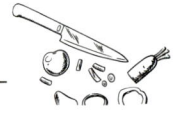
이렇게 만드세요!

① 창출추어탕 : 창출30g, 미꾸라지 400g, 파, 마늘, 생강, 후추, 구춧가루 등의 양념류 적당량.
창출과 미꾸라지를 넣은 후 양념을 넣어서 끓인다. 이 약선은 소음인 체질에 특히 좋다.

② 생지황가물치국 : 생지황 30g, 가물치 한 마리, 양념류 적당량
생지황, 가물치, 양념류를 넣어서 끓이되 너무 맵지 않고 담백하게 끓인다. 이 약선은 소양인 체질에 특히 좋다.

③ 칡대구탕 : 칡 30g, 대구 500g, 무, 콩나물, 양념류를 넣어서 끓이되 기름기가 없이 담백하고 맵지 않게 한다. 이 약선은 태음인 체질에 특히 좋다.

18. 속단미역국
-어혈을 풀어주고 산후풍에 좋다-

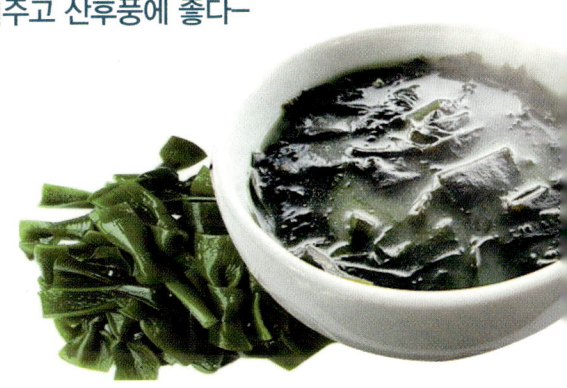

친정어머니는 딸을 시집보내고도 항상 마음이 놓이지 않는다. 시집에 가서 귀여움을 받는지, 남편과는 싸우지 않고 잘 지내는지, 딸에게서 전화를 받을 때마다 항상 불안한 마음으로 전화를 받으며 그 내용은 항상 시집에 대한 불평인 것은 뻔한 이야기다.

딸이 아이를 못 가지면 괜히 죄인이 되고, 아기를 갖게 되면 이때부터 친정어머니의 때늦은 고생이 시작된다. 임신에서 출산까지의 뒷바라지는 당연히 해 주어야 하는 것이고 딸이 몸을 회복할 때까지 산후조리도 해주어야 한다. 그래서 전통적으로 산후의 어혈을 풀어주는데 좋다는 미역국을 지긋지긋하게 끓이게 된다. 실제로 미역국은 어혈을 풀어주고 산후풍을 예방할 수 있는 최고의 건강식이다. 특히 속단미역국으로 끓여 먹으면 더 좋은 효과를 볼 수 있다.

속단(續斷)은 이름 그대로 끊어진 것을 이어준다는 의미로 뼈가 부러지거나 어혈이 생겼을 때에 많이 쓰는 한약재이다. 그 성질은 약간 따뜻하며 쓰고 매운맛이 난다. 주로 간(肝)과 신(腎)을 보하고 뼈와 근육을 이어주며 혈액순환을 조절하여 무릎, 허리, 관절의 통증 조절에 좋다.

또 냉대하나 자궁출혈에 좋으며 각종 타박상으로 인한 어혈, 종기 등의 증상에도 좋다.

미역은 성질이 차면서 짠 맛이 나는 식품으로 딱딱한 몽우리를 부드럽게 하고 부기를 빼준다. 또 냉대하나 자궁출혈에 좋으며 각종 타박상으로 인한 어혈, 종기 등의 증상에도 좋다.

또 종기와 부스럼, 몸 안에 뭉쳐진 덩어리를 풀어주고 자궁의 수축작용과 지혈작용이 있으며 젖이 잘 나오게 하기도 한다. 특히 갑상선호르몬의 주성분인 요오드가 많아 갑상선의 기능 이상에도 좋으며 피를 맑게 하는 효과가 있다.

따라서 속단미역국은 몸의 열을 내려주면서 어혈을 풀어주는 효과가 있어 산후 어혈로 인한 관절질환, 산후풍에 좋고 타박상으로 인한 어혈에도 좋다.

체질적으로는 태음인에게 특히 효과적이다. 그러나 몸이 차거나 소화기능이 약한 사람은 피하는 것이 좋다.

♠ 먹으면 좋은 체질 : 태음인

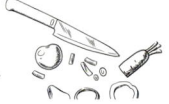

〈재료〉
미역 50g, 속단 30g, 간장, 파, 마늘, 소금, 후춧가루, 참기름.

〈만드는 법〉
① 마른 미역을 불려 깨끗하게 손질한 후 먹기 좋게 썬다.
② 속단을 깨끗하게 하고 씻어서 냄비에 넣고 끓여서 속단의 성분이 우러나오게 끓인다.
③ 속단을 넣고 끓인 국물에 미역을 넣고 미역의 맛이 우러나게 끓인다.
④ 끓으면 간장, 파, 마늘 소금, 후추, 참기름으로 간을 맞춘다.

19. 소콩팥전골
-정력을 증진하고 배뇨장애 개선-

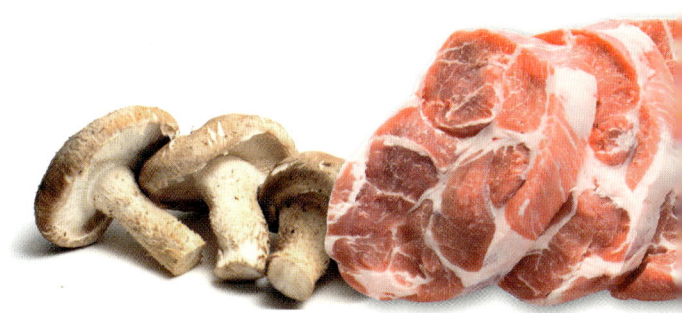

우리 민족이 가장 선호하는 음식은 아마 쇠고기라고 해도 무방할 것이다. 구워 먹든, 찌개를 끓이든, 전골을 만들어 먹든, 산적을 만들든, 양념장을 만들든, 국을 끓이든 그야말로 약방의 감초처럼 포괄적으로 쓰이는 식품이 바로 쇠고기다.

쇠고기에 대한 이런 평가는 우리나라 사람의 50%가 태음인 체질이란 사상의학적 관점에서 보면 더욱 그럴 듯하게 여겨진다.

사상의학에서는 쇠고기를 태음인 체질의 소유자들에게 보약과 같은 식품으로 보고 있기 때문이다. 따라서 우리나라에 쇠고기를 선호하는 사람들이 많은 것은 어쩌면 당연한 결과다.

그러나 맛이 좋다고 모두 약이 되는 것은 아니다. 그냥 먹는 것보다는 쇠고기의 부위별 특성을 생각해 먹을 경우 건강을 증진시킬 수 있으니 보다 효과적이라고 하겠다.

예컨대 태음인 체질에 이로운 부위는 단연 콩팥이 으뜸이다. 그렇다면 '소콩팥'을 이용한 전골요리는 어떨까.

일반적으로 우리가 먹는 쇠고기는 성질이 평하고 맛은 달다. 소화기를 보하고, 기혈의 순환을 돕는다. 또 근육과 뼈를 튼튼하게 해주며, 갈증과 부기를 해소하는 효과가 뛰어난 식품이다. 그래서 병후의 허약한 사람에게 좋고, 토하거나 설사하는 것을 멈추게 하는 데도 효과적이다.

더욱이 소의 콩팥은 신장의 기능을 보강해 하초를 튼튼하게 해줌으로써 정력 증진은 물론 핍뇨, 잔뇨 등의 배뇨장애를 개선하는 효과를 나타낸다.

다라서 소콩팥 전골은 신장과 하초의 기능을 강화하는 데 좋고, 소변이 잘 배출되도록 하고 싶을 때 자주 먹으면 유용한 음식이다.

♠ 먹으면 좋은 체질 : 태음인

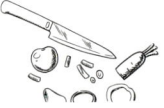

이렇게 만드세요!

〈재료〉
콩팥 300g, 쇠고기(등심 또는 안심) 300g, 표고버섯, 무, 당근, 양파, 간장, 설탕, 다진파, 다진 마늘, 참기름, 깨소금, 소금 등.

〈만드는 법〉
① 콩팥은 얇은 막과 힘줄을 제거하고 얇게 썰어 소금에 씻어 물기를 뺀다.
② 쇠고기와 표고버섯은 먹기 편하게 채로 썬다.
③ 간장, 설탕, 다진 파와 마늘, 참기름, 깨소금, 소금 등을 재료로 하여 양념장을 만든다.
④ 콩팥, 버섯, 쇠고기에 ③을 각각 양념한다.
⑤ 무, 당근, 양파는 채 썰고 실파는 길게 썬다.
⑥ 전골 냄비에 ④,⑤를 각각 마줍도록 돌려 담고 육수에 간을 해 넣은 다음 끓인다.

20. 지황복탕
-기관지 천식, 마른기침에 좋아-

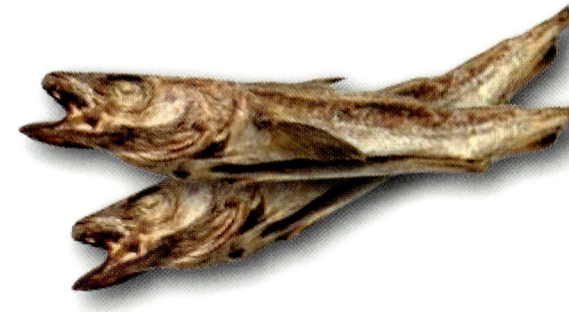

봄철의 건조한 날씨가 계속되면 폐와 기관지가 약한 태음인들이 가장 힘이 들지만 그 다음으로 힘든 체질은 바로 소양인일 것이다.

태음인들은 원래 폐와 기관지가 약하고 밖으로 발산하는 기운이 약하다. 따라서 폐가 차지면서 건조해지면 폐와 기관지의 기능이 더욱 떨어지면서 마른기침을 하거나 열이 오르고 오한이 나며 감기기운이 항상 있어서 열감을 느끼는 증세가 나타난다.

그러나 소양인의 경우에는 폐와 기관지는 약하지 않지만 화와 열이 많이 오르게 되면 흉부의 열이 많이 올라가며 폐와 기관지가 건조해지면서 마른기침을 하고 추웠다 더웠다 하는 감기기운이 나타나게 된다.

이러한 증세에 효과적인 것이 지황복탕이다. 몸의 화와 열을 내려주면서 음기를 보충하여 주므로 감기, 천식에 좋기 때문이다.

지황(地黃)은 한의학에서 음기를 보충하고 열을 내려주는 약재로 말리지 않고 바로 쓰는 생지황, 말려서 쓰는 건지황, 아홉 번 쪄서 만든 숙지황으로 나누어진다. 이중에서 음기를 보해주고 혈을 보해주며 열을 서늘하게 해주는 건지황이 생지황과 숙지황의 중간적인 효능이 있는 약재이다.

주요 약효는 폐의 열도 내리고 음기도 도와주어 심폐의 기능을 좋게 한다. 따라서 감기, 천식 등에 좋으며 음식에 넣었을 때도 검지 않고 맑아서 좋다.

복어는 하돈(河豚:돼지새끼)이라고도 한다. 놀라거나 습격을 당하면 입으로 물이나 공기를 들이마셔 배를 풍선모양으로 부풀려 마치 돼지와 같이 된다고 하여 붙여진 이름인 것 같다.

복어는 간과 알, 피 등에 독이 있어서 복용시에 전문가의 손질에 의해 독을 제거해야 하는 어류이다.

그 성질이 서늘하여 몸의 열을 내려주고 습기를 없애준다. 또 수분의 순환을 도와주며 기운을 보해주는 효과가 있다. 종기를 없애고 관절의 순환을 원활하게 해주기도 한다.

따라서 지황복탕은 상체의 열과 화를 내리면서 음기를 보해주고 복탕의 얼큰한 맛이 폐와 기고나지의 순환을 원활하게 하여 기침, 감기, 천식 등의 증세에 효과적이다.

체질적으로는 소양인들에게 특히 좋다. 그러나 몸이 차거나 소화기능이 약하거나 소음인에게는 좋지 않다.

♠ 먹으면 좋은 체질 : 소양인

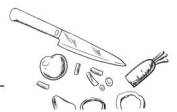 이렇게 만드세요!

〈재료〉
복어 1~2 마리, 건지황 70~100g, 콩나물, 무, 미나리, 파, 마늘 식초, 간장, 깨소금, 고춧가루, 소금 등.

〈만드는 법〉
① 복요리 전문가가 손질한 복어를 구입하여 30분 이상 물에 넣어 복어의 핏물을 우려내고 건지황은 깨끗하게 씻는다.
② 파, 미나리, 콩나물을 4~5cm정도의 크기로 썰고 무는 반달썰기를 한다. 간장, 파, 마늘 고춧가루, 깨소금을 넣어 양념장을 만든다.
③ 무를 넣고 끓여 먹으면 복어와 건지황을 넣고 소금으로 간을 맞춘다.
④ 콩나물과 파를 넣고 한참 끓이다가 거의 익었을 때에 미나리를 넣고 식초를 넣어 맛을 살린다.

21. 은행도라지나물
−기관지를 보해준다−

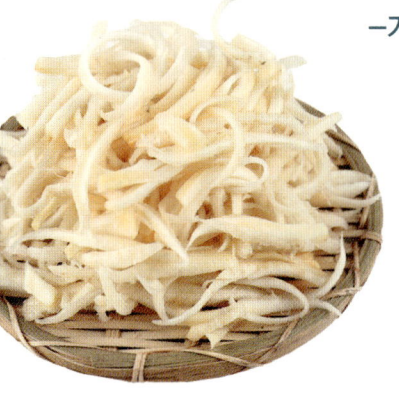

겨울에서 봄으로 넘어가는 환절기에 온도의 차가 심하고 중국대륙의 온난하며 건조한 날씨가 계속되면서 입, 코, 기관지, 폐가 매우 건조해진다.

평소에 열이 많아서 머리와 가슴으로 화가 많이 오르면 폐, 기관지가 더욱 건조한 상태가 되어 보통 힘든 것이 아니다. 여기에 긴장을 하거나 술, 육류, 고칼로리의 음식을 많이 먹거나 과로를 하여 체력이 떨어지면 열이 더욱 많이 생겨 마른기침을 하며 감기 기운이 몸에서 떠나지 않는다.

따라서 집이나 사무실에서는 항상 너무 건조하지 않게 가습기나 젖은 빨래로 습도를 유지해 주어야 한다. 또 폐, 기관지가 너무 건조하지 않게 마스크를 하며 충분한 휴식과 수면을 취하는 것이 좋다. 담배는 절대 피워서는 안 된다. 특히 이때 폐와 기관지를 보해주고 순환시키는 은행도라지나물을 먹으면 효과적이다.

은행은 가을에 노랗게 물들고 입이 부채 모양으로 물드는 은행나무의 열매로 감기, 천식, 기침, 가래를 없애주고 폐를 따뜻하게 하여준다. 또 기를 보해주는역할을 하고 폐를 보해주는 효과가 있어 한약재로 많이 이용되고 있다.

도라지는 한약명으로 길경(桔梗)이라 하며 도라지의 뿌리를 말한다. 도라지는 가래를 없애주고 머리를 맑게 하여 흉협부의 통증을 조절한다. 또 인후부가 붓고 아픈 데 효과가좋고 염증이나 농을 배출하여 주며 혈액의 순환이 잘 되게 하는 효과가 있다.

따라서 두 약물이 같이 작용을 하면 폐, 기관지, 코, 인후부의 감기기운, 가래, 천식에 효과적이다. 또 인후부위가 목에 무엇이 걸린 것 같으면서 잘 안 뱉어지고 쇳소리가 나는 마른기침을 하는 경우에 먹으면 좋다. 특히 폐와 기관지가 약한 태음인들에게 좋다.

♠ 먹으면 좋은 체질 : 태음인

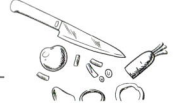
이렇게 만드세요!

〈재료〉
도라지 200g, 소금, 다진 파, 다진 마늘, 통깨, 식용우, 참기름.

〈만드는 법〉
① 도라지는 껍질을 벗기고 잘게 쪼개 소금을 넣고 문질러 씻어 쓴맛을 뺀후 찬물에 여러 번 헹군다.
② 도라지에 기름을 넣고 볶는다.
③ 은행의 딱딱한 껍질을 까서 은행이 말랑말랑해질 때까지 볶는다.
④ 다시 도라지와 은행을 같이 볶은 후 파, 마늘, 깨소금, 참기름으로 양념을 하여 먹는다.

22. 봄나물도 체질에 맞게 먹자

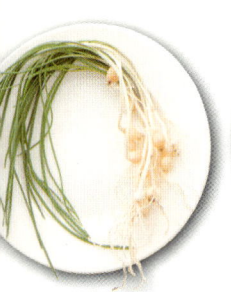 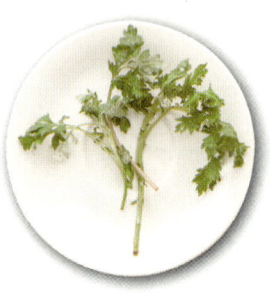 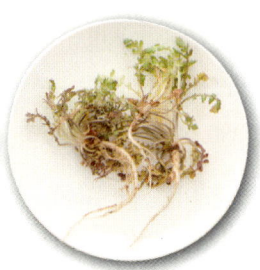

봄이 되면 생각나는 것은 밥맛을 돋우는 봄나물이다. 달래, 냉이, 씀바귀, 쑥, 취나물, 죽순 등은 듣기만 하여도 군침이 돌며 향수를 느끼게 한다. 겨우내 추위에 움츠렸던 몸을 빨리 회복시키는 데 있어 가장 좋은 것이 나물이다.

달래는 봄철의 입맛을 돋우는 데는 최고의 음식이다. 성질이 따뜻하고 입안을 톡 쏘는 매콤한 맛이 식욕을 항진시킨다. 또 몸의 냉증을 풀어주고 정신을 일깨워주며 불면증에 좋고 월경불순, 자궁질환에도 좋다. 몸이 찬 소음인에게 특히 좋다.

냉이는 나른하고 피곤할 때에 먹으면 피로를 빨리 회복시킨다. 성질은 차지도, 따뜻하지도 않아 누구도 무난하게 먹을 수 있다. 소화기능을 편하게 하며 이질, 설사, 부종 등의 증세에 좋으며 숙취에도 권할 만하다.

씀바귀는 이름대로 쓴맛이 나며 성질은 차다. 몸의 열을 내리고 밥맛을 돋우어서 여름에 더위를 잘 타는 사람이 많이 먹으면 더위를 안 탄다. 가슴이 답답하거나 피부의 종기 염증, 여드름에도 좋으며 소양인들에게 좋다.

쑥은 우리 생활과 밀접한 음식으로 옛날에 먹을 것이 떨어지면 쑥죽, 쑥국, 쑥떡 등으로 식사를 대용하여 먹던 애환이 서려있는 나물이다. 성질은 따뜻하고 쓴맛이 나서 손발이나 아랫배가 찬 냉증에 가장 좋고, 소화가 안 되거나 월경불순, 자궁질환에좋으며 소음인에게 잘 맞는다.

취나물은 전국의 산야에 많으며 성질이 따뜻하고 혈액순환을 촉진시킨다. 특히 폐와 기관지에 좋은 나물로서 감기에 잘 걸리거나 가래가 많거나 마른기침, 천식, 인후질환 등의 증세에 좋다. 폐의 기능이약한 태음인에게 좋다.

죽순은 봄철에 나는 대나무의 어린 순으로 성질이 차면서 달다. 화와 열을 내려주고 갈증을 없애주며 가래를 삭히고 소변이 잘 나오게 한다. 성인병이 있거나 고혈압, 두통, 항강통, 현훈 등의 증세가 있는 경우에 좋다. 열이 많은 태음인이나 소양인에게 좋다.

23. 냉이국
－입맛을 돋우고 숙취 해소에 좋다－

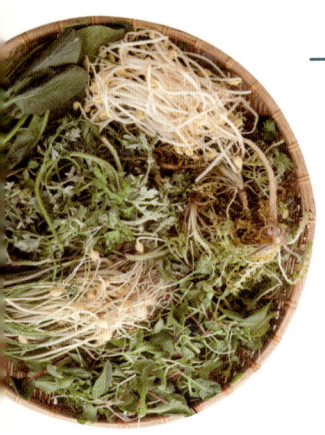

봄기운이 한 겨울의 찬바람을 걷어내면 들과 산에는 각종 나물들이 싹을 틔우기 시작한다. 우리 민족은 예로부터 봄나물이라고 하여 봄에 대지를 뚫고 나오는 각종 풀이나 그 뿌리로 식탁을 차리곤 하였다.

그런 까닭에 산과 들에서 아낙네들이 봄나말을 캐는 풍경은 흔히 접할 수 있는 광경이다. 동요에도 나오는 달래, 냉이, 씀바귀 등 귀에 익은 봄나물이 우리들의 입맛을 북돋아주었던 것이다.

그 중 쌉쌀하면서도 향긋한 냉이는 봄나물 중의 으뜸이라고 할 수 있다. 생각만 하여도 군침이 도는 냉이조갯국에 대하여 이야기해보자.

냉이는 제채(薺菜)라고 하여 산과 들에서 채취하여 성질은 따뜻하다. 단맛이 나고 심장, 폐, 간에 작용을 한다. 주요 약효는 간기능의 순환을 도와주고 오장의 순환을 도우며 열을 내려준다. 또 기혈의 순환을 도우며 설사, 출혈을 멎게 해준다. 소화기가 약한 사람에게는 소화액의 분비를 촉진하여 밥맛을 돋우어 준다. 특히 혈압을 내리고 빈혈과 월경과다 증세에도 좋으며 숙취에도 좋다.

무엇보다 봄나물 중에서 단백질 성분이 높고 칼슘과 철분이 많으며 비타민 A와 C가 풍부하여 봄철의 식곤증이나 나른한 증세에 좋은 음식이다. 또 숙취를 푸는 데도 효과적이다.

♠ 먹으면 좋은 체질 : 모든 체질

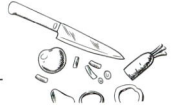 이렇게 만드세요!

〈재료〉
냉이 200g, 쌀뜨물, 된장, 고추장, 다진 마늘, 실파 등.

〈만드는 법〉
① 냉이를 깨끗이 다듬어 씻은 뒤 끓는 물에 살짝 데친 후 찬물에 헹구어 썬다.
② 된장과 고추장을 쌀뜨물에 넣어 묽게 한 후 맑은 토장국이 되게 끓인다.
③ 냉이국에 다진마늘, 파를 넣어 한소끔 끓인 후에 먹는다.

24. 달래무침
—봄철 입맛 살리는 데는 최고—

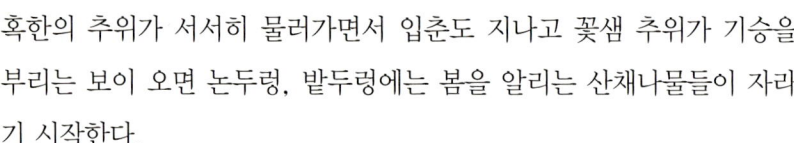

혹한의 추위가 서서히 물러가면서 입춘도 지나고 꽃샘 추위가 기승을 부리는 보이 오면 논두렁, 밭두렁에는 봄을 알리는 산채나물들이 자라기 시작한다.

이러한 봄 나물들은 한겨울의 추위에 움츠렸던 몸을 회복시키고 식욕을 회복시키는 데 안성맞춤이다.

그 중에서도 잎이 가늘고 긴 대롱모양으로 가는 파처럼 생겼고 실뿌리와 함께 알뿌리가 붙어 있으며 매운 맛이 나는 달래가 봄철의 입맛을 돋우는 데는 가장 으뜸이라고 할 수 있다. 겨우내 움츠렸던 식욕을 당기게 하기 때문이다. 이러한 달래는 무침으로 해 먹으면 보다 효과적이다.

봄철의 논과 밭에 커다란 덩이를 이루며 자라나는 달래는 〈동의보감〉에 소산(産蒜), 혹은 야산(野蒜)이라 하여 '작은 마늘' 혹은 '들마늘'이란 이름을 갖고 있다. 나리과에 속하는 다년생 초본으로 성질은 따뜻하고 맛은 맵다.

주요 효능은 소화액의 분비를 촉진하고 밥맛을 돋우어주며 몸을 따뜻하게 한다. 하복의 냉증에도 좋으며 비타민의 성분도 골고루 들어있어 피부의 노화도 방지한다. 벌레에 물렸을 때에도 달래를 찧어서 붙이면 해독의 작용도 있다.

사상체질의학적으로는 소화기능이 약하고 몸이 찬 소음인에게 좋은 음식이지만 몸에 열이 많거나 위장의 궤양이나 염증이 심한 경우에는 자극적인 맛이 영향을 주므로 피하는 것이 좋다.

♠ 먹으면 좋은 체질 : 소음인

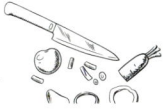

〈재료〉
달래 200g, 간장 2큰술, 고춧가루, 깨소금, 다진파, 마늘, 참기름 등.

〈만드는 법〉
① 달래의 알뿌리 겉쪽의 얇은 껍질을 벗기고 수염뿌리는 잘래난 후 흙을 씻어 물기를 뺀다.
② 간장, 고춧가루, 파, 참기름, 깨소금을 넣어 만든 양념장으로 무친다.
③ 달래는 열에 약하므로 날로 먹는 것이 좋으며 알이 굵은 것은 매운 맛이 강하므로 된장에 넣어 먹는 것이 좋다.

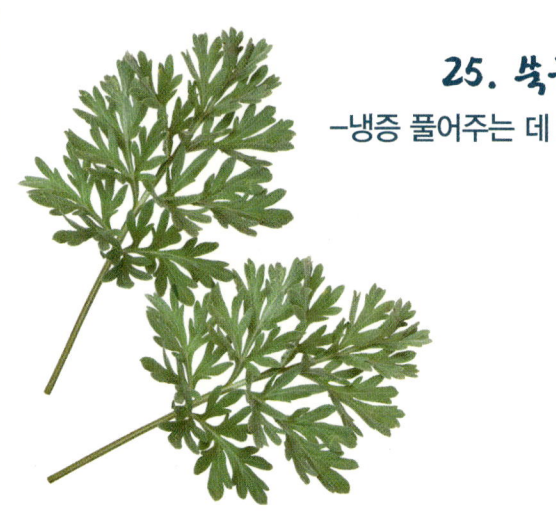

25. 쑥국
-냉증 풀어주는 데 효과 그만-

햇빛이 구석구석 따스하게 내리쬐는 봄이 오면 따스한 봄기운이 눈이 녹아내리듯 우리의 마음도 녹아 내린다. 그 동안 두텁게 입고 있던 옷도 훌훌 벗어버리고 깊숙이 보관해 두었던 밝은 색의 가벼운 옷을 입기 시작한다.

그러나 따스한 날씨가 계속되다가도 꽃샘추위가 샘을 내면서 추워지면 언제 봄이 오려나 의심스러워진다. 꽃샘추위가 기승을 부릴 때면 몸이 찬 사람들은 갑작스런 추위에 당혹하게 되고 더욱 힘든 날들이 된다. 이러한 추위가 밀어닥칠 때 몸이 찬 사람에게는 우리 민족과 친근한 쑥국이 최고다.

논둑, 밭둑, 양지바른 시골 길가에서 하얀 솜털을 뒤집어쓰고 나지막히 자라나는 어린 쑥은 우리 민족과 매우 친숙한 나물로 옛날 보릿고개를 넘을 때에 쑥밥이나 죽을 쑤어 주린 배를 채우던 애환이 서린 나물이다. 요즘에도 쉽게 쑥떡을 볼 수 있을 정도로 아주 친근한 식품이다.

쑥은 한약명으로 애엽(艾葉)이라 하여 한약에도 많이 들어간다. 그 외에도 흔히 뜸을 뜬다고 할 때에 쓰는 뜸의 재료로써 쑥을 말려서 혈자리에 놓고 태우면 쑥의 온기가 혈자리를 타고 들어가 병을 치료하기도 한다.

이러한 쑥의 효능은 따뜻하면서 쓴맛이 난다. 몸을 따뜻하게 하고 피를 멈추게 한다. 또 몸이 차서 오는 통증에 좋고 여성의 자궁병, 부인병에도 효과적이다.

따라서 아랫배가 차면서 오는 자궁의 출혈과다나 월경불순, 손, 발, 복부의 냉증, 전신의 냉증, 소화물량, 위장기능이 약한 경우, 찬 것만 먹으면 설사를 하는 경우 등에 복용하면 효과적이다.

체질적으로는 소음인에게 특히 좋다. 그러나 몸에 열이 많거나 얼굴이 붉거나 혈압이 있는 사람, 소양인은 피하는 것이 좋다.

♠ 먹으면 좋은 체질 : 소음인

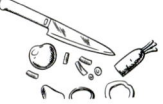
이렇게 만드세요!

〈재료〉
쑥 100g, 된장, 고추장, 다진 마늘, 간장.

〈만드는 법〉
① 된장과 고추장을 3대 1의 비율로 넣고 장국을 만든다.
② 어린 쑥을 모아서 물에 씻어 놓는다.
③ 장국이 끓으면 쑥을 넣은 후 다진 마늘과 간장을 넣고, 쑥이 살짝 익을 때까지 끓인다.

26. 씀바귀나물
—봄철 미각 돋우는 봄나물—

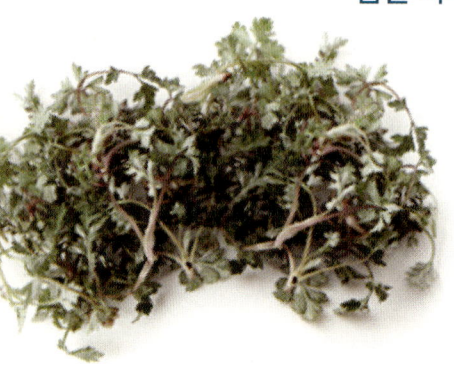

요즘에는 갑작스럽게 몰아닥친 광우병의 파동으로 육류에 대한 불신이 커지면서 먹는 것에 대한 고민도 많이 한다.

그 여파로 자연히 채소류에 대한 관심이 높아지게 되었고 음식을 준비하는 데도 자연히 육류에서 채소로 관심이 높아지면서 채식을 하는 사람들도 날로 늘어나고 있는 추세다.

가족들과 외식을 하다보면 무심코 봄철 산나물의 쌉쌀하면서도 감칠맛이 나는 나물을 맛 본 적이 있을 것이다. 예상치 못한 맛에 깜짝 놀라기도 하지만 입안에 침이 고이게 하는 묘한 맛이다. 아마도 이것은 우리나라의 산, 들, 밭둑에 많이 나는 나물로 달래, 냉이와 함께 봄나물을 대표하는 씀바귀나물일 것이다.

씀바귀는 이름 그대로 쓴나물이란 의미로 고채(苦菜)라고도 한다. 겨울에도 얼어 죽지 않는다고 하여 월동엽(越冬葉)이라고도 한다. 성질은 차면서 쓴맛이 나서 몸 안의 화와 열을 내려주고 위열(胃熱)을 내려준다. 또 얼굴이나 피부의 염증과 종기를 없애주고 머리가 아프거나 눈이 충혈 되는 경우에도 좋다.
특히 시험공부에 지친 수험생들의 긴장을 완화시켜 주며 화와 열이 많이 오르면서 뒷목도 뻐근하고 밥맛이 떨어지는 데 먹으면 미각을 돋우어 준다.
그래서 민간에서는 봄철에 씀바귀를 많이 먹으면 여름에 더위를 안탄다는 이야기가 전해 내려오고 있기도 하다.
사상체질의학적으로 볼 때 씀바귀나물은 화와 열이 많은 소양인 체질에 좋다. 위장의 열을 내리면서 식욕을 돋우어 주는 효능이 있기 때문이다.
그러나 몸이 차고 소화기능이 약한 사람은 피하는 것이 좋다.
♠ 먹으면 좋은 체질 : 소양인

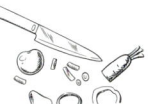

이렇게 만드세요!

〈재료〉
씀바귀 200g, 고춧가루, 된장, 고추장, 깨, 다진파, 다진마늘, 참기름 등.
〈만드는 법〉
① 씀바귀를 하룻동안 물에 담가 쓴맛을 우려내어 부드럽게 한다.
② 씀바귀를 끓는 물에 살짝 데쳐낸다.
③ 씀바귀, 같은 양의 된장과 고추장, 깨, 고춧가루, 다진 파 다진 마늘을 넣어 고루 무치다가 마지막에 참기름을 넣어 무친다.

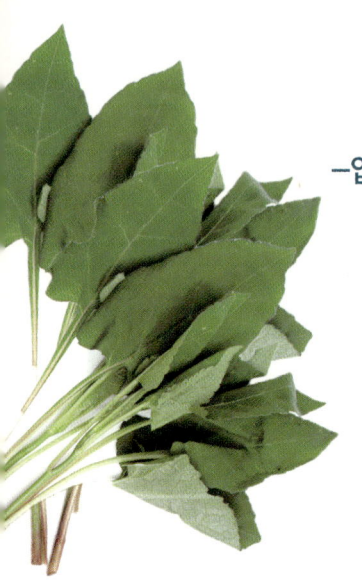

27. 취나물
−입맛을 돋우고 기침에 좋다−

환절기가 되거나 날씨가 건조해지면 고생하는 사람들이 있다. 바로 폐와 기관지가 약하여 계절이 바뀔 때마다 감기를 거르지 않고 날씨가 건조해지면 마른기침을 하는 사람들이다. 우리 인간들은 우주를 왕복하고 컴퓨터와 인터넷 등의 문명을 발전시켰지만 지진이 나거나 홍수가 나거나 폭설이 내리게 되면 꼼짝없이 당하고 마는 아주 미약한 존재이다.

그래서 기온의 변화가 심하고 건조한 날씨가 계속되면 폐와 기관지가 약한 사람들은 고생을 심하게 한다. 이러한 시기에 자연에서 준 좋은 봄나물이 바로 취나물이다.

취나물은 전국의 산과 들에 자생하는 국화과에 속하는 다년생 초본으로 곰취, 참취, 수리취 메역취, 단풍취, 개미취등이 있다.

용문산의 취는 특히 유명하여 봄에는 나물이나 쌈으로 먹기도 하고 말려두었다가 두고두고 먹을 수 있다.

특히 개미취의 뿌리는 자완(紫菀)이라는 한약재로서 성질이 따뜻하면서 쓰고 단맛이 난다. 주요 약효는 폐를 윤기있게 하고 가래를 없애주며 기침을 멈추게 하는 것으로 알려져 있다 그래서 오래된 기침, 천식에 효과가 좋아서 감기, 천식, 만성기관지염 등의 증세에 좋고 폐를 보하는 효능도 있다.

따라서 취나물은 감기, 기관지염, 인후염, 천식, 말을 많이 하는 사람들에게 좋은 음식이다. 사상체질적으로 보면 폐와 기관지가 약한 태음인들에게 가장 좋다.

♠ 먹으면 좋은 체질 : 태음인

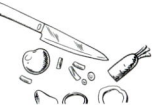

이렇게 만드세요!

〈재료〉
취나물 300g, 간장 2큰술, 된장, 고추장, 파, 마늘, 참기름, 깨소금 등.

〈만드는 법〉
① 깨끗한 취나물을 골라 물에 데쳐 헹군다.
② 물기를 꼭 짠다.
③ 데친 취에 된장, 고추장, 파, 마늘 등을 넣고 무치다가 참기름과 깨소금을 넣는다.

28. 여름철 보신탕
-더위 이기는 최고의 보양식-

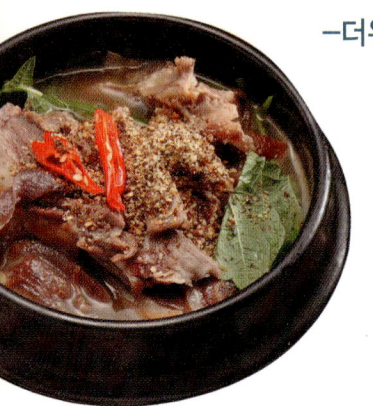

여름철이 되면 인기 있는 음식 중의 하나가 보신탕일 것이다. 한국에서는 오래 전부터 즐겨먹던 음식으로 여름철에 특히 더위를 이기고 무더위에 지친 몸을 회복시켜 주기 위하여 먹는 대표적인 계절음식이다. 특히 춘궁기에는 개고기를 구황식품으로 이용하기도 하였다.

이러한 개고기는 다른 고기보다 우리 몸에 흡수가 잘 되어 수술 후의 체력을 회복하는 데 좋은 효과가 있어 선호하는 음식 가운데 하나이다. 특히 북한과 연변에서도 단고기라고 하여 많이 복용을 하고 있다.

그러나 국제화 사회가 되다 보니 개를 애완용으로 기르는 나라에서는 개를 먹는다는 사실에 대하여 심한 혐오감을 나타내기도 한다. 또 종교적으로도 먹지 않는 사람들이 많은 음식이기도 하다.

그러나 여름철 탈진되기 쉬운 건강을 회복시켜 주는 데 있어 좋은 음식 중의 하나가 보신탕이다.

개고기는 성질이 더우며 달고 짠 맛이 나는 음식으로 고기가 부드럽고 소화흡수가 잘 되어 위장의 기능을 도와준다. 또 오장의 기능을 편안하게 하고 남성의 양기를 북돋우며 허리와 무릎을 튼튼하게 하고 골수를 충문하게 하는 효과가 있다.

특히 따뜻한 성질이 있어서 몸이 차거나 소화기능이 약한 경우, 또 수술 후 체력이 극도로 떨어진 경우에 매우 효과가 좋다. 여름철에 땀이 나며 탈진이 된 경우에도 먹으면 좋다. 특히 이러한 개고기는 소음인에게 좋다.

그러나 몸에 화와 열이 많거나 비만하거나 고혈압, 당뇨, 동맥경화 등의 성인병이 있거나 얼굴이 붉은 사람이 먹으면 열이 더 많이 생기거나 변에서 냄새가 독하게 나는 경우가 생기므로 피하는 것이 좋다.

♠ 먹으면 좋은 체질 : 소음인

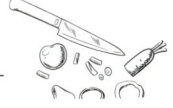

이렇게 만드세요!

〈재료〉
개고기 600g, 들깻잎 200g, 미나리 100g, 들깨, 된장, 생강, 부추, 후추, 고춧가루, 산초가루 등의 양념 각각 적당량.

〈만드는 법〉
① 개의 고기에 된장과 생강을 넣고 삶은 다음 고기를 건지고 국물은 따로 둔다.
② 들깻잎, 미나리를 깨끗이 씻어 썬다.
③ 고기는 찢어 여러 양념을 넣어 무쳐 버무린다.
④ 국물에 깻잎, 들깨, 양념된 고기를 넣고 끓인 후 식성에 맞게 양념을 추가하여 먹는다.

29. 임자수탕(荏子水湯)
-임금님 수랏상에 올랐던 화와 열 해소탕-

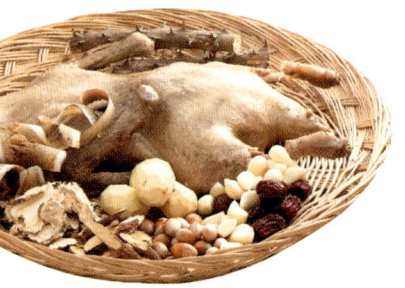

흔히들 여름의 삼복더위에 먹는 음식을 생각하면 삼계탕과 보신을 많이 생각한다. 그러나 화와 열이 많은 사람들에게는 건강에 해를 줄 수 있다. 특히 고혈압, 당뇨, 동맥경화, 심장병, 비만 등의 증세가 있는 경우에는 피해를 금방 느낀다. 고혈압이 있는 경우, 보신탕이나 삼계탕을 먹으면 머리가 아프고 혈압이 10~20 정도는 올라가는 것을 실제로 느낀다. 일반인들은 잘 모르겠지만 몸의 열감을 느끼거나 몸이 가렵거나 머리가 아프거나 괜히 화가 많이 나고 참지 못하는 경우에는 삼계탕과 보신탕이 맞지 않는 것이다.

그것이 사실이라면 화와 열이 많은 사람은 무더운 여름을 어떻게 보내란 말인가.

이 물음에 대해 우리 선조들은 지혜로운 해결책을 제시해놓았다.

많이 알려져 있는 음식은 아니지만 임자수탕이라는 음식이 있다. 이것은 임금님이 먹던 음식으로 깻국물에 오리를 고아서 살을 세로로 찢어 놓고 여기에 국수를 넣어 시원하게 차린 음식을 말한다. 시원한 맛과 함께 고단백의 영양을 보충하여 주는 음식으로 알려져 있다. 서민들은 주로 콩국물에 국수를 먹었지만 임금님은 깻국물에 국수와 오리고기를 넣어서 먹은 귀족적인 음식이라고 할 수 있다.

주재료인 오리고기는 찬 성질로 열을 내리고 음기를 보충하며 허한 것을 보하여 준다. 또 몸의 허약, 소갈증, 무기력증, 식욕부진, 설사, 허약성 효과적이다.

흰 참깨는 성질이 차고, 위와 장의 열을 빼주며 기혈을 잘 통하게 하는 효과가 있다. 검은 참깨는 성질이 평하고 맛이 달며 간과 신장을 보하고 기력을 보해준다. 또 뼈를 튼튼히 하며 근골을 강하게 하기도 한다. 그러므로 필요에 따라 흰 참깨나 검은 참깨를 선택하여 만들면 된다.

따라서 임자수탕은 화와 열이 많은 소양인들에게는 가장 좋다. 몸화와 열을 빼주고 음기를 보하여 주며 여름철 기력이 없어지기 쉬운 때에 체력을 보충하여 줄 수 있기 때문이다. 특히 삼계탕이나 보신탕을 먹고 부작용이 나는 사람들에게는 안성맞춤이라고 할 수 있다.

그러나 몸이 차거나 소화기능이 약한 경우, 또 설사를 하는 경우에는 증세가 더 심해질 수 있으므로 주의를 하여야 한다.

♠ 먹으면 좋은 체질 : 소양인

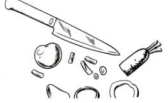

이렇게 만드세요!

〈재료〉
오리고기 1마리, 흰깨 1컵, 국수, 오리알, 오이, 밀가루, 파, 마늘, 생강 등.

〈만드는 법〉
① 오리를 씻어 파, 마늘, 생강을 썰어 넣고 삶는다.
② 오리가 삶아지면 살은 결대로 가르고 국물은 기름을 제거한 뒤 차게 식힌다.
③ 흰깨는 타지 않게 볶은 후 곱게 으깨고 여기에 오리국물을 섞어 믹서기로 간 후 체에 받쳐서 소금과 후추로 간을 맞춘다.
④ 그릇에 오리고기를 나누어 담고 국수를 넣은 후 오이, 오리알지단 등을 고명으로 얹고 차게 식힌 깻국물을 붓는다.

30. 육계장
-태음인에게 가장 좋은 여름 보양식-

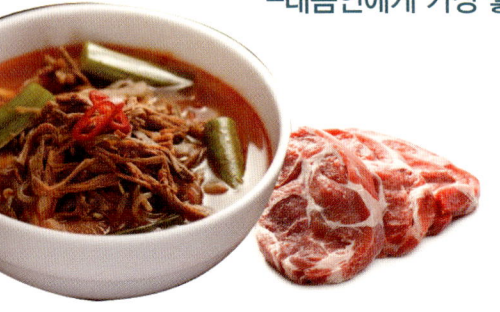

삼복더위가 시작되면 그 어느 곳보다도 분주한 곳이 있다. 바로 보양식을 하는 음식점들이다. 특히 삼계탕집과 보신탕집은 항상 만원이다. 현대식으로 깨끗하게 시설을 한 곳보다는 허름한 기왓집에 냉방시설도 시원치 않은 집이 더 인기다. 허름한 문을 열고 들어가면 발 디딜 곳이 없을 정도로 보양식을 선호하는 사람들로 초만원을 이룬다. 모두 넥타이를 풀고 땀을 뻘뻘 흘리면서 선풍기를 틀어놓고 먹는 기분은 먹어보지 않은 사람은 알지 못할 것이다.

그러나 체질의학을 전공하는 입장에서는 우선 걱정이 앞선다. 우리나라의 인구 구성비율로 보면 태음인 체질이 50%, 소양인 30% 정도로 소며 소음인은 약 20%로 보고 있다.

그런데 우리나라에 잘 알려진 삼복더위의 음식인 삼계탕과 보신탕은 소음인 음식이기 때문이다. 즉 삼계탕과 보신탕은 따뜻하고 열이 있는 음식으로 몸이 차고 기가 약한 경우에는 좋으나 열이 있는 태음인이나 소양인들이 먹으면 오히려 열이 더 많이 나기 때문이다. 물론 한두 번 정도 별미로 먹는 것은 괜찮으나 자주 먹는 것은 건강을 해칠 수 있기 때문이다.

그렇다면 가장 많은 태음인들은 여름에 무엇을 먹어야 하나?

우리 선조들은 이 여름을 잘 보내기 위한 음식으로 육개장을 먹었었다. 웬만한 한식당에 가면 써 있는 육개장이 바로 삼복더위의 음식이었다.

육개장은 태음인의 체질에 좋은 쇠고기의 양지머리부분을 삶아 기름을 걷어내고, 파 등을 넣어 만든 음식으로 기혈(氣血)을 돕고, 근육과 뼈를 튼튼히 하며 갈증을 멎게 하는 효능이 있다. 또 수종(水腫)을 해소하고 병후의 허약한 사람에게 효과가 뛰어난 고단백의 담백한 음식이다.

따라서 무더위에 탈진이 되고 밥맛이 떨어지며 온몸이 무기력해지고 단백질의 섭취가 부족한 경우에 먹으면 좋다.

그러나 성인병이 있는 경우에는 기름기를 최소화하고 열이 많거나 얼굴에 땀이 많은 사람은 맵지 않게 먹는 것이 좋다. 태음인들은 쇠고기를 이용한 육개장을 먹는 것이 찌는 듯 한 삼복더위를 이겨내는 생활의 지혜이다.

그러나 너무 비만하거나 성인병인 고혈압, 당뇨, 동맥경화, 심장질환 등이 있는 경우에는 기름을 최대한 제거하고 담백하게 먹는 것이 좋고 증세가 심하면 안 먹는 것이 좋다.

♠ 먹으면 좋은 체질 : 태음인

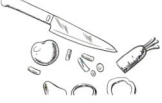

이렇게 만드세요!

〈재료〉
쇠고기(양지머리) 500g, 파 50g, 간장, 달걀, 깨소금, 참기름, 고춧가루, 후춧가루 등.

〈만드는 법〉
① 양지머리의 핏기를 뺀 후 덩어리째 넣어 삶은 후 육수에 있는 기름을 걸러낸다.
② 파는 10cm정도를 잘라 끓는 물에 살짝 데쳐 찬물에 헹궈서 건져낸다.
③ 쇠고기를 건져내 결대로 찢은 후양념을 넣어 무치고 파를 섞어 고기를고았던 육수에 넣고 다시 끓인다.
④ 끓은 뒤 간을 맞추고 달걀을 풀어 넣고 후춧가루를 뿌린 후 먹는다.

31. 팥빙수
-갈증 풀고 부기를 빼준다-

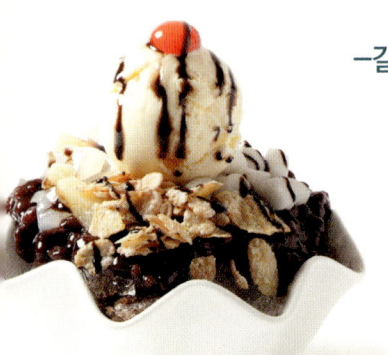

찌는 듯 한 더위가 계속되면 자연히 찾게 되는 것이 시원한 식품이다. 어렸을 때를 생각하면 냉장을 유지하는 네모난 나무상자에 팥을 버무려 만든 아이스바를 가득 넣어 어깨에 메고 "아이스케키, 아이스케키" 하며 골목골목 돌아다니던 것이 눈에 선하다.

요즘은 주위의 상점에서 다양한 종류의 아이스크림, 청량음료를 쉽게 구할 수 있고 기능도 여러 가지지만 가공적인 면이 단점이다.

가정에서는 여러 종류의 과일, 야채, 곡식, 한약재 등을 준비한 후 여기에 시원한 얼음을 넣어 먹으면 가족의 건강에도 좋고 무더운 여름을 여유롭게 보낼 수 있다. 그중 가장 으뜸이 되는 것은 역시 팥빙수라고 할 수 있다.

팥은 한의학명으로 적소두(赤小豆)라고 한다. 전통적으로 악귀를 내보내는 붉은 색을 띠고 있다고 하여 대보름날이나 동지에 죽으로 쑤어 먹는 풍습으로 많이 알려져 있다. 그러나 여름에는 더위를 식히고 갈증을 없애주는 식품 가운데 하나이다.

일반적으로 팥의 효능은 약간 차면서 맛이 달며 수분을 빼주고 종기를 없애거나 농(膿)이 생긴 것을 배설하는 약효가 있다. 또 갈증과 설사를 멈추게 하고 소변이 잘 나오게 한다. 부종을 치료하여 주는 효과가 있기도 하다.

그래서 팥은 특히 소양인 체질에 좋은 곡류이다. 여기에 신선한 과일, 콩가루, 미숫가루, 인절미 등을 넣는다면 간단한 한 끼식을 대용할 수 있다.

이러한 팥을 주재료로 한 팥빙수는 갈증을 풀어주고 부기를 빼주며 수분대사의 기능을 도와주는 효능이 있다. 또 소염기능이 있고 화와 열이 많으면서 잘 붓는 사람에 좋다. 특히 소양인들에게 좋다. 그러나 몸이 차거나 소화기능이 약한 경우에는 피하는 것이 좋다.

♠ 먹으면 좋은 체질 : 소양인

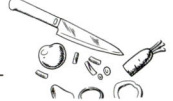

이렇게 만드세요!

〈재료〉
팥, 얼음가루, 설탕, 소금, 물엿, 콩가루, 미숫가루, 과일, 인절미 등.

〈만드는 법〉
① 먼저 팥은 터지지 않을 정도로 푹 삶은 후 설탕, 소금, 물엿을 넣어 조린 후 조림이 완성되며 차게 식혀 놓는다. 다이어트를 위해서는 너무 달지 않게 한다.
② 빙수그릇에 얼음가루를 넣은 후 단팥조림을 얹어 놓는다.
③ 콩가루, 미숫가루, 잘게 썬은 과일, 인절미 등을 보기 좋게 올려 놓는다.

32. 황기삼계탕
-여름철 저하된 원기 회복에 그만-

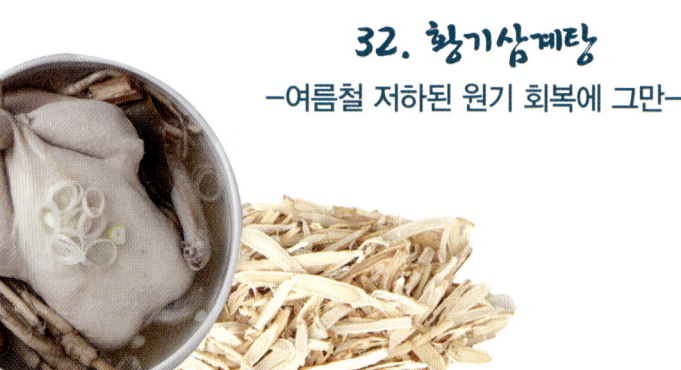

날씨가 더워지면 맥이 없어지는 사람이 있다. 땀을 조금만 흘려도 만사가 귀찮고 힘이 없어지고 어지럽고 일의 의욕이 없어서 업무를 제대로 해내지 못하는 경우이다.

땀은 각 체질에 따라서 다르게 반응을 하여 비만하고 느긋한 태음인과 같은 경우는 오히려 땀을 내 주어야 몸이 가볍고 몸의 순환도 잘 되지만 꼼꼼하고 내성적이며 소화기능이 약한 소음인의 경우는 땀이나가는 것은 피가 나가는 것과 같이 생각을 하여야 한다.

특히 소음인의 경우는 몸에 땀이 배는 정도로만 흘려도 어지럽고 기운이 빠지는 증세가 있기 때문에 땀을 막아야 한다. 식은땀이 흐를 정도로 나는 경우에는 중한 상태이다. 이럴 경우 여름철의 땀을 막아주는 대표적인 음식이 황기 삼계탕이다.

삼계탕의 주성분은 인삼이다. 인삼(人蔘)은 우리나라에서 가장 많이 알려진 약재로 원기를 보해주고 갈증을 없애주며 비위의 기능을 보해 주는 효능이 있다. 따라서 원기가 부족하고 나른해지는 데 특효라고 할 수 있다.

황기는 인삼과 같이 많이 알려진 것은 아니지만 피부의 기능을 보해 주고 땀을 막아준다. 새살이 돋게 하고 기를 보해주는 약재로 인삼과 함께 따뜻하며 몸의 면역기능을 도와준다.

닭고기는 따뜻하면서 단맛이 나고 위경과 비경으로 들어간다. 닭의 근육 속에는 지방이 섞여있지 않기 때문에 맛이 담백하고 소화 흡수가잘 되는 특성이 있다.

따라서 여름철 원기가 부족하고 식은 땀이 많이 나며 무기력해지고 소화기능이 떨어진 경우에 활기를 불어넣어 줄 수 있게 하는 데 좋다. 특히 꼼꼼하고 내성적이며 소화기능이 약한 소음인에게 효과적이다. 그러나 몸이 비대하거나 열이 많거나 얼굴이 붉은 경우이거나 태음인이나 소양인인 경우에는 좋지 않다. 화와 열이 더 많이 생겨 답답하거나 열이 많아지기 쉬우므로 피해야 한다.

♠ 먹으면 좋은 체질 : 소음인

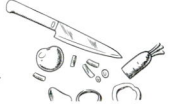

이렇게 만드세요!

〈재료〉
닭 1마리, 찹쌀 1컵(200cc), 대추 3개, 인삼 15g, 황기 15g, 마늘 2통, 후추, 생강, 소금 등.

〈만드는 법〉
① 영계의 배를 반쯤 가른 상태에서 내장을 빼고 물로 뱃속을 2~3번 씻어낸 후 물기를 뺀다.
② 뱃속에 불려진 찹쌀, 인삼, 황기, 대추를 넣는다. 그런 다음 영계의 다리를 실로 묶어 찹쌀이 나오지 않게 한다.
③ 솥에 닭을 앉히고 닭이 잠길 정도로 물을 부어 센불에 끓인 후 약한 불로 2–3시간 달인다. 찔러보아 뱃속의 쌀이 푹 익을 정도면 된다.
④ 육수는 체에 종이가 거즈 등을 깔고 그 위에 부어서 기름을 걷어낸다.
⑤ 푹 고은 닭을 뚝배기에 옮기고 육수를 부어 3~4분 정도 더 넣어 끓이다가 불에서 내리기 직전에 파, 소금, 조미료로 간을 맞춘다.

33. 오미자수박화채
-땀 식히고 갈증 해소하는 전통음료-

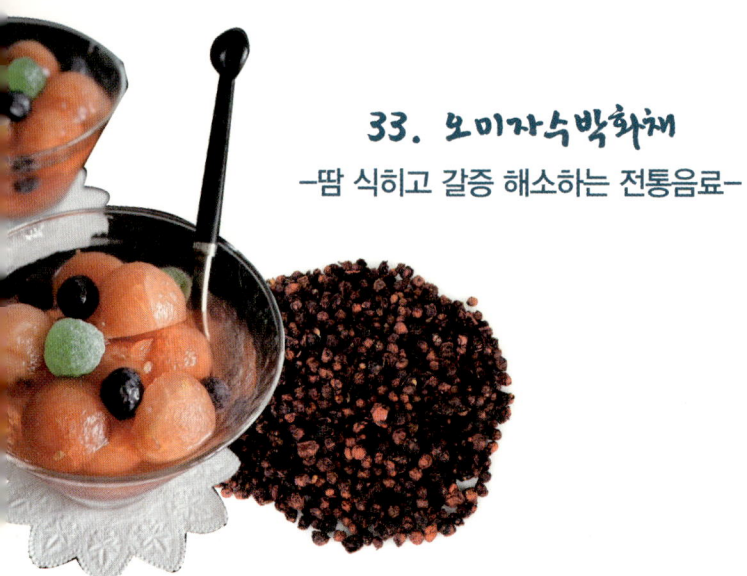

여름이라고 하면 생각나는 것은 만물이 무성한 산과 들, 그리고 풍부한 과일, 채소이다. 인간은 문명을 발달시키고 자연을 정복하며 살아가고 있지만 자연의 기후 변화인 태풍, 추위, 더위의 변화에는 하나의 종이 쪽지에 불과하다. 거시적인 면에는 자연을 정복하며 살아가는 것보다는 자연에 적응하고 자연과 조화하며 살아가는 것이 더욱 현명한 방법일 것이다.

우리들이 먹는 음식도 마찬가지이다. 요즘 식품코너에 가보면 비닐하우스 등의 시설에 의하여 재배되어진 여러 가지 과일과 채소가 많이 나오지만 과일, 채소는 역시 제철의 과일을 먹어야 제맛이 나며 가장 영양가가 있는 것이다. 무더운 한 여름에는 역시 수박을 이용하여 먹는 것이 가장 시원하게 여름을 나는 방법이다. 특히 오미자를 가미한 오미자수박화채는 무더위를 식히는 최고의 건강음료다.

오미자는 땀 멈추게 하고 갈증 해소

오미자(五味子)는 신맛이 나면서 다섯 가지 맛이 나는 열매로서 전통적으로 맛과 색깔이 잘 우러난 전통음료로 많이 이용되는 한약재이다. 주요 약효는 땀을 멈추게 하고 갈증을 없애주며 가래를 삭히는 효능이 있다. 또 신장의 기능을 보해주는 효과가 있고 하초의 기능을 보해주고 설사를 멎게 하는 효과도 있다.

수박은 한약명으로 서과(西瓜)라고 한다. 주요 약효는 갈증을 없애주고 더위먹은 것을 치료한다. 기를 내려주고 답답함을 해소하며 진액을 생성시킨다. 이뇨작용을 촉진시키는 데도 효과적이다.

따라서 오미자수박화채는 열을 내려주고 갈증을 없애주며 혈액순환이 잘 되게 한다. 이뇨작용을 도와주며 신장의 기능을 도와주므로 여름철 더위를 해소하는 데는 좋은 전통음료이다. 그러나 소화기능이 약하거나 몸이 찬 경우에는 피하는 것이 좋다.

♠ 먹으면 좋은 체질 : 태음인

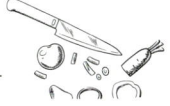

이렇게 만드세요!

〈재료〉
수박, 오미자, 얼음, 생수 등.

〈만드는 법〉
① 오미자는 깨끗이 씻어서 빨긴 물이 우러나오도록 하루 전도 담가서 다 우러나오면 오미자는 건져내고 냉장고에 보관을 한다.
② 수박을 먹기 편하게 깍둑 썰어 씨를 제거한다.
③ 오미자물에 수박을 넣고 얼음을 넣어 시원하게 먹는다.

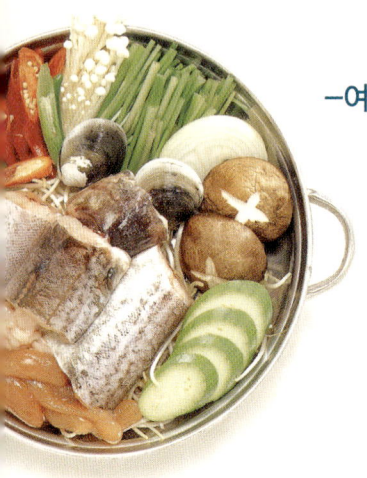

34. 민어매운탕
-여름철에 먹는 성인병 예방식-

찌는 듯한 더위가 계속되는 복중의 더위에는 만사가 귀찮아지고 피곤해진다. 짜증이 많이 나며 사소한 일에도 서로 다툼이 많고 언쟁을 하게 된다. 계속되는 더위로 인하여 신경이 극도로 긴장이 되고 화와 열이 많이 올라가 자신의 감정을 참지 못한 결과이다. 특히 한국사람 특유의 욱하니 올라오는 성질을 참지 못하여 나타나는 현상이기도 하다. '조금만 더 참을 것을' 하는 마음이 들기도 하지만 이미 엎질러진 물이 되고만 상황이다.

이러한 것은 비만증, 고혈압, 당뇨, 동맥경화, 중풍, 심장질환 등으로 성인병이 있는 경우에 더욱 과민하게 나타나며 자신의 감정을 억제하지 못하여 나타나는 병적인 현상도 포함되어 있다.

예부터 서울 장안의 사람들이 복중 음식으로 즐겨먹던 민어매운탕은 바로 이러한 성인병을 예방할 수 있고 더위를 물리치는 음식이다.

민어(民魚)는 〈동의보감〉에 '회어'라고 하는 어류로서 남해에서 많이 나며 여름철에 즐겨 먹는 생선이다. 이름 그대로 대한민국의 국민들이 즐겨먹는 물고기로 조기 무리와 같은 민어과에 속한 난류성 물고기로 민어과에서 가장 크다. 살은 백색이며 탄력이 있다. 맛은 담담하고 단맛이 나며 소화 흡수가 잘 된다. 때문에 여름철 땀이 많이 나고 기운이 없고 쉽게 피곤하기 쉬우며 이장기능이 약한 경우에 효과적이다. 또 병약자, 노인, 어린이들의 소화기능이 떨어지거나 흡수가 잘 안 되는 경우에도 좋다.

민어매운탕은 고혈압, 당뇨, 동맥경화, 비만 등의 성인병이 있는 경우에도 부담 없이 먹을 수 있기 때문에 30대 이후의 건강을 생각한다면 기름기가 많은 육류보다는 어류를 먹는 것이 건강관리를 하는 데 효율적이며 부담 없이 먹을 수 있는 좋은 보양식이다.

그러나 몸에 화와 열이 많은 경우에는 너무 맵지 않게 먹는 것이 좋다.

♠ 먹으면 좋은 체질 : 태음인, 소음인

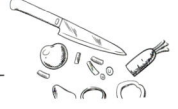

이렇게 만드세요!

〈재료〉
민어 1마리, 파, 호박, 된장, 고추장, 쌀뜨물, 생강, 대추 등.

〈만드는 법〉
① 받아놓은 쌀뜨물에 된장과 고추장을 풀어서 끓인다.
② 호박을 먼저 썰어 넣어 끓인다.
③ 민어는 비늘을 긁어내고 내장을 뺀 후에 토막을 내어 끓는 물에 넣고 파, 마늘, 생강 등을 넣어 민어가 익을 때까지 끓인 후 먹는다.

35. 죽여냉콩국수
-태음인 체질의 땀 다스린다-

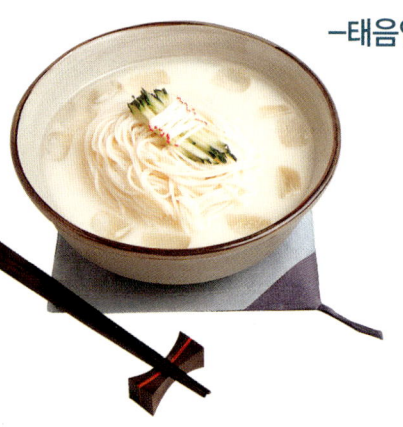

날씨가 더워지면 말 못할 고통을 안겨주는 것 중의 하나가 바로 땀이다. 일반적으로 땀이라면 모두 막아야 된다고 생각을 하지만 사상체질의학에서는 체질에 따라서 다르게 생각을 한다. 보통 말하는 땀이 나서 힘이 드는 경우가 소음인이고, 오히려 땀을 내야만 몸의 열도 풀어주고 순환을 시켜주며 몸이 건강한 사람은 태음인이다.

그러나 태음인에게도 머리, 얼굴에만 나는 땀의 경우에는 병적으로 인한 땀이나, 화와 열로 인한 땀이므로 치료를 해주어야 한다. 이런 증세에 좋은 음식이 죽여냉콩국수이다.

먼저 한약재인 죽여는 심장과 위의 열을 내리고 가슴이 답답한 증세와 갈증을 없애는 효과가 있다. 따라서 화와 열이 많은 사람이나 상체, 머리, 얼굴에 땀이 많이 나는 경우에 효과적이다. 특히 얼굴이 붉은 사람에게 좋다.

더운 여름에 많이 먹는 콩국수의 흰콩은 한약재로 대두(大豆)라고 한다. 오장(五臟)을 보하고, 십이경락의 순환을 도우며 장과 위를 따뜻하게 하는 효과가 있다. 따라서 더운 여름철에 단백질을 보충하여 주는 좋은 영양식이기도 하다.

밀가루는 한약명으로 소맥(小麥)이라고 한다. 번열과 갈증을 없애고 소변을 시원하게 나오게 하는 효과가 있다. 특히 밥을 대신하여 먹을 수 있는 곡식이다.

따라서 죽여냉콩국수는 더운 여름철 더위를 식혀주고 화와 열을 없애준다. 특히 비만하고 얼굴이 붉으며 욱하는 성질이 있는 태음인 체질에 효과적이다. 그러나 몸이 차거나 소화기능이 약한 사람이 먹으면 몸이 더 차지고 위장의 기능이 약해질 수 있다.

♠ 먹으면 좋은 체질 : 태음인

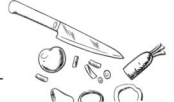

이렇게 만드세요!

〈재료〉
죽여(죽엽을 사용해도 된다 15g, 국수 100～150g, 오이 10g, 흰콩 2～3큰술, 깨, 소금, 얼음(1인분)

〈만드는 법〉
① 죽여를 넣고 1～2시간 정도 달인 후 죽여를 건져낸 후 시원하게 보관한다.
② 흰콩은 물에 5～6시간 불린 후에 껍질을 벗겨 물과 섞은 다음 믹서기에 갈아서 콩국을 만든다.
③ 국수는 끓는 물에 삶아 찬물에 헹구어 놓는다.
④ 콩국에 국수를 넣고 송금으로 간을 한 후 오이, 얼음을 넣어서 시원하게 먹는다.

36. 보양식의 대명사 '장어'
−성기능 강화하고 자궁병 치료−

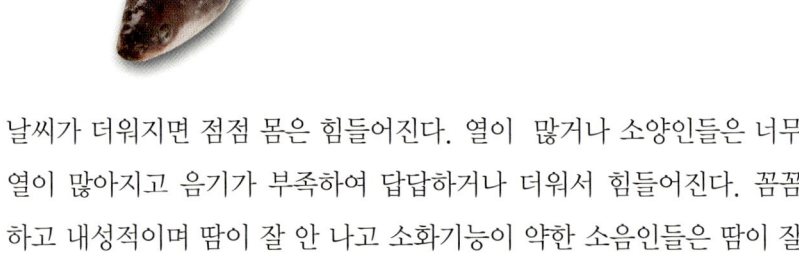

날씨가 더워지면 점점 몸은 힘들어진다. 열이 많거나 소양인들은 너무 열이 많아지고 음기가 부족하여 답답하거나 더워서 힘들어진다. 꼼꼼하고 내성적이며 땀이 잘 안 나고 소화기능이 약한 소음인들은 땀이 잘 안 나지만 더워지면 탈진이 되어 무기력해진다.

땀이 므낳고 비만하며 무엇이든 잘 먹는 태음인인 경우에는 땀이 나서 개운한 면도 있지만 온몸이 나른해지면서 힘들기는 마찬가지다.

그래서 찾게 되는 것이 바로 여름 보양식이다. 잘 알려진 음식으로는 단연 삼계탕과 보신탕이다. 땀을 막아주고 양기를 보해주는 대표적인 음식이다. 특히 땀이 나서 개운한 사람에게는 열을 발산하지 못하여 좋지 않다. 그래서 우리의 전통 여름보양식에는 화와 열이 많고 음기가 부족하거나 소양인에게 좋은 것으로 임자수탕이라는 보양식이 있다. 이는 오리고기와 깻국물을 이용한 여름 보양식으로 궁중에서 많이 먹었다.

땀이 나면 개운하지만 기운이 없어지거나 태음인인 경우에는 우리가 흔히 먹는 육개장이 바로 여름 보양식이다. 좀더 귀한 음식으로는 뱀장어를 여름보양식으로 먹으면 좋다.

한 가지 궁금한 것이 있다. 한의학에서는 오래 전부터 각각의 음식과 약재에 대하여 몸의 어느 부분에 좋고 어디에 먹으면 나쁘다는 이야기를 종종한다. 인삼, 녹용 등은 양기(陽氣)를 q하고, 숙지황, 산수유는 음기(陰氣)를 보하며 당귀, 천궁은 보혈(補血)을 한다고 했다.

도대체 어떻게 이러한 것을 알 수 있을까? 한 번쯤은 의문을 가진 적이 있을 것이다.

현대 과학이 발달한 요즘에는 기술의 발달로 인하여 한약재의 성분을 알아내어 어떤 성분이 어떤 효능을 나타낸다고 발표를 한다. 그러나 이러한 성분의 효능은 특정성분에 대한 일부의 효능으로 전체를 다 표현 하지는 못한다. 어떤 경우에는 한의학적인 효능에 힌트를 얻어 특정성분의 효능을 찾아내기도 한다.

그렇다면 한의학에서는 어떻게 효능을 알았을까?

한의학에서 한약재의 효능을 알기 위하여 직접 맛을 보아 성질이 찬가, 더운가, 밋밋한가 등으로 구별한다. 맛은 단가, 쓴가, 짠가, 담담한가 등등의 맛을 본다. 또 약재의 색이나 약재가 자라는 곳, 환경, 성장과정 등을 종합적으로 관찰한 후에 동양철학적인 관점에서 분석을 한다. 인간이나 식물이나 동물이나 모두자연의 일부로서 분석을 하는 면도 있다.

흔히들 뱀장어를 보양식이라고 많이 이야기한다. 왜 이러한 말이 붙었을까?

뱀장어의 성장한 내력을 보면 이해할 수 있다.

장어는 면역기능 개선에 효과 탁월

뱀장어를 흔히 강이나 호수에서 볼 수 있기 때문에 민물장어라고 한다. 그러나 이는 태어나고 자라는 곳을 잘 모르기 때문이다. 장어는 산란이 되어 하천에 이르기까지 약 3년의 세월을 바다에서 보낸다. 어미 장어가 낳은 알은 약 0.5~1mm정도이며 수정 후 4~5일만에 부화하는데 이것이 대나무잎과 비슷하다 하여 '댓잎뱀장어'라 부른다. 길이는 약 5~7mm정도이다. 약 1년이 되면 약 35mm정도의 댓잎뱀장어가 되며 변태를 하여 약간 작아지지만 약 20~64mm정도의 흰실뱀장어가 된다. 하천의 하류에서 볼 수 있는 때가 바로 흰실뱀장어다. 조그마한 흰실뱀장어가 되기까지에는 태평양의 깊은 바다에서 수많은 어려움을 물리치고 올라온 것을 알아야한다.

한의학에서 보양식으로 알려진 것도 장어가 되기까지 4천마일의 항해를 하며 수많은 어려움을 겪은 후에 살아남을 수 있는 힘이 있기 때문이다. 보통 양식장어라고 하는 것도 산란을 하여서 키운 것이 아니고 산란하여 강가에 올라오는 흰실뱀장어를 잡아서 기른 것이다.

흰실뱀장어가 점점 커지면 연한 회색이 되는데 20mm 이상이 되면 '흑실뱀장어'라고 한다. 더 자라서 50mm 이상이 되면 '피리뱀장어'라고 부른다. 작은 흑실뱀장어가 점점 자라서 6~12년 이상이 되어야 600mm 이상의 어른 뱀장어가 된다. 보통 우리가 먹는 장어는 최소한 6년에서 12년 이상이 된 장어라고 할 수 있다.

성인 뱀장어로 살아가다가 산란기가 되면 동쪽에 붉으며 금속광택이 나는 아름다운 결혼색이 나타난다. 결혼색이 나타날 때를 '은뱀장어'라고 부른다. 이때는 산란을 하기 위하여 4천 마일이나 먼 심해로 헤엄쳐 가야 한다.

먼 바다에 가려면 염분도 높고 수압도 높은 16도 이상의 난류가 흐르는 바다에 적응을해야 하기 때문에 하천의 하류에서 많은 적응 훈련을 한다. 또 결혼색이 나타난 뱀장어는 생식기관이 성숙되는 반면 소화기관이 퇴화되며 적게 먹으면서 4천마일이나 멀리 떨어진 산란장으로 돌아가는 고행이 시작된다.

우리나라에서는 필리핀의 북방해쪽이며 이른 봄부터 한여름 사이에 산란을 한다. 약 700만에서 1200만 개의 알을 산란한 뱀장어는 장엄하게 일생을 미체 된다. 간혹 산란을 하지 못하면 50년 이상 살기도 한다. 다른 새언들에 비항서는 강인한 힘과 끈기를 갖고 있다고 할 수 있다.

지금껏 단순히 강이나 호수에서 살기 때문에 그곳에서 태어나지만 자란 것으로 알고 있었겠지만 태어난 곳은 필리핀 근처의 태평양에서 태어나서 먼 나라를 따라 우리나라의 강이나 호수에서 살아가는 것이다.

한의서의 대표서인 〈동의보감〉에 보면 뱀장어를 길고 아름다운 생선이라고 하여 '만여어'라고 하였다. 몸통은 짙은 청록색에 가까운 암갈색이며 배쪽은 은백색으로 제일 클 때가 60cm 정도이다. 몸에 점액이 많아 몹시 미끄럽고 피부는 겉으로 보기에 비늘이 없는 것 같으나 살갗에 작은 비늘이 묻어있다.

장어는 태음인 체질에 특히 좋아

성질은 찬 성질이 많다. 단맛이 나며 약간의 독성도 있다. 주로 작용하는 부위는 간경(肝經), 비경(脾勁), 신경(腎莖)이다. 주로 치료하는 증세는 체력이 떨어지고 면역기능이 약하며 열이 있는 경우이다. 즉 몸의 피부에 생기는 가려움증, 발진, 피부질환, 만성화된 피부의 염증 등 열이 있어서 나타나는 몸의 면역기능이 떨어져서 생기는 증세에 효과적이다. 특히 몸의 위쪽보다는 몸의 아래부위에 작용을 많이 하므로 하초 부위의 염증에 많이 쓴다. 항문 주의의 상처나 치질, 치루, 염증에도 효과적이다.

여성에게는 자궁부위가 가렵거나 염증이 생기거나 자궁 주위의 각종 질환이 오래도록 잘 안 낫는 경우에 좋다 남성에게는 양기를 도와서 성기능을 회복하는 특효가 있다. 또한 몸 안의 기생충을 살균하는 효능도 있다. 허열이 있거나 소아들의 영양실조, 산후의 허약증, 만성화된 폐결핵, 뼛속에서 열이 나면서 아픈 증세, 체력이 떨어져 잘 안 낫는 질병 등에 좋다. 주로 만성적으로 체력이나 면역기능이 떨어지고 열이 있는 경우에 먹으면 효과적인 음식으로 요약할 수 있다.

사상체질의학적으로는 느긋하고 무엇이든 잘 먹으며 고집이 세고 성취력이 강한 태음인들에게 잘 어울린다.

그러나 뱀장어는 칼로리가 높기 때문에 고혈압, 당뇨, 동맥경화, 심장질환, 성인병, 중풍 등이 있는 경우에는 적게 먹는 것이 좋으며 충분한 야채와 같이 먹어야 한다. 또 소화기능이 약하거나 몸이 차거나 장이 과민하거나 설사를 하거나 소음인인 경우에는 주의하여야 한다. 만을 소음인이 먹는다면 따뜻하고 소화를 잘 시키는 생강이나 고추장을 듬뿍 넣어서 먹으면 찬 성질을 중화시켜서 먹을 수 있다.

♠ 먹으면 좋은 체질 : 태음인

37. 송이산적
-성인병 예방하고 근육과 뼈 튼튼히 해-

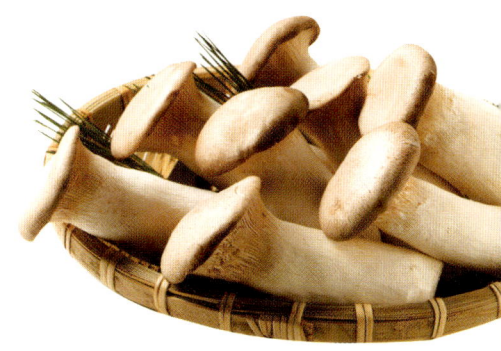

여름의 무더위도 한풀 꺾이고 찬바람이 불기 시작하면 입맛도 서서히 돌아오기 시작한다. 이맘때쯤이면 음식을 먹어도 맛을 즐기면서 먹을 수 있게 되고 잘못하면 오히려 식욕이 너무 왕성해져서 비만이나 성인병의 걱정을 하게 된다.

특히 여름 장마가 끝나고 가을철 추석을 전후하여 날씨가 선선해지고 적당량의 비가 내리게 되면 송이버섯이 가장 많이 나는 시기가 된다. 싱싱한 송이버섯을 이용하여 송이산적을 요리하여 먹으면 성인병도 예방하고 입맛도 돋우어 줄 수 있다.

송이버섯은 이름 그대로 소나무에서 자라나는 버섯이다. 장마철이 갓 지나면서 초가을에 접어들 때까지 소나무 숲에서 자라나는 데 향기가 강하고 육질이 두텁다. 색깔이 선명하고 탄력성이 있으며 맛이 좋아 자연송이버섯 중에 값이 비싸다. 그래서 재배되어진 양송이가 송이를 대신하기도 한다.

이러한 송이는 습기지고 그늘진 곳에서 서식하므로 찬 성질이 있다.

담담한 맛이 나며 혈액 속의 콜레스테롤 쉬를 떨어뜨리고 고혈압, 심장병에 좋다. 기운을 보해주고 정신을 맑게 하여 주기도 한다. 최근의 연구에 의하면 암을 방지하는 물질이 포함되어 있다고 한다.

또한 쇠고기는 소화기를 보하고, 기혈을 도와주며 근육의 뼈를 튼튼히 한다. 갈증을 멎게 하고 부종을 해소하며 병후의 허약한 사람이나 토하고 설사하는 증세에 좋다.

따라서 송이산적은 몸의 열을 내려주고 성인병을 예방하는 효과가 있다. 또 기운을 도와주고 근육과 뼈를 튼튼하게 하여 주기도 한다. 그러나 소화기능이 약하거나 몸이 찬 경우에는 피하는 것이좋다.

♠ 먹으면 좋은 체질 : 태음인

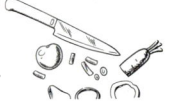
이렇게 만드세요!

〈재료〉
송이 250g, 쇠고기 200g, 꼬치 10개, 양념 간장, 설탕, 깨소금, 참기름, 후추, 파, 마늘, 소금 등.

〈만드는 법〉
① 쇠고기는 산적과 같이 연필굵기로 하여 송이버섯 길이와 같이 썰어 간장, 설탕, 깨소금, 참기름, 후추, 파, 마늘로 무친다.
② 송이는 모양 그대로 살려서 소금과 참기름으로 무친다.
③ 쇠고기와 송이를 넓이가 4~5cm되게 꼬치에 번갈아 꿰어 석쇠에 굽는다. 오래 구우면 맛이 없어지므로 거죽만 익을 정도로 살짝 굽는다.

38. 꽁치조림
-성인병 예방에 아주 좋아-

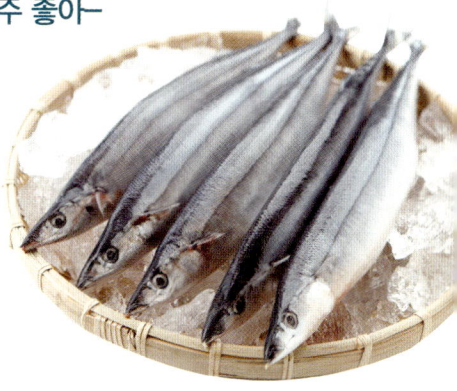

기승을 부리던 무더위가 한풀 꺾이고 간간히 찾아오는 신선한 바람에 가을의 문턱을 넘어서면 입맛이 되살아나면서 주위의 맛있는 음식에 눈을 돌리게 된다.

그렇다고 식욕이 당기는 대로, 마음대로 먹는 것은 금물이다. 자칫하여 닥치는 대로 먹다가는 비만해지기 쉽고 고혈압, 당뇨, 동맥경화, 중풍 등 각종 성인병에 걸릴 빌미를 제공할 수도 있기 때문이다.

가을은 옛날부터 한이 높고 말이 살찐다는 천고마비의 계절로 불려져 왔다. 그만큼 싱싱하고 맛있는 먹거리가 풍부한 수확의 계절이란 뜻일 것이다.

이런 가을에 특히 입맛을 돋우는 생선이 있다. 바로 꽁치다. 양념을 맛있게 한 꽁치조림은 풍성한 가을 식탁의 정취를 더욱 맛깔스럽게 해주는 음식이다. 게다가 지난 여름 무더위에 지친 체력을 회복하고 등푸른 생선 특유의 성인병 예방효과도 기대할 수 있으니 일석삼조의 약선이라고 할 만하다.

꽁치는 가을이 제철

꽁치는 한류와 난류가 교차하는 곳에 분포하는 한류성 어류다. 특히 가을에 많이 잡히는데 한방에선 모양이 칼과 같다고 하여 추도어(秋刀魚)로 불린다. 그 성질은 차면서 담담한 맛이 나고 불포화성 지방, 고단백질, 비타민 등이 풍부하다.

우리 몸에 해로운 화기와 열기를 내려주고 여성의 빈혈, 남성의 양기부족, 쉽게 피곤해지는 증상 등에 특히 좋다. 자주 먹을 경우 피가 맑아져 고지혈증 같은 심혈관질환 치료에도 도움을 준다.

다만 몸이 차거나 소화기능이 약한 체질의 사람, 또 잦은 설사에 시달리는 사람, 통풍 및 피부병 환자들은 오히려 해로울 수 있으므로 삼가는 것이 좋다.

♠ 먹으면 좋은 체질 : 소양인

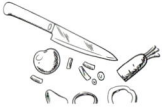

이렇게 만드세요!

〈재료〉
꽁치 2마리, 풋고추, 홍고추, 고추장 고춧가루, 간장, 다진 파, 다진 마늘, 다진 생강, 설탕, 후추 등 각종 양념류.

〈만드는 법〉
① 고추장, 고춧가루, 간장, 다진 파, 다진 마늘, 다진 생강, 설탕, 후추와 물을 적당히 섞어 양념장을 만든다.
② 꽁치를 깨끗이 손질해 2~3토막으로 자른다.
③ 고추를 엇비슷하게 썬다. 냄비에 양념장과 꽁치를 넣고 조리다가 풋고추, 홍고추를 넣고 다시 조려 식탁에 올린다.

39. 연근조림
—코피 쏟는 수험생에 큰 효과—

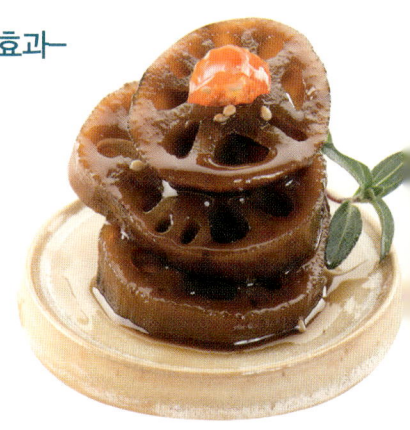

질문 하나. 가을에 가장 바쁜 사람은? 정답은 아마 대입 수험생의 가족들이 아닐까. 머리가 지끈지끈 아플 정도로 막바지 뒷바라지에 여념이 없을 테니까 말이다.

질문 둘. 수험생들이 올 대입시험에서 자신의 실력을 최대한 발휘해 좋은 점수를 얻는 데 가장 중요한 것은 무엇일까. 정답은 체력을 최대한 끌어올리고 집중력과 기억력, 그리고 판단력 강화에 중요한 정신도 맑게 유지하는 것이다. 그래야 좋은 점수를 얻어서 자신이 바라는 학교에 진학할 수 있다.

이 무렵 수험생들은 운동을 게을리 한 채 밤 늦은 시간까지 입시공부에 매달리는 바람에 육체적 · 정신적 피로가 누적돼 있기 마련이다. 이로 인한 체력저하로 수험준비중 코피를 쏟게 되는 경우도 흔하다.

이렇듯 오랜 기간 동안 수험준비로 체력이 떨어져 코피를 흘리는 등 육체적, 정신적 피로가 누적돼 있을 때 도움을 주는 약선이다. 야채시장에서 쉽게 구할 수 있는 '연근(蓮根)'을 조려 먹는 요리다. '연근조림'은 한의학적으로 볼 때 몸에 열이 많고 과로로 인해 코피를 흘리는 증상을 완화하는 데 효과가 뛰어난 식품이다.

연근은 어혈을 없애는 효과 뛰어나

연근은 연꽃의 뿌리로, 약간 차면서 달고 떫은맛이 나는 성질을 가진 약용식물이다. 작은 무와 같은 모양에 큼직큼직한 구멍이 뚫려 있으며 식탁 위의 단골 반찬 재료이기도 하다. 연근은 특히 수렴과 지혈작용, 그리고 어혈을 없애주는 작용을 하는 한약재로도 쓰인다. 때문에 토혈과 코피, 각혈, 하혈, 혈뇨, 장출혈 등 각종 출혈 증상을 보이는 환자들에겐 어김없이 주처방으로 사용된다.

연근은 또한 각종 결림증의 원인이 되는 어혈을 없애는 효과가 있으며 설사를 멎게 하고 흔들리는 마음의 안정시켜주는 안신작용도 한다.

따라서 연근조림은 수험생의 잦은 출혈 증세와 설사, 불안증 해소에 도움을 준다. 특히 태음인 체질의 수험생에게 좋다. 그러나 몸이 차거나 소화기능이 약해 변비 기운이 있는 수험생은 삼가야 한다.

♠ 먹으면 좋은 체질 : 태음인

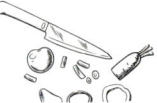

이렇게 만드세요!

〈재료〉
연근 300g, 간장 4큰술, 물엿 2큰술, 통깨 소량.

〈만드는 법〉
① 연근을 잘 씻어 껍질을 벗기고 3~5mm 두께로 썰어 색깔이변하지 않도록 물에 담가 둔다.
② 끓는 물에 연근을 넣어 데친 후 찬물에 헹군다.
③ 냄비에 연근과 간장을 넣은 다음 재료가 잠길 정도로 물을 부어 서서히 조리다가 반쯤 졸면 물엿을 넣어 바짝 졸인다.
④ 그릇에 옮겨 담고 통깨를 뿌려 식탁에 올린다.

40. 육계생태매운탕
-소음인 체질의 수족냉증 치료에 효과-

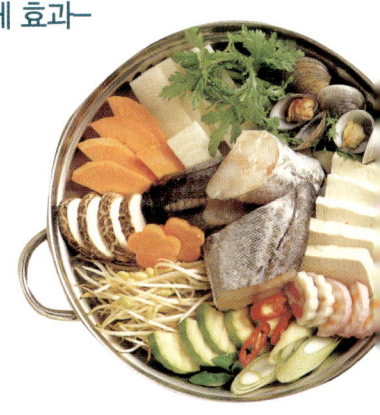

언제부터인가 우리 사회에도 오랜만에 아는 사람을 만나거나 처음 인사를 할 때 악수를 하는 것이 일상화돼 있다. 이러한 인사법이 일반인들에게는 큰 문제가 없으나 손발이 찬 수족냉증 환자들에게는 보통 곤혹스러운 게 아니다.

한 여름에는 오히려 선선하고 덥지 않아서 생활하기가 편하지만 날씨가 추워지는 늦가을부터는 생활하기가 힘들어지기 시작한다. 그리고 이듬해 봄이 되어야 겨우 몸이 풀린다.

남들은 추워도 세련되게 옷을 입을 수 있지만 손발이 차고 몸이 찬 사람들은 모양내는 것보다 먼저 이 추운 겨울을 어떻게 견디어 낼 것인가가 걱정하고 어디를 가든 항상 따뜻한 곳을 먼저 찾게 된다.

수족냉증으로 가장 힘들어 하는 체질은 꼼꼼하고 내성적이며 소화기능이 약한 소음인들이다. 이들은 섭취한 음식물이 장내에 잘 흡수되지 않아 혈기가 부족해지기 쉽다. 그러다 보니 손발뿐만 아니라 몸도 차가워지게 된다.

얼큰한 '육계생태매운탕'은 바로 이런 체질의 수족냉증 환자들에게 도움이 되는 약선이다.

육계는 냉증 없애고 혈액 통하게 해

육계(肉桂)는 한국 전통식품인 수정과의 재료로 쓰이는 약재 계피(桂皮)를 가리킨다. 양기를 보양해주고 소화장기를 따뜻하게 해준다. 냉증을 없애고 혈맥을 통하게 하는 작용을 갖고 있다.

때문에 손발이 차거나 아랫배가 차고 엉덩이가 시린 사람들에게 유용하다. 월경불순, 잦은 설사, 양기부족, 허리와 무릎이 찬 경우 등에도 효과적이다.

생태는 "먹으면 눈이 맑아진다."는 명태를 얼리지 않은 것으로 성질은 평(平)하며 소화흡수가 잘 된다. 간을 보해 줘 술독을 풀어주는 효능이 있다. 이밖에 매운탕 요리를 할 때 양념으로 쓰이는 파, 마늘, 생강, 고추도 따뜻한 성질을 가지고 있어 냉증해소에 도움이 된다.

따라서 육계생태매운탕은 몸, 손발, 관절의 냉증을 없애고 소화기능을 도와주는 요리라고 할 수 있다.

특히 초기 감기를 다스리는 데 좋으며 양기(陽氣)를 북돋는 효과도 기대된다. 그러나 가슴이 답답하거나 머리가 아프고 얼굴이 붉거나 몸에 화와 열이 많은 사람들에겐 득보다 실이 많으므로 삼가는 것이 좋다.

♠ 먹으면 좋은 체질 : 소음인

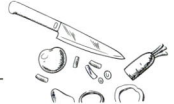 이렇게 만드세요!

〈재료〉
생태 1마리, 육계(계피) 30g, 멸치, 다시마, 풋고추, 붉은 고추, 파, 쑥갓, 마늘, 생강, 고춧가루, 고추장, 간장, 소금, 후추 약간.

〈만드는 법〉
① 생태는 비늘을 벗기고 내장을 꺼낸 후 씻는다.
② 멸치와 다시마를 가볍게 끓여 국물을 만들어 놓는다.
③ 고춧가루에 고추장, 간장, 마늘, 생강, 소금, 후추를 섞어 양념장을 만든다.
④ 냄비에 미리 만들어 놓은 국물을 넣고 계피와 양념장을 얹어 끓인다.
⑤ 생선을 넣고 다시 끓이다 어느 정도 익으면 고추와 파, 쑥갓을 차례로 넣는다.

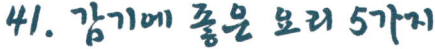

41. 감기에 좋은 요리 5가지

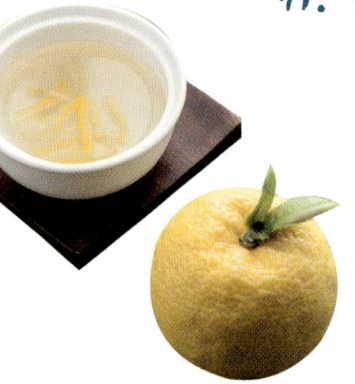

① 콩나물도라지국

콩나물은 근육을 풀어주고 고춧가루는 몸의 열을 내면서 땀을 나게 한다. 따라서 몸에 열이 났다 추웠다 하며, 두통이 나고 전신이 아픈 감기 초기에 좋다. 여기에 생강을 넣어 땀이 나게 하면 더 좋다.

콩나물은 한약명으로 대두황권(大豆黃卷)이라고 한다. 맛이 달며 한약재로는 1.5~2cm 정도 싹이 난 것을 이용한다. 풍습비(風濕痺)로 근육이 땡기고 무릎이 아프거나 오장(五臟)이나 위중(胃中)의 덩어리진 결취(結聚)를 제거하며 우황청심환의 재료로도 쓰인다.

또 콩나물에는 아스파라긴산이라는 성분이 들어있어 술 깨는 데 효과가 있다는 것은 널리 알려져 있는 사실이다. 한편 도라지와 폐와 기관지를 도우며 가래를 삭게 하는 작용을 한다.

주요 약효는 몸안의 습과 열을 빼주고 폐와 기관지를 보하는 효과가 있다. 그러나 위가 냉하고 식욕이 없는 사람에게는 좋지 않다.

♠ 먹으면 좋은 체질 : 태음인

② 꿀배

꿀은 단맛이 나고 독이 없으며 그 성질이 평하다. 주요 약효는 폐를윤택하고 하고 장의 운동을 원활히 하며 해독 효능 또한 있다.

따라서 꿀은 대장을 원활히 하여 변비를 해소하고 해수를 치료하는 효능이 있다. 특히 오래된 기침 감기를 치료하기도 한다.

이러한 꿀은 사상체질적으로 소음인 체질에 좋다.

한편 배는 그 성질이 차고 단 맛이 나며 신맛 또한 나는 과일이다. 주로 객열(客熱)을 제거하고 심번을 그치게 하여 풍열(風熱)을 없애고 흉중의 열결(熱結)을 다스린다.

열을 내리고 폐를 윤택하게 하기도 한다. 특히 기침을 멎게 하고 가래를 삭히는 효능이 뛰어나다.

따라서 열병으로 인하여 진액을 손상하거나 소갈증, 담열로 인한 기침, 변비 등의 증상에 이용한다. 특히 태음인 체질에 좋다.

그러나 배는 성질이 차고 냉하므로 비장이 약하거나 설사기운이 있거나 한기에 의한 냉기침환자는 피한다.

♠ 먹으면 좋은 체질 : 소음인과 태음인

③ 파뿌리 달인 물

파(뿌리)는 그 성질이 냉하고 맛은 신맛이 난다. 주요 약효는 상한의 한열(寒熱)과 중풍, 눈의 종기 인후(咽喉)를 다스리고 간의 사기를 없애며 오장의 기능을 원활히 하는 효능이 있다. 특히 열을 내리고 폐를 시원하게 하여 감기 초기 증세에 효과적이다.

파뿌리는 땀을 나게 하여 열을 발산시키고 소화액의 분비를 촉진시키기 때문이다.

따라서 감기증세에 땀을 나게 하면서 열을 내려준다.

♠ 먹으면 좋은 체질 : 소음인

④ **생강차**

생강은 땀을 내며 열을 발산시킨다. 따라서 감기 초기에 열이 나면서 춥고 몸살이 나는 초기감기에 좋다.

그것은 생강이 지닌 약효 때문이다. 성질은 따뜻하고 신맛이 나는 생강은 오장에 들어가서 담을 없애고 기를 내린다. 또 구토를 그치게 하고 풍한과 습기를 없애며 해역(咳逆), 상기(上氣), 천수(喘嗽)를 다스린다. 특히 중초를 덥게 하여 구토를 멎게 하는 생강은 혈액순환을 촉진하고 증강시키며 위액분비를 촉진하기도 한다.

♠ 먹으면 좋은 체질 : 소음인

⑤ **유자 또는 레몬차**

유자, 레몬 모두 기의 순환을 도와준다. 비타민 C가 들어있어 감기 예방과 만성화된 감기에 좋다.

일반적으로 레몬은 그 성질이 평하고 신맛이 난다. 주요 약효는 진액을 생성하고 갈증을 멎게 한다. 위장을 도와주고 구토를 멎게 하며 태를 안정시킨다.

따라서 더위와 열로 인하여 답답하고 갈증이 나는 증세와 임신구토에 응용하면 좋은 효과를 나타낸다. 이러한 레몬은 소음인 체질에 좋다.

유자는 그 성질이 차고 단맛과 신맛을 함께 지니고 있는 과일이다.

주요 약효는 소갈을 그치게 하고 폐를 윤택하게 하며 가래를 삭히기도 한다. 특히 위장의 기능을 조화롭게 하고 진액을 생성하며 갈증을 멎게 한다.

따라서 구역을 멎게 하고 기를 다스린다. 또 습을 마르게 하고 가래를 삭히는 효능이 있기도 하다. 그러나 많이 먹으면 담이 성해진다.

♠ 먹으면 좋은 체질 : 소음인

42. 은행쇠고기찜
−감기 · 천식 등 호흡기 질환에 도움−

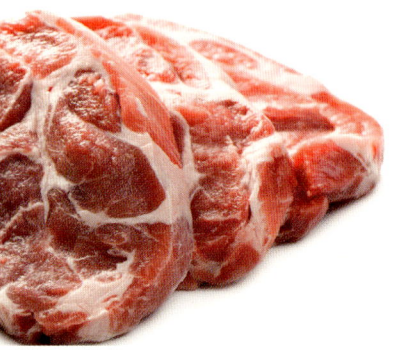

날씨가 건조해지면 폐와 기관지 등 호흡기가 괴로워진다. 저온의 건조한 공기가 호흡기 점막을 자극하고 염증을 악화시키는 등 바이러스가 쉽게 침투하기 때문이다.

이를 예방하려면 우선 필요한 것이 가습기다. 시판 중인 가습기는 초음파식과 가열식 두 가지가 있다. 물을 끓여야 하고 화상의 위험성이 있지만 따로 물을 소독하지 않아도 된다는 점에서 가열식이 권장된다.

물을 많이 마시는 것도 좋다. 수분 공급은 열을 내리고 기관지 점막의 염증을 가라앉히기 때문이다.

은행쇠고기찜 같은 약선과 정상적인 식사 외에 하루 서너 컵 이상의 물을 마시도록 한다.

감기 때 나타나는 고열과 기침도 마찬가지다. 감기 바이러스를 배출하기 위한 인체의 자연방어현상이므로 무조건 약으로 억누르기보다는 휴식과 영양에 힘쓰면 대부분 1주일 이내에 낫는다.

또 한가지 주의해야 할 것은 기침이 나온다고 모두 감기로 여겨선 안 된다는 것이다. 3~4주 이상 기침이 지속되면 감기가 아니다. 대표적 사례는 천식이다. 천식과 감기는 치료법이 전혀 다르므로 잘 구별해야 한다. 발작적인 기침과 호흡곤란이 나타나면 천식일 가능성이 크다.

은행은 환절기 호흡기 건강에 특히 유익한 약용식품이다. 은행은 호흡기병으로 인한 기침과 가래를 멎게 한다. 특히 천식으로 인해 가래가 끓는 증상, 열이 나고 기침이 심한 증상에 좋은 효과를 나타낸다.

건강식 쇠고기찜을 만들어 먹을 때 섞으면 호흡기병으로 온몸과 뼈마디가 타는 듯 열이 나고 심한 기침에 가래까지 들끓는 증상을 가라앉히는데 도움이 된다.

♠ 먹으면 좋은 체질 : 태음인

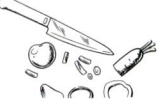

이렇게 만드세요!

〈재료〉
쇠고기 1kg, 은행 200g, 표고버섯 50g, 후춧가루, 맛술, 육수, 파, 생강, 조미료, 소금.

〈만드는 법〉
① 은행은 껍질을 벗겨 알맹이를 끓는 물에 데쳐낸 다음, 심을 뺀 후 끓는 물에 다시 데쳐 쓴 맛을 제거하고 식용유로 튀겨낸다.
② 쇠고기는 소금, 후춧가루, 맛술을 골고루 뿌린 후 그릇에 담는다.
③ 그릇에 담은 쇠고기 위에 파, 생강을 얹고 센불로 1시간 정도 쪄낸다.
④ 다 익으면 파와 생강을 걷어 내고 쇠고기를 적당한 크기의 토막으로 썰어 은행과 표고버섯으로 버무려 그릇에 담는다.
⑤ 처음 쇠고기를 찌고 남은 국물을 여기에 부은 후 솥에서 30분간 더 찐 뒤 그릇에 가지런히 담는다.
⑥ 프라이팬에 들기름을 두르고 남은 맛술, 조금, 조미료 후춧가루를 넣은 후 쇠고기찜 그릇에서 국물을 따라내 붓고 끓으면 전분으로 걸쭉하게 만들어 쇠고기 위에 끼얹어 식탁에 올린다.

43. 곽향차와 굴
-소화기능이 약한 소음인 수험생에게 딱 좋다-

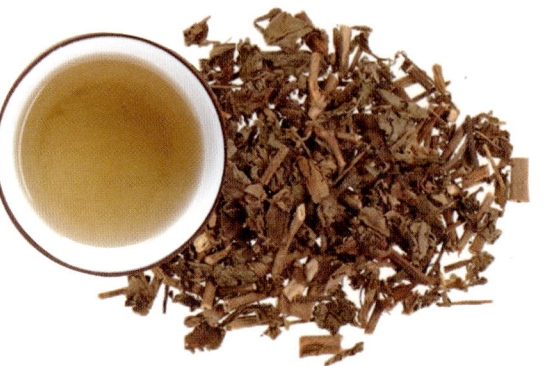

체질적으로 소화기능이 약한 소음인은 신경을 쓰거나 스트레스를 받으면 곧바로 소화불량증을 나타내는 경우가 많다. 특히 소음인 체질은 소화가 안 되면 머리까지 지끈지끈 아프게 된다고 호소한다.

그래서 소음인 체질은 체력과 소화기능을 유지하기 위해 남다른 노력을 기울여야 한다. 그러나 지나치게 걱정 할 필요는 없다. 음지가 있으면 양지가 있고 하늘이 있으면 땅이 있는 법. 음양의 조화를 맞춰주면 원기가 솟게 된다는 게 사상체질의학의 근본원리다.

기초 체력이 약한 소음인 체질에 도움이 되는 음식궁합이 있다. 소음인 체질 소유자들의 정신을 맑게 해주고 소화도 잘 되게 돕는 '곽향'과 '굴'이란 약재다. 특히 이 음식은 소음인 체질의 수험생들에게 특히 좋다. 정신을 맑게 해 학습능률을 높이고 체력 또한 튼튼하게 해주는 효과가 있기 때문이다.

곽향은 소화기능 원활히 해줘

곽향(藿香)은 일반적으로 널리 알려진 약재는 아니지만 한의원에서는 곽향안위산, 곽향양위탕, 곽향정기산, 곽향좌금환, 곽향죽, 곽향평위산 등의 예에서 알 수 있듯이 소화기능이 좋지 않은 환자들에게 많이 처방되는 한약재이다.

물론 약용으로 쓰이는 것은 곽향의 잎과 줄기다. 약성은 매운 맛이 나면서 따뜻하다. 무력한 소화장기의 기능을 원활하게 해주는 작용을 한다. 몸이 찬 데서 오는 구토를 가라앉히고 몸안에 쌓인 습기를 제거해 기순환도 활기차게 해준다.

이러한 곽향과 잘 어울릴 수 있는 귤은 시면서도 달고 따뜻한 성질을 갖고 있어 소화액의 분비를 촉진하고 가래를 삭혀주는 효능이 탁월한 자연식품이다.

게다가 곽향과 어울리면 소화작용이 더욱 상승하게 돼 소화가 잘 안되고 밥맛이 없으며 머리가 무거운 증상을 자주 느끼는 소음인들에게 특히 유용하다고 할 수 있다. 소음인 체질의 수험생은 곽향의 잎이나 줄기를 달인 차와 귤을 자주 먹으면 체력증진은 물론 입시공부에도 도움을 얻을 수 있다.

♠ 먹으면 좋은 체질 : 소음인

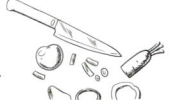
이렇게 만드세요!

〈재료〉
곽향잎 30g, 물 1000cc, 귤 2개.

〈만드는 법〉
① 곽향잎을 깨끗하게 씻어 말린다.
② 주전자나 그릇에 물을 넣고 끓이다가 곽향잎을 넣어 20분 정도 더 달인다.
③ 곽향 맛이 우러나면 찻잔에 따라 마신다.
④ 귤은 껍질을 벗기고 먹기 편하게 잘라 함께 먹는다.

44. 굴배춧국
-열 많은 소양인 체질에 좋은 겨울 건강식-

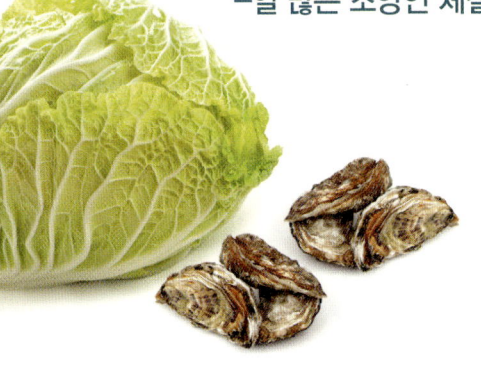

 겨울은 따뜻한 게 그리운 계절이다. 겨울이 되면 벌거벗는 나무들과는 달리 사람들은 추위로부터 자기 몸을 방어하기 위해 두터운 옷을 꺼내 입기 마련이다. 그러나 추위에도 아랑곳하지 않고 따뜻한 것보다는 시원한 것을 찾는 사람들이 있다. 옷도 거의 여름 옷 수준으로 입으며 항상 시원한 음식을 찾는다.
 이렇듯 계절이 섭리를 역행하는 사람들은 주의해야 할 게 있다. 양극과 양극, 음극과 음극은 서로 밀어내는 게 자연의 이치이다. 그렇기 때문에 찬 겨울에 찬 것이 더 좋은 사람들은 자신의 몸이 혹시 자연의 이치를 거스르고 있는 것은 아닌지 살펴볼 필요가 있다. 물론 극과 극은 서로 통한다는 말도 있지만 이는 매우 예외적인 경우로 제한된다.
 추운 겨울에도 계속해서 시원한 것을 찾다보면 가슴과 머리에는 열이 나지만 손발은 더욱 차가워지는 상열하한(上熱下寒) 증상이 나타나기 십상이다. 이를테면 한 겨울에 유독 하체쪽에 추위를 타는 사람들이 대표적인 예다.
 배춧국은 바로 이 같은 상열하한 체질을 바로잡아 자연의 섭리를 쫓아

순응케 하는 데 도움을 주는 약선이다.

늦가을께부터 겨울철에 많이 나는 굴은 찬 성질을 가지고 있어 간 기능을 도와 보혈작용을 하는 자연식품이다. 굴은 또한 각종 성인병 예방에 유익한 비타민과 미네랄이 풍부한 식품이기도 하다.

한의학적으로도 굴은 우리 몸에 쓸데없이 쌓인 화기와 열기를 내려줌으로써 가슴이 답답한 증상과 갈증을 풀어준다. 또 머리를 맑게 해주는 약리효과를 나타내는 생약으로 널리 알려져 있다. 물론 체질적으로는 열이 많은 소양인에게 유용한 식품이다.

겨울철 김장김치의 대표적 재료인 배추는 시원하면서도 단맛이 나고 비타민과 칼슘이 풍부한 야채다. 위장의 소화기능을 도와 가슴의 열을 내려주고, 특히 술로 인한 갈증을 풀고자 할 때 제격이다.

따라서 굴과 배추를 어울리게 한 굴배춧국은 상체의 열을 내려 가슴 답답증을 해소하는 데 좋을 뿐만 아니라 아랫배와 손·발 등 하체 부위에 유독 추위를 많이 타는 사람에게도 좋다.

♠ 먹으면 좋은 체질 : 소양인

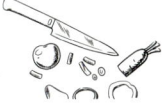
이렇게 만드세요!

〈재료〉
굴 2컵, 배추 속대 10잎, 실파·당근·호박·간장 등 양념류 적당량.

〈만드는 법〉
① 굴은 소금물에 씻어 껍질과 잡티를 가려낸 다음 물기를 뺀다.
② 배추 속대는 어슷 썰고, 실파는 3~4cm정도로 썰어 놓는다. 당근과 호박은 채썬다.
③ 냄비에 배추 속대와 당근, 호박을 넣고 물을 부은 후 끓인다.
④ 배추 속대와 당근, 그리고 호박이 어느 정도 익으면 굴을 넣고 다시 끓인다.
⑤ 굴이 익으면 파를 넣고 간을 맞춘다.

45. 박하차와 오이즙
—수험생 머리 맑게 하고 기억력 회복에 도움—

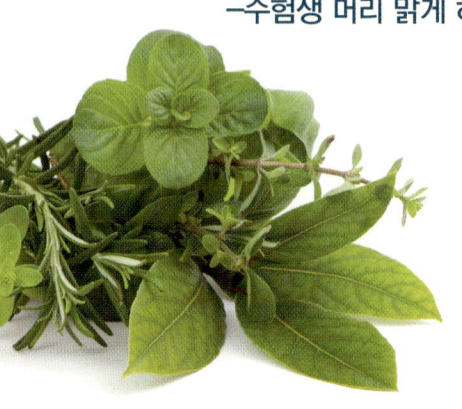

오랫동안 시험공부를 하거나 시험의 막바지에 이르게 되면 체력도 약해지지만 너무 오랜 기간 동안 긴장한 탓으로 열이 많이 오르기 쉽다.
아무리 차분하고 느긋하던 사람도 자신의 인생에 중요한 전환점이 될 수 있는 시험을 앞두고 편안할 순 없는 법이다. 이로 인해 화와 열이 머리로 올라가서 두통을 일으키고 잠을 설치게 하며 얼굴이 붉어지고 어깨까지 아픈 경우도 있다.
이 경우 머리에 몰린 화와 열을 내려주고 머리를 맑게 해주며 가물가물한 기억을 새롭게 회복시켜주는 약차가 있다. 바로 박하차. 특히 성격이 직선적이고 창의력이 강하며 살이 잘 안 찌고 감정의 변화가 심한 수험생에게 좋다.
어린 시절 어머니께서 사주셨던 하얀 박하사탕의 맛에 대한 추억은 언제 생각해도 늘 새롭다. 입안이 싸해지면서 머릿속까지 시원해졌던 기억을 누구나 한 번쯤은 있을 것이다.
어릴 적 배가 살살 아프기 시작하거나, 감기로 목이 잠기면 어머니는

늘 이 풀을 뜯어다 팔팔 끓는 물에 우려낸 다음, 그 물에 약간의 단맛을 첨가해 먹이곤 했다. 그러면 배앓이와 목감기가 신기하게도 잘 나았다.

박하는 정말 박하사탕의 향기를 간직한 꽃이다. 꽃말도 순진한 마음이다. 웬만한 허브 식물은 저리 가라고 할 정도로 향기가 진하다. 심지어 바짝 말라 죽은 것조차도 일년이 넘게 향기가 남아 건드리기만 해도 알싸하고 매력적인 내음으로 퍼져나온다.

이러한 박하는 해열, 해독의 작용을 갖고 있는 약용식물이다. 때문에 한방에선 예부터 풍열, 두통, 인후통, 복부 고창, 치통, 피부 소양증 등을 치료할 때 귀한 약재로 쓰였다. 박하는 또한 머리와 눈을 맑게 하고 인후 부위를 시원하게 하며 감기 기운으로 열이 날 때 사용해도 좋다. 오이도 머리의 열을 내리며 부기를 빼주고 소변이 잘 나오게 한다.

♠ 먹으면 좋은 체질 : 소양인

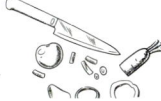
이렇게 만드세요!

〈재료〉
박하잎 30g, 물 1000cc.

〈만드는 법〉
① 박하잎을 깨끗하게 씻어 말린다.
② 주전자가 그릇에 물을 넣고 끓으면 박하잎을 넣은 후 20분 정도 더 끓인다.
③ 한 번 끓인 물을 찻잔에 담고 박하잎을 띄운다.
④ 박하 맛이 우러나면 마신다. 이때 오이는 즙을 내어 함께 먹으면 더욱 효과가 좋다.

46. 칡차와 배
―수험생의 머리를 맑게 하고 열을 내려준다―

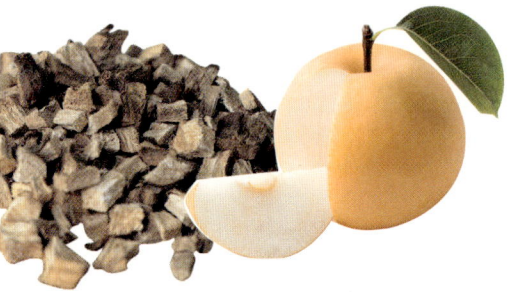

밤늦게까지 공부하는 수험생들은 피곤하고 정신집중이 안 되어 항상 힘들어한다. 시간은 누구에게나 똑같이 주어져 있고 누가 같은 시간을 효율적이고 집중력을 가지고 공부를 할 수 있는가가 성패를 좌우하기 때문이다.

공부하는 수험생 옆에서 지켜보노라면 부모님들이 해줄 수 있는 것이라고는 최상의 컨디션을 유지하게 하기 위하여 잘 먹이는 것이라고 할 수 있다.

그러나 부모님은 정성껏 먹이지만 항상 의심나는 것은 몸에 좋은지 안 좋은지, 혹시 더 해가 되지 않을까 하는 걱정이다.

특히 대부분의 수험생들은 간식으로 고칼로리 인스턴트 음식을 많이 먹는 경향이 있는데 이것은 오히려 공부에 커다란 방해가 된다. 왜냐하면 음식물을 흡수하는 데 시간이 걸리게 되어 머리를 맑지 않게 하기 때문이다. 이런 고칼로리 인스턴트 식품보다는 머리를 맑게 하고 소화에 부담을 주지 않으며 열을 내려주는 칡차와 배를 먹으면 밤늦게 공부하는 수험생들의 집중력을 높여줄 수 있다.

칡뿌리는 열 내리고 갈증 푸는 효능 있어

어린 시절 칡뿌리를 씹어서 그 단맛을 먹던 칡은 한약명으로 갈근(葛根)이라 하여 땀을 내어 열을 내려주고 갈증을 풀어주는 작용이 있다. 따라서 머리가 아프고 눈이 침침하며 뒷목이 뻐근하고 머리가 맑지 않은 증상을 개선시킨다. 특히 술을 많이 먹는 사람에게는 주독도 풀어준다.

우리 주위에서 흔히 접할 수 있는 배는 그 성질이 차면서 맛이 달고 시다. 주요 약효는 열을 내려주고 가슴의 답답함을 없애준다. 또 감기의 열을 풀어주고 폐의 열을 내려주며 가래를 삭게 하고 진액을 보충하여 주는 효능이 있다.

따라서 비만하거나 뒷목이 뻐근하거나 눈이 침침하고 건조하거나 머리가 아프거나 열이 많이 올라가서 얼굴이 붉은 경우에 칡차와 궁합이 잘 맞는 배를 같이 먹으면 머리를 맑게 해주고 기억력과 정신집중을 높여주게 된다. 특히 수험생 중에서도 무엇이든 잘 먹고 느릿하며 비만하고 고집이 세고 참다가 욱하는 성격인 태음인 체질에 좋다.

그러나 성질이 차고 냉하므로 소화기가 약하거나 몸이 차거나 설사가 있는 경우에는 피하는 것이 좋다.

♠ 먹으면 좋은 체질 : 태음인

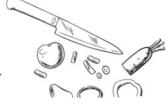

〈재료〉
칡뿌리 100g, 혹은 건조된 갈근 30g, 물 1000cc, 배 한 개.

〈만드는 법〉
① 칡뿌리의 흙을 털어내고 깨끗하게 씻은 후에 1~2cm 의 두께로 자른다.
② 둥근 칡뿌리를 세로로 잘라 각설탕 모양으로 작게 만들거나 절구나 분쇄기에 대충 찧거나 간다.
③ 건조된 갈근이나 칡뿌리를 넣고 물을 넣어 1~2시간 끓인다.
④ 갈색으로 색이 우러나면 찻잔에 넣고 배는 껍질을 벗겨 잘라놓는다.

47. 칡콩나물국
-술 깨는 데 좋다-

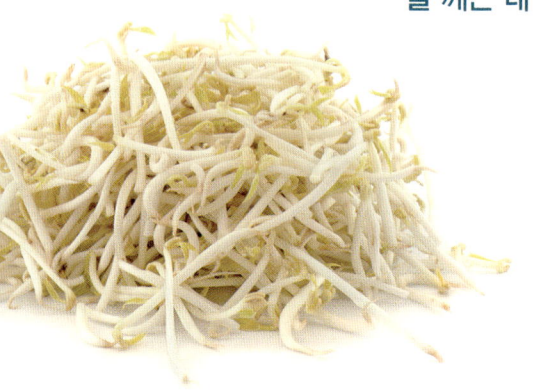

한국 사회에서 사회생활을 하다보면 술을 멀리 할 수 없다. 회식이 있는 자리나 남을 만나거나 접대를 하거나 친구들과 가볍게 만나는 경우에 어김없이 있는 것이 술이다. 서로가 편하고 쉽게 접근하기 위한 가장 좋은 방법으로 알려져 있고 술만 잘 먹어도 일을 잘 할 수 있다는 이야기가 나올 정도이다.

술을 못 먹거나 술이 약하거나 술에서 잘 안 깨어나는 사람들은 보통 곤욕스러운 것이 아니다. 또한 술을 먹고서 그 다음날 맑은 정신으로 전날 밤에 언제 술을 마셨는지 표시가 나지 않게 근무를 해야지 인정을 받게 된다. 여기에 적응하려면 빨리 숙취에서 깨어나야 하며 이때 좋은 음식이 칡콩나물국이다.

칡은 한약명으로 갈근(葛根)이며 어렸을 적에 껌처럼 단물을 빨아먹던 칡뿌리를 말한다. 칡은 약간 쓰면서도 단맛이 나는 것으로 술을 많이 먹어 주독이 있거나 얼굴이 붉으며 뒷목이 굵은 사람의 경우에는 열을 내려주고 목의 긴장을 풀어준다. 또 감기기운이 있을 때나 오한이 나며 뒷목, 어깨, 머리가 아프고 뻐근할 경우에도 좋다.

콩나물은 한약명으로 대두황권(大豆黃卷)이라고 하는 데 맛이 달다. 한약재포는 1.5~2cm 정도 싹이 난 것을 이용한다.

풍습비(風濕痺)로 근육이 땡기고 무릎이 아프거나 오장(五臟)이나 위중(胃中)의 덩어리진 결취(結聚)를 제거하며 우황청심환의 재료로도 쓰인다.

또 콩나물에는 아스파라긴산이라는 성분이 들어있어 술 깨는 데 효과가 있다는 것은 많이 알려져 있는 사실이다.

따라서 몸의 열을 내려주고 습을 없애주며 술독을 깨는 데 효과가 좋고 간기능을 회복하는 데도 좋다. 특히 비만한 태음인에게 잘 맞는다. 그러나 소화기능이 약하거나 몸이 차거나 마른 사람인 경우에는 피하는 것이 좋다.

♠ 먹으면 좋은 체질 : 태음인

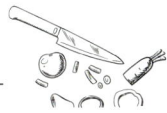

♥ 이렇게 만드세요!

〈재료〉
콩나물 300g, 칡 50g, 멸치, 간장, 파, 마늘, 고춧가루.

〈만드는 법〉
① 칡은 깨끗하게 씻어 넣고, 콩나물은 잘 다듬어서 넣는다. 멸치도 넣은 후 물을 2~3컵 넣고 끓인다.
② 콩나물의 냄새가 나고 비린내가 나지 않으면 물을 충분하게 부어 끓인다.
③ 콩나물이 거의 익으면 간장, 파, 마늘, 고춧가루로 식성에 따라 양념한다.

48. 쇠고기무국
-태음인 수험생의 원기 회복에 좋다-

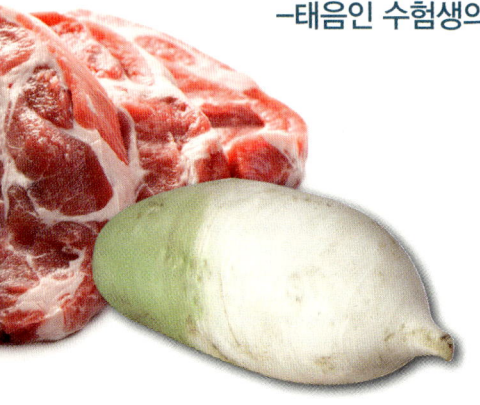

요즘 수험생들의 마음은 무겁기만 할 것이다. 얼마 남지 않은 시험 기간에 그 동안 쌓아온 실력을 정리해야 할 시기이기 때문이다.

이 무렵 수험생들은 장기적으로 시험공부에 매달리고 장래에 대한 걱정으로 정신적, 육체적 피로에 시달리기 쉽다. 그러다보니 갑자기 소화가 안 되고 속이 더부룩하며 밥맛도 잃기 쉽다. 또 조금만 잘못 먹어도 체하고 식사만 하면 바로 화장실을 가거나 설사를 하는 경우도 생긴다. 이것은 모두 긴장을 하거나 스트레스를 받게 됐을 때 나타나는 증상으로 막중한 입시 스트레스를 받고 있는 수험생들이라면 거의 대부분 경험하는 증상이다.

그러나 저하된 체력을 북돋우기 위해 기름진 고칼로리의 음식을 먹으면 기운이 날 것 같지만 그렇지 않다. 오히려 더욱 소화가 안 되어 괴로움을 겪게 된다.

쇠고기무국은 바로 이럴 때 고단백의 영양을 공급하고 소화에도 부담을 주지 않는 음식이다.

쇠고기무국은 소화기능이 약할 때 좋아

우리 민족이 가장 선호하는 식품인 쇠고기는 성질이 평(平)하고 맛이 단 식품이다.

한의학적으로 볼 때에도 소화기를 보하고, 기혈(氣血)의 순환을 도우며 근육과 뼈를 튼튼히 한다. 또 토하거나 설사하는 증상을 멈추게 하는 작용을 가진 식품이기도 하다.

이런 쇠고기에 무를 더한 쇠고기무국은 특히 병후나 소화기능이 약하고 전신의 체력이 떨어진 사람들에게 유익하다. 특히 오랜 수험공부로 인해 지친 수험생들에겐 고단백질을 보충할 수 있는 영양공급원으로 으뜸가는 식품이라고 할 수 있다.

따뜻한 성질에 매운 맛을 지닌 무는 쇠고기와 궁합이 잘 맞는 식품이다. 음식의 소화를 돕고 관절을 원활하게 한다. 또 가래를 삭게 하고 기침을 다스리는 효과가 있어서 환절기와 함께 마지막 고비를 넘겨야 하는 수험생들에겐 더없이 이로운 식품이다.

체질적으로 보면 쇠고기무국은 느긋하고 평소 식성이 좋으며 참을성이 많고 성취욕이 높은 태음인들에게 특히 좋다.

♠ 먹으면 좋은 체질 : 태음인

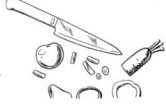
이렇게 만드세요!

〈재료〉
쇠고기 150g, 무 500g, 파, 마늘, 간장, 후춧가루 등 양념 약간.

〈만드는 법〉
① 쇠고기를 얇게 썬 다음 다진 마늘의 간장, 후추로 양념을 한다.
② 무는 길이 3~4cm, 두께 2~3cm크기로 자른다.
③ 끓는 물에 쇠고기를 넣고 끓이다가 무를 넣는다.
④ 무가 말갛게 익으면 간장, 마늘, 파 등으로 간을 한다.

49. 조개탕
-머리 맑게 해주고 열 내리는 데 좋아-

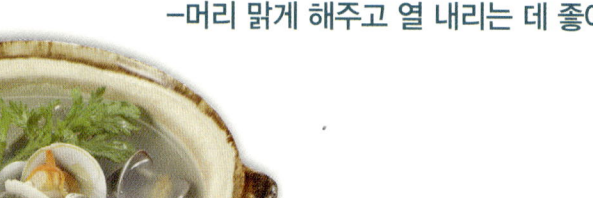

시험 보는 것을 즐겁게 생각하는 사람은 거의 없을 것이다. 그렇지만 누구나 시험이라는 과정을 겪으며 살아야 한다. 자신의 목적을 이루거나 자신이 원하는 것을 얻기 위해선 시험이란 시험대에 올라야 하는 경재사회에 살고 있기 때문이다.

누구나 시험공부를 처음 시작할 때에는 의욕적으로 덤벼들지만 시간이 흐르면서 정신적ㆍ육체적으로 지치게 마련이다. 때문에 시험공부는 자연히 인내와 지칠 줄 모르는 체력을 필요로 한다.

더욱이 1년 이상의 준비기간을 요구하는 대입 수능시험의 경우 막바지에 이르면 심신의 피로가 누적된 탓으로 밥맛이 없어지고 체력이 떨어지는 증세를 겪기 쉽다.

수험생 자녀를 둔 학부모는 이럴 때 체력을 보강해줘야 한다며 무조건 고칼로리의 보양음식만 먹이는 경우가 많다.

그러나 오랜 수험준비로 몸에 심화가 많이 쌓였을 땐 오히려 부작용을 일으킬 수 있다는 것을 알아야 한다. 음식도 수험생의 타고난 체질과 현재의 몸 상태를 가려서 먹을 때 '식보'로서의 효과가 배가될 수 있다. 예컨대 몸에 화기와 열기가 많고 기운이 머리쪽으로 많이 올라 늘 얼굴이 붉고 여드름도 많이 난 상태라면 고단백의 보양식품보다는 시원한 조개탕이 더 효과적이다.

조개에는 모시조개, 대합, 바지락, 재첩, 피조개, 꼬막, 홍합 등 여러 종류가 있다. 조개는 성질이 차면서 맛은 달고 짜다. 한의학적으로는 음기를 보충하고 혈액의 생성을 도와 열을 내려주며 간독을 풀어주는 작용을 가진 식품으로 알려져 있다.

따라서 얼굴이 항상 붉게 상기되거나 머리가 자주 아프거나 뒷목과 어깨가 뻣뻣하고 눈에 충혈이 잘 서며 얼굴에 여드름이 많이 나는 경우에 머리를 맑게 해주고 열을 내려주는 효과를 기대할 수 있다.

체질적으로는 특히 소양인과 태양인이 먹으면 좋다. 그러나 몸이 차거나 소화가 잘 안 되는 경우에는 피하는 것이 좋다.

♠ 먹으면 좋은 체질 : 소양인과 태양인

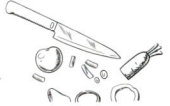

이렇게 만드세요!

〈재료〉
조개(모시조개 등) 400g, 소금, 파 적당량.

〈만드는 법〉
① 조개를 깨끗하게 손질해 냄비에 넣고 물을 넉넉하게 부은 다음 팔팔 끓인다.
② 끓이다가 거품이 많이 생기면 걷어내야 국물을 맑게 할 수 있다.
③ 조개가 입을 벌리면 시작하면 소금으로 간을 맞춘다.
④ 너무 오래 끓이면 질기므로 간을 한 후에 파를 넣고 조금만 더 끓여 불에서 내린다.

50. 도라지대구탕
-태음인 체질의 천식, 마른기침 다스린다-

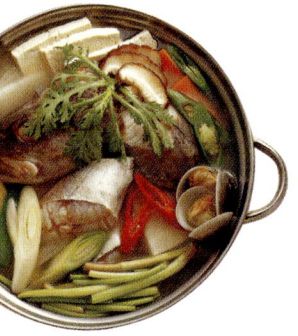

"콜록, 콜록"

요즘 차를 타거나 지하철을 타거나 길을 가다보면 마른 기침을 하거나 천식으로 고생하는 사람들이 눈에 많이 띈다. 겨울에서 봄이 되면 날씨가 건조해지므로 폐와 기관지가 약하거나 화와 열이 많은 사람, 알러지성 비염이나 축농증이 있는 사람들은 더욱 힘들어지게 된다. 특히 중국에서 황사가 날아오면 더욱 심해진다.

이러한 봄철의 기침은 한겨울의 열이 나고 몸이 오싹오싹 춥고 머리가 아프며 관절이 쑤시는 감기기운과는 다른 증세로서 폐와 기관지가 마르고 차지며 순환이 안 되어 나타나는 증세이다.

이러한 증세는 체질적으로 보면 폐와 기관지가 약한 태음인에게 가장 많이 나타난다. 또 상체로 화와 열이 많이 올라가는 소양인도 가슴에 열이 많이 쌓이게 되면 마른 기침이나 천식과 같은 증세가 나타나게 된다.

이렇게 날씨가 건조하여 폐와 기관지가 약한 사람에게서 많이 나타나는 기침에 좋은 음식으로 도라지대구탕을 권하고 싶다.

도라지는 가래 없애고 머리 맑게 해

우리의 식탁에서 흔하게 볼 수 있는 연한 노란색의 도라지는 한약명으로 길경(桔梗)이라 하며 도라지의 뿌리를 말한다. 도라지의 성질은 따뜻하며 맵고 쓴맛이 난다. 주요 약효는 가래를 없애주고 머리를 맑게 한다. 또 흉협부의 통증을 조절하고 담을 없애며 인후부가 붓고 아픈데 효과가 좋다. 특히 염증이나 농을 배출해주며 혈액의 순환이 잘 되게 하는 효과가 있어 폐와 기관지를 보하여 준다.

입이 커서 대구(大口)라고 이름이 붙여진 대구는 기를 보해주는 효과가 있고 지방이 적어 담백하면서 맛도 좋다. 또 숙취를 풀어주고 간을 보하며 피를 맑게 해주기도 한다.

따라서 도라지와 대구를 넣어 얼큰하게 끓이면 폐와 피부에 땀이 나면서 폐의 건조한 것을 촉촉하게 하며 폐와 기관지에 붙어있는 가래성분을 밖으로 내보내는 효능이 있다. 따라서 체질적으로 폐와 기관지가 약한 태음인에게 효과적이다.

♠ 먹으면 좋은 체질 : 태음인

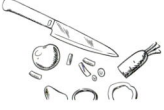

〈재료〉
대구 한 마리, 길경(도라지) 30g, 무, 생강, 파, 된장, 구추장, 고춧가루, 마늘 등의 양념류 적당량.

〈만드는 법〉
① 쌀뜨물에 고추장, 된장을 묽게 풀고 도라지, 나박썰기한 무, 굵게 썬 파, 생강을 넣고 끓인다.
② 어느 정도 맛이 우러나면 비늘을 긁어낸 대구를 4~5cm 길이로 토막내어 넣고 다시 끓인 후에 먹으면 된다. 이때 너무 맵지 않게 약간 얼큰하게 먹어야 몸에 땀이 나며 굳은 가래를 없앨 수 있다.

51. 파김치
−소음인 체질의 냉증을 없애고 밥맛을 돋운다−

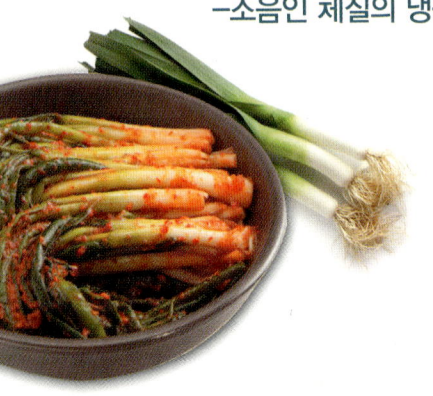

 가끔 한국에서 생활하는 외국인을 만나면 물어 보는 것이 우리나라 음식 중에 무엇을 좋아하는가 이다. 그들 중 상당수에 있어서는 김치가 맛있다고 대답을 한다. 처음에는 시고 매운 맛이 나서 어색하였으나 한두 번 먹고 나면 김치의 묘미를 느끼게 된다. 이정도 되면 서서히 한국에 대하여 알기 시작하는 것이라고 농담 삼아 이야기하곤 한다.
 김치는 우리 민족을 대표하는 식품이다. 채소를 좋아하는 우리 민족이 만들어낸 독특한 발효식품으로 유산발효 생성물뿐만 아니라 각종 비타민의 공급원으로 연구가 되고 다이어트 식품으로도 관심이 높다.
 또 김치의 종류가 매우 다양하며 각 지방에 따라 같은 김치를 가지고 만들어도 맛은 어렸을 적의 고향의 맛을 간직하고 있는 것이다. 즉 흔히 먹는 배추김치를 위시하여 보김치, 백김치, 총각김치, 깍두기, 섞박지, 부추김치, 열무김치, 동치미, 나박김치, 갓김치, 파김치, 고들빼기 김치 등등 이루 헤아릴 수 없다.
 체질적으로 보면 이러한 김치가 여러 체질이 먹을 수 있도록 양념이 되어 있는 것이 많지만 자신의 체질에 맞는 김치를 어느 정도 선별을 하여 먹으면 맛도 좋고 몸도 튼튼하게 하는 건강식이 된다. 이중에 밥맛이 없고 몸이 차고 소화기능이 약한 사람에게 좋은 김치는 역시 파김치이다.

식탁에서 국이나 전, 김치 등에 주재료보다는 양념과 같은 개념으로 들어가는 파의 성질은 평하면서도 매운 맛이 나는 야치이다. 파의 매운 맛이 몸을 따뜻하게 하고 소화액의 분비를 잘 되게 하여 밥맛이 없고 식욕도 떨어지고 몸이 나른한 경우에 정신을 맑게 하는 작용도 있다.

또 파는 감기의 초기증상에 열이 나고 오싹오싹 춥고 땀은 안 나면서 팔, 다리, 관절 등 온몸이 쑤시는 증세에 효과적이다. 따뜻하고 얼큰한 국물과 같이 먹는다면 땀을 내주면서 감기에 도움을 줄 수 있기 때문이다.

특히 파의 아래 부분인 흰 부위는 '총백'이라고 하여 감기를 치료하는 한약에 같이 넣는 약재 중의 하나이다.

따라서 파김치는 마늘, 생강 등의 양념과 함께 몸을 따뜻하게 하고 기혈의 순환을 도우며 밥맛을 돋우어 주는 효능이 있다. 이러한 파는 체질적으로 소음인에게 좋다.

그러나 몸에 화와 열이 많거나 식욕이 너무 좋은 사람은 피하는 것이 좋다.

♠ 먹으면 좋은 체질 : 소음인

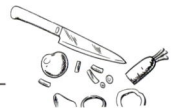 이렇게 만드세요!

〈재료〉
실파 1~2단, 멸치젓국 1~2컵, 고춧가루, 다진 마늘, 다진 생강, 소금 등의 양념류 각각 적당량.

〈만드는 법〉
① 멸치젓에 물을 넣은 후 푹 달여 체로 걸러 맑은 젓국을 만든다.
② 파는 뿌리와 시든 잎을 떼어내고 깨끗하게 씻는다.
③ 김치양념은 고춧가루, 다진 마늘, 다진 생강 등을 넣고 젓국과 소금으로 간을 맞춘다.
④ 파의 물기가 빠지면 만들어진 김치양념을 넣어 버무린 후에 4~5가닥씩 가지런하게 정리하여 묶어서 항아리에 차곡차곡 눌러 담는다.

52. 한국의 대표음식 불고기
-태음인 체질에 가장 좋은 보양식-

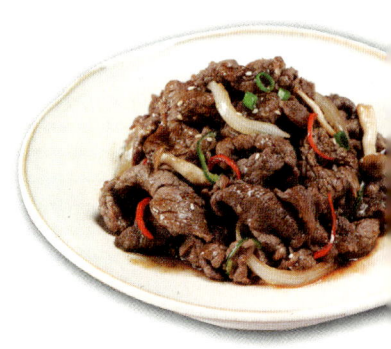

외국 사람들에게 널리 알려져 있는 우리나라 음식은 불고기다. 서양 사람들은 고기를 그냥 구워먹거나 소스에 간을 하여 먹는 데 익숙하나, 그러나 불고기는 쇠고기를 잘게 썰어 설탕, 파, 마늘, 간장, 정종, 후춧가루를 넣은 양념장에 재웠다가 간이 스며들면 양송이, 실파, 마늘, 버섯 등과 같이 구워 먹는 한국전통의 음식이다.

쇠고기는 담백하면서 근육을 도와준다. 기혈을 보하며 부종을 없애고 설사에도 좋은 효능을 갖고 있다. 체질적으로는 습(濕)이 많은 태음인 체질에 가장 좋은 보양식이다.

소화기능이 약하고 꼼꼼하며 말라 있거나 소음인적인 성격의 외국인이라면 소화가 잘 되고 양기를 보하여 줄 수 있는 삼계탕이 좋다. 또 성격이 매우 급하고 많이 먹어도 살이 잘 안 찌거나 소양인적인 성격을 갖고 있는 외국인이라면 화와 열을 내리고 음기를 보충할 수 있는 삼겹살, 돼지불고기, 오리고기를 권하는 것이 좋다.

♠ 먹으면 좋은 체질 : 태음인

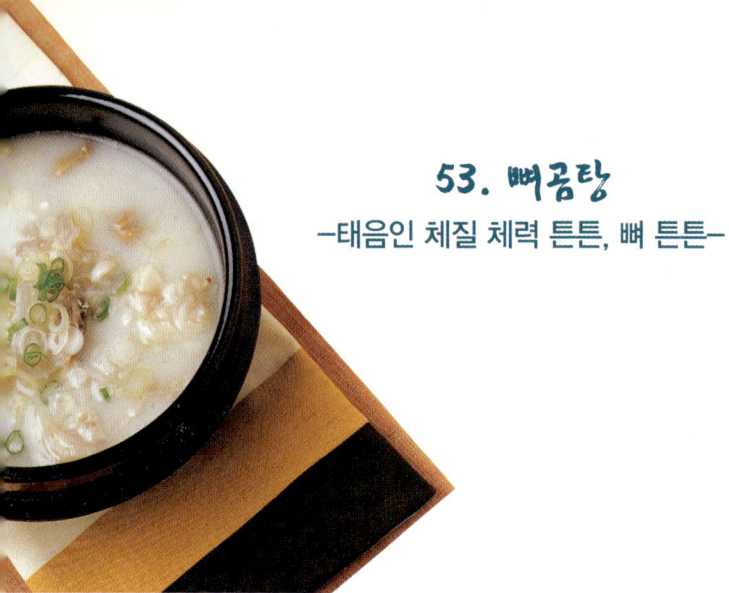

53. 뼈곰탕
—태음인 체질 체력 튼튼, 뼈 튼튼—

일반적으로 뼈곰탕은 태음인 체질의 체력을 튼튼하게 하고 뼈를 튼튼하게 하는 데 뛰어난 효능이 있는 식품이다.

이러한 뼈곰탕의 재료별 약효를 살펴보면 다음과 같다.

쇠고기의 육질은 성질은 평하고 맛은 달며, 비경과 위경에 작용한다.

따라서 뼈곰탕은 비위를 보하고, 기혈을 도우며 근육과 뼈를 튼튼히 한다. 특히 소갈을 멎게 하고 수종을 해소하기도 한다.

따라서 병후의 허약한 사람이 먹으면 좋다.

또 병후 소화기능이 약하고 전신의 체력이 떨어졌을 때에 나타나기 쉬운 부종이 생겼을 때 복용하면 단백질을 공급하며 부기도 빼줄 수 있다.

특히 비위기능을 도와주고 구토, 설사, 소갈, 단백질 부족의 수종, 근육, 허리, 무릎을 보하는 효능이 있기도 하다.

대체로 쇠고기는 닭고기와 돼지고기의 중간 정도의 성질로서 담담한 성질이므로 다른 체질도 조금씩만 먹는다면 큰 문제 없이 먹을 수 있는 음식이다.

이 음식과 잘 어울리는 식품은 무, 버섯, 양파 등이다. 무는 소화가 잘 되게 하고 가래를 삭히며 열을 내리는 역할을 한다.

버섯은 위와 장을 편하게 하고 피를 맑게 하여 성인병을 예방한다.

양파는 피를 맑게 하고 그 동안의 연구결과에 의하면 콜레스테롤을 억제하고 혈압을 떨어뜨리는 작용이 있는 것으로 밝혀지기도 했다.

소 척추와 꼬리뼈는 허리를 보해주고 정력을 길러준다. 소 무릎뼈는 연골부위나 무릎이 약한 경우에 쓴다. 소의 무릎뼈를 도가니라고 하는데 이를 푹 고으면 연골속의 칼슘이 녹아 나오므로 성장기 어린이, 임산부, 노인에게 좋다. 특히 태음인에게 좋은 음식이다.

쇠꼬리나 척추, 등뼈 등은 허리가 약하거나 정력이 부족할 때에 효과가 좋다. 양기가 부족할 때도 먹으면 좋다.

따라서 뼈곰탕은 몸이 허약할 때 먹으면 좋은 효능을 나타낸다. 특히 태음인 체질에 좋다.

♠ 먹으면 좋은 체질 : 태음인

54. 육계삼계탕
-겨울철의 냉증을 치료한다-

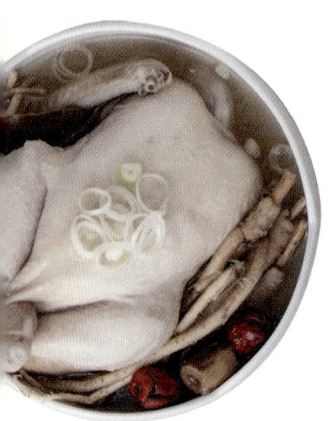

처음 만난 사람과 인사를 하기 위하여 악수를 해야 하는 데 가끔 악수하기가 두려운 사람이 있다. 바로 손이 얼음장과 같이 차가워 상대방이 깜짝 놀라기 때문이다. 또 젊은 여성 중에는 손발이 얼음장 같이 차거나, 아랫배가 썰렁하여 월경이 잘 안 나오거나 냉이 심한 경우가 많아 가을만 다가와도 추위에 대한 걱정이 시작된다. 이러한 증상은 모두 몸이 차서 나타나는 냉증의 증세들이다.

이러한 냉증을 개선하는데 우리 주위에서 손쉽게 구할 수 있는 닭을 이용한 좋은 음식이 있다.

일반적으로 말하는 삼계탕에다 수정과를 만들 때 넣는 육계나 계피를 넣어서 만드는 육계삼계탕이 바로 그것이다.

삼계탕은 일반적으로 여름에 많이 먹는 음식으로 알려져 있으나 닭고기의 약송은 따뜻하면서 단맛이 나고 위경과 비경으로 들어간다. 또 닭의 근육 속에는 지방이 섞여있지 않기 때문에 맛이 담백하고 소화 흡수가 잘 되는 특성이 있다.

따라서 여름철 더울 때에 먹는 것보다는 추운 겨울에 먹는 것이 더욱 효과적이라고 할 수 있다. 특히 몸이 찬 소음인에게 좋다. 여기에 기를 보하고 소화도 시키며 몸을 따뜻하게 해주는 인삼과 육계를 함께 쓰면 손발과 아랫배를 더욱 따뜻하게 해주는 특성이 있어 몸을 보해주며 성기능도 향상시켜 준다.

그러나 이때 한 가지 주의할 점은 몸이 너무 비대하거나 얼굴과 가슴에 열이 많거나 고혈압, 당뇨, 동맥경화 등의 증세가 있거나 손, 발, 아랫배는 차가우나 가슴과 머리로 열이 올라가는 경우에 먹으면 손발은 더욱 차지며 열은 더욱더 많이 생기게 된다.

♠ 먹으면 좋은 체질 : 소음인

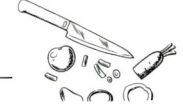

이렇게 만드세요!

〈재료〉
닭 1마리, 찹쌀 1컵(200cc), 대추 3개, 인삼 15g, 육계 15g, 마늘 2통, 후추, 생강, 소금 등.

〈만드는 법〉
① 영계의 배를 반쯤 가른 상태에서 내장을 빼고 물로 뱃속을 2~3번 씻어낸 후 물기를 뺀다.
② 뱃속에 불려진 찹쌀, 인삼, 육계, 대추를 넣는다. 다리를 실로 묶어 찹쌀이 나오지 않게 한다.
③ 솥에 닭을 넣은 다음 닭이 잠길 정도로 물을 부어 센불에서 끓인 후 약한 불로 2~3시간 달인다. 찔러보아 뱃속의 쌀이 푹 익을 정도면 된다.
④ 육수는 체에 종이나 거지 등을 깔고 그 위에 부어서 기름을 걷어낸다.
⑤ 푹 고은 닭을 뚝배기에 옮기고 육수를 부어 3~4분 정도 더 넣어 끓이다가 불에서 내리기 직전에 파, 소금과 조미료로 간을 맞춘다.

55. 율무차 · 율무밥
―식욕 억제해 살 빼는 효과 커―

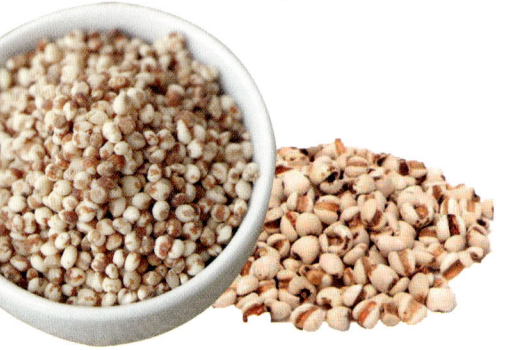

비만한 사람들의 가장 큰 바람은 맛있게 마음껏 먹어도 살이 안 찌는 것일 것이다. 항상 고민하는 것이 맛있는 것을 앞에 놓고도 마음대로 먹지 못하고 군침을 삼키며 포기를 해야 하는 것이다. 그래서 비만한 사람들이 가장 부러워하는 것은 먹기는 많이 먹으나 살이 안찌는 사람을 보면 항상 부러워하는 것이다. 그러나 이렇게 많이 먹거나 살이 찌는 것은 원인이 다 있는 것이다. 아무리 먹어도 살이 안 찌는 사람들은 먹는 것 이상으로 활동을 하거나 신경을 쓰거나 체질적으로 몸의 대사가 빠르기 때문에 살이 안 찌는 것이다. 그런 반면 살이 찌는 사람은 위장에 열이 많아 많이 먹거나 몸의 순환이 잘 안 되거나 부종이 있거나 대소변이 배설이 안 되는 등 반드시 어떤 원인이 있기 때문이다. 이럴 경우 살을 빼주며 밥맛을 줄이고 몸 안의 습기를 제거하여 부종도 없애주는 율무밥이나 율무차는 좋은 효과가 있다.

율무는 몸 안의 습기를 없애주는 효능 뛰어나

율무는 한약명으로 의이인(薏苡仁)이라고 한다. 성질은 약간 차면서 맛은 달고 독은 없다. 몸 안의 습기를 없애주는 효능이 강하여 습(濕)이 많아서 오는 근육통이나 무릎 혹은 관절의 통증에 좋고 여러 성인병을 예방하여 주는 효능이 있다. 또 습이 많아서 오는 비만환자에게 가장 많이 권하는 곡류이다.

일상생활에서 주식으로 먹고 있는 쌀은 성질이 평하고 맛이 달며 독은 없다. 소화기의 기능을 도와주고 위를 따뜻하게 하며 살이 찌개 하고 설사를 멈추게 하는 효과가 있다. 우리 민족이 항상 즐겨먹는 음식으로 맛이 평하므로 누구나 먹어도 문제가 없다.

따라서 율무밥은 식욕을 억제할 수 없거나 물살과 같이 몸에 습이 많아서 비만하거나 관절이 아프거나 태음인들에게 효과가 좋다. 율무차도 같은 효과가 있다. 율무를 그대로 미숫가루 만들 듯이 만들면 좋다. 시중에 있는 단맛이 나는 율무차는 효과를 못 볼 수가 있으므로 주의해야 한다. 그러나 몸에 열이 많아 갈증이 심하거나 두통, 불면증이 있거나 변비가 있는 경우에는 피하는 것이 좋다.

♠ 먹으면 좋은 체질 : 태음인

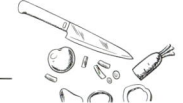

〈재료〉
쌀 3컵, 율무 1컵(4인분 기준).

〈만드는 법〉
① 율무는 깨끗하게 씻어서 하루 정도 물에 불린다.
② 쌀은 깨끗하게 씻어서 30분 정도 불린다.
③ 압력밥솥에 율무와 쌀을 넣고 쌀을 씻었던 물을 넣은 다음 밥을 지어 먹으면 비만에 좋은 효과가 있을 것이다.

56. 팥보리밥
─부종과 물살을 빼준다─

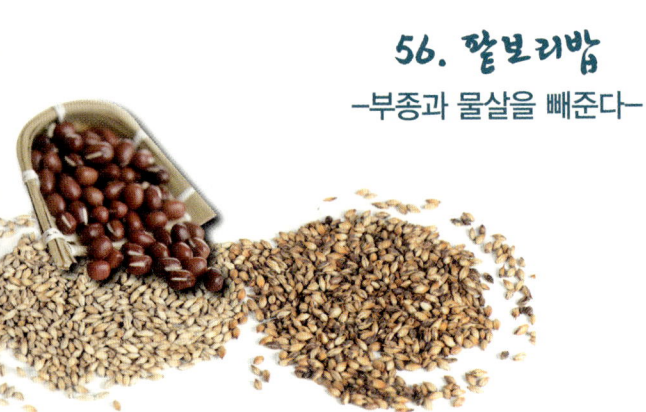

요즘은 비만 때문에 고민을 많이 한다. 너무 많이 먹어서 오는 비만, 먹는 것은 적으나 순환이 잘 안 되어 오는 비만, 대변이 잘 안 나와서 오는 비만, 소변이 잘 안 나와서 오는 비만, 부종이 심해서 오는 비만 등 다양한 원인이 있다.

이 중에 부종으로 인하여 오는 비만의 경우는 수분을 조금만 많이 섭취를 하거나 저녁 늦게 먹으면 그 다음 날은 몸이 부어서 거울 앞에서 얼굴을 보기가 겁이 나게 한다.

부종비만의 특징은 다른 체질에 비하여 체중의 변화가 심하여 살이 오를 때는 금방 올랐다가 바로 쭉 빠지는 특성이 있다. 흔히 말하는 '물살'이라는 경우로 다른 비만보다 쉽게 잘 빠지는 비만이다. 특히 수분의 대사가 잘 안되고 신장의 배설기능이 약한 소양인의 경우에 많이 발생한다. 이러한 부종이 있는 사람들이 평소에 밥을 먹으면서 부종도 빼주는 방법이 있으니 이것이 바로 팥보리밥이다.

팥은 수분 빼주고 부종 치료해

팥은 전통적으로 악귀를 내보내는 붉은색을 띠고 있다고 하여 대보름

날이나 동지에 죽으로 쑤어 먹는 풍습으로 많이 알려져 있어 명절에만 먹는 식사이다. 한의학적인 명칭은 적소두(赤小豆)라고 한다. 주요 약효는 수분을 빼주고 종기를 없애거나 농(膿)이 생긴 것을 배설하거나 갈증과 설사를 멈추게 한다. 또 소변이 잘 나오게 하며 부종을 치료하여 주는 효과가 있다.

보리는 쌀과 함께 많이 섞어먹는 잡곡으로 보리차로도 많이 이용이 되고 있는 친숙한 곡류이다. 한의학적인 명칭은 대맥(大麥)이라고 하며 기(氣)를 도와주고 위장의 기능을 튼튼히 한다. 설사를 그치게 하고 오장(五臟)을 튼튼하게 하며 이뇨작용이 강하고 부종을 없애주기도 한다. 이러한 팥과 보리가 합쳐지면 몸 안의 열을 내려주고 이뇨작용이 잘 되게 하는 효과가 있다. 따라서 신장의 기능이 약하고 음기가 부족하면 열이 위로 올라가서 부종이 오는 비만에 팥보리밥을 먹으면 좋은 효과를 볼 수 있다. 특히 신장의 기능이 약하여 부종이 오는 소양인들에게 좋다. 그러나 꼼꼼하고 몸이 차며 소화기능이 약한 소음인이나 성격이 느긋하며 먹는 대로 살이 찌는 태음인은 피하는 것이 좋다.

♠ 먹으면 좋은 체질 : 소양인

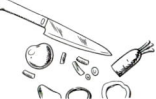

이렇게 만드세요!

〈재료〉
쌀 3컵, 보리 1/2컵, 팥 1/3컵(4인분 기준).

〈만드는 법〉
① 팥은 잘 씻어서 팥이 잠길 정도로 물을 부어 팥이 터지지 않을 정도로 삶아 건진다.
② 통보리도 잘 씻어 물을 충분히 붓고 삶아서 건져 놓는다.
③ 쌀을 깨끗하게 씻어서 30분 정도 불린 다음 쌀에 팥과 보리를 넣고 쌀을 씻었던 물을 넣어 밥을 짓는다.
④ 뜸을 들인 후 먹으면 부종으로 인하여 오는 비만을 치료하는 팥보리밥이 된다.

57. 현미찹쌀밥
-소화를 돕고 성인병을 예방-

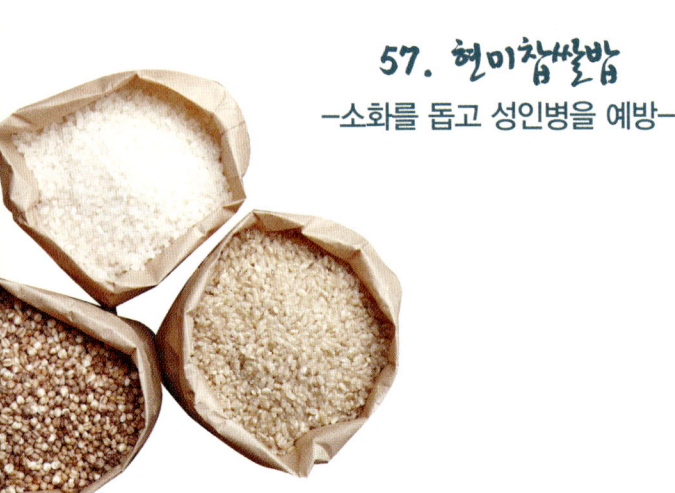

성인병에 걸리지 않기 위해, 혹은 살을 빼기 위하여 현미와 잡곡밥을 먹는 사람들이 점점 늘어나고 있다. 옛날에는 현미가 뻣뻣하고 맛이 없다고 하여 백미에 밀려서 잘 안 먹는 곡류였으나 문명이 발달하고 생활이 부유해지면서 음식도 풍요로워지자 오히려 현미를 건강식이라는 생각을 많이 하게 되었다. 그러다보니 자연히 고열량의 음식보다는 건강에 좋은 자연식이면서 저열량의 곡류인 현미를 선호하게 되었다.

부유해지면서 열량이 높고 맛이 좋은 음식을 선호하는 것이 아니라 이와 같이 거친 음식을 먹게 되는 것은 이제 배고파서 먹는 음식이 아니라 건강을 생각하고 성인병을 예방하고자 하는 마음에서라고 할 수 있다.

그런데 많은 사람들이 자신의 건강을 위하여 여러 잡곡을 섞어 먹는 노력은 많이 하지만 실제로 노력한 만큼 효과를 보지는 못하는 것 같다.

사상체질의학적으로 보면 자신의 체질에 맞는 음식을 먹어야 건강에 도움을 주나 자신의 체질에 맞지 않는 음식인 경우에는 건강에 도움을 못 얻고 오히려 피해를 볼 수 있다.

만약 소화기능이 약한 체질일 경우 성인병을 예방하고 비만을 치료할 수 있는 밥 종류로 현미찹쌀밥을 들 수 있다.

일반적으로 쌀은 가장 많이 먹는 주식이다. 누구나 먹기가 편하고 위장의 기운을 도와주며 살이 찌게 하여 우리 한민족이 항상 즐겨 먹는 곡식이다.

그런 반면 현미는 겉껍질만 제거한 것으로 미네랄과 비타민이 풍부하여 고혈압, 당뇨, 동맥경화, 간장병 등이 있는 경우에 많이 선호한다. 겨층과 배아가 50% 제거되면 5분도, 70% 제거되면 7분도라고 하며 백미와 비교하면 맛은 덜하지만 씹는 맛이 있고 성인병도 예방하여 살을 빼는 데도 이용되는 곡류이다.

그러나 현미는 소화기능이 강한 사람에게는 좋으나 소화기능이 약한 경우에는 꼭꼭 씹어 먹는 것이 좋다.

찹쌀은 성질이 따뜻하고 맛은 달다. 멥쌀보다 찰진 성질이 있어서 소화가 잘 되어 소화기능이 약하거나 몸이 찬 사람이 먹으면 성인병이나 비만을 예방하는데 효과적이다.

따라서 찹쌀현미밥은 소화기능이 약하고 고혈압, 당뇨병, 동맥경화, 심장질환, 비만증 등이 있는 경우에 먹으면 성인병을 예방하는 효과가 있다. 특히 소음인에게 좋다.

그러나 몸에 화와 열이 많거나 먹어도 먹어도 살이 안 찌는 경우에는 주의하여야 한다.

♠ 먹으면 좋은 체질 : 소음인

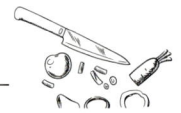 이렇게 만드세요!

〈재료〉
쌀 3컵, 현미찹쌀 1컵(4인분).

〈만드는 법〉
① 현미찹쌀을 깨끗하게 씻어서 하루정도 물에 불린다.
② 쌀은 깨끗하게 씻어서 30분 정도 불린다.
③ 쌀에 현미찹쌀을 넣고 쌀을 씻었던 물을 부어 밥을 짓고 뜸을 들인다.

58. 차조찹쌀밥
—소화기 약한 소음인 체질의 주식으로 좋아—

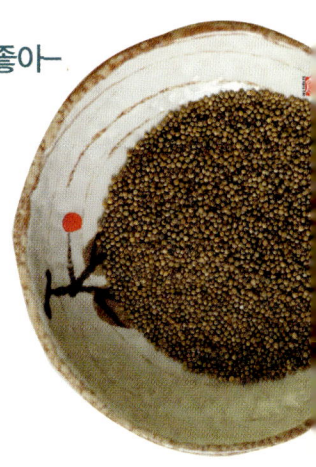

오랜 기간 스트레스를 받고도 소화가 잘 되는 이는 드물다. 간혹 스트레스를 받으면 식욕이 더 왕성해져 비만증에 걸리는 경우가 없는 것도 아니지만 대부분의 사람들은 스트레스가 누적될 경우 입맛을 잃게 돼 체력이 떨어지기 일쑤이다.

"밥이 보약이다."란 옛말까지 있지 않은가. 다른 것은 몰라도 밥은 잘 먹어야 기초 체력이 유지되고 꾸준하게 자신이 원하는 일을 할 수 있기 때문이다.

요즘 섭생에 신경을 써야 하는 대상은 우선적으로 수험생이 아닐까. 오랜 수험준비로 수험생들은 이 무렵 지칠대로 지쳐있게 마련이다. 부모의 손에 이끌려 한의원을 찾는 수험생 중 소화가 잘 안돼 무엇을 먹어도 맛을 느끼기 어렵다고 호소하는 경우가 부쩍 늘어난 것이 그 증거다.

체질적으로 볼 때 소음인 체질의 수험생이 가장 고생을 많이 하는 것 같다. 소양인과 태음인은 대게 시험기간이나 긴장을 많이 할 때만 일시적으로 소화가 잘 안 되는 경향을 보인다.

그러나 체질적으로 '입'이 짧아서 많이 먹지 못하고 소화기능도 약해 조금만 잘못 먹어도 체하는 소음인 수험생은 일년내내 소화가 안 되고 밥맛도 없으며 조금만 공부를 해도 피곤함을 느끼는 경우가 많다. 결국 영양을 충분히 흡수하지 못하는 관계로 왜소한 체형을 갖게 되고 체력도 떨어져 장시간 매달리며 끈기를 필요로 하는 입시공부에도 쉽게 지치기 마련이다.

이렇듯 소화기능이 약한 소음인 체질의 수험생에게 권할 만한 밥이 있다. 이른바 '차좁쌀'과 찹쌀을 섞어서 짓는 '차조찹쌀밥'이란 것이다.

차좁쌀은 한약재 '차조'의 열매를 곱게 찧은 쌀이다. 한방에선 속미(粟米)로 불리는 곡식이다. 성질은 차고 짜다. 그래서 비장과 위장관계에 누적된 열기를 몰아내고 부족한 기운을 보충하여 주며 소변을 잘 나오게 하고 설사를 멈추게 하는 작용을 한다.

반면에 찹쌀은 성질이 따뜻하고 맛은 달며 멥쌀보다 찰져 소화가 잘 된다. 한의학적으로도 구토나 설사를 멈추게 하고 묽은 변을 굳게 하는 효과를 나타낸다. 차좁쌀과 마찬가지로 역시 소음인에게 좋은 식품이다.

따라서 차조찹쌀밥은 꼼꼼하고 내성적이며 예민한 성격에 음식을 많이 먹지 않아 살이 찌지 않는 소음인의 소화기와 몸을 따뜻하게 하고 밥맛을 살려주는 효능이 기대되는 약선이다.

♠ 먹으면 좋은 체질 : 소음인

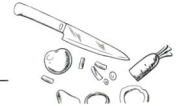 이렇게 만드세요!

〈재료〉
차좁쌀, 찹쌀, 쌀.

〈만드는 법〉
① 차좁쌀, 찹쌀, 멥쌀을 깨끗이 씻어서 불려 놓는다.
② 차좁쌀, 찹쌀, 멥쌀을 섞어 솥에 앉히고 끓인다.
③ 밥물이 잦아들면 뜸을 들인 후에 골고루 섞은 다음 푼다.

59. 전주 비빔밥
-건강식, 다이어트식으로 최고-

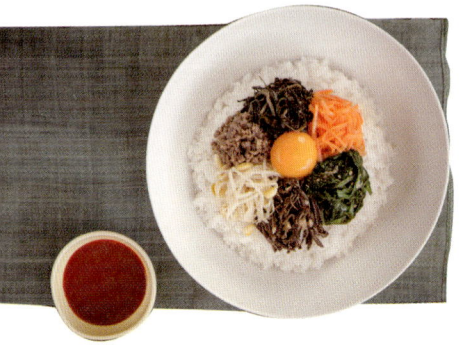

전세계적인 관심이 다이어트에 쏠리고 있다. 서구의 육류 위주의 식사, 피자, 햄버거, 치킨 등 고열량의 패스트푸드가 전세계를 휩쓸고 난 후에 비만, 성인병 등의 여러 병폐가 나타난 것이 현실이다.

한 예로 청바지에 햄버거를 먹는 것을 연상케 하는 미국에서도 이제 패스트푸드와 서양식의 음식에 문제를 제기하면 비만에 대하여 정부에서 경고를 할 정도가 되었다. 고열량의 음식을 많이 먹는 것이 문제가 아니라 식욕을 억제하고 체내에 쌓인 지방을 어떻게 소모하는가에 관심이 모아지고 있다.

이러한 외국인들에게 권할 수 있는 전통음식이 전주비빔밥이다. 뜨거운 놋쇠그릇에 콩나물, 고사리, 도라지, 미나리, 시금치, 호박, 오이, 무, 표고버섯, 쇠고리, 배, 황포묵, 밤, 잣, 대추, 호두, 은행, 계란, 고추장, 참기름, 파 등을 색색이 예쁘게 넣어서 젓가락으로 살살 섞어 비벼먹는 전주비빔밥은 성인병을 예방하는 최고의 건강식이라 할 수 있다.

간에 좋은 미나리, 콩나물, 심장과 피를 맑게 하는 버섯, 마음을 안정시키는 대추, 열을 내려주는 오이, 호박, 밥맛을 돋우고 몸을 따뜻하게 하는 마늘, 고추장, 소화를 촉진시키는 무, 폐를 윤기있게 하고 음을 보해 주는 잣, 호두, 기침과 가래, 천식에 좋은 은행, 도라지, 신장을 도와주는 황포묵, 참깨, 참기름 등으로 구성이 되어 있어 그야말로 오장육부를 보하는 음식이 골고루 들어 있고 각 체질병 좋은 음식이 골고루 섞여 있어서 누구나 먹을 수 있는 조화된 음식이다.

영양학적으로도 에너지의 주원료인 탄수화물을 공급하는 밥, 비타민과 무기질을 공급하는 신선한 제철의 야채, 식물성 위주의 지방과 단백질은 한국 전통의 다이어트식이라 할 수 있다.

60. 옥수수수염차
-부기가 몰라보게 쏙~ 빠진다-

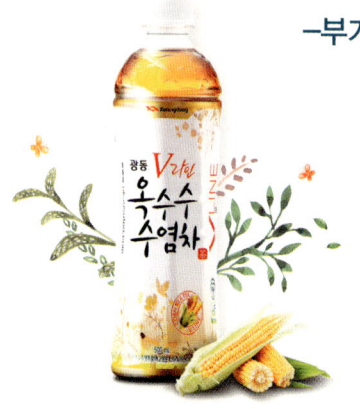

옥수수 수염차는 부기를 빼는 최고의 음료이다. 신장에 전혀 부담이 없이 이뇨작용을 도와준다. 소변이 잘 나오지 않고 아침에 얼굴이 붓는 등 부종에 의한 비만이 특히 효과적이다. 실제로 다이어트 동호회 사이트에서도 다이어트 1차 중에서 1위로 꼽힐 정도로 인기 높은 음료이다. 열을 내리고 이뇨를 돕는 오이와 양파를 넣어 함께 끓이면 그 효과가 배가 된다.

이런 사람에게 딱 좋아

신장의 기능이 떨어지는 사람에게 좋다. 신장의 기능이 떨어지면 몸안의 과도한 노폐물과 수분을 몸 밖으로 제때 내보내지 못해 붓기 때문이다. 부기는 비만으로 연결되므로 신장을 보하면서 이뇨작용을 도와주는 게 급선무이다. 또한 몸 안에 열이 많아 갈증을 심하게 느끼거나 물을 많이 마시면 아무리 먹어도 계속 허기가 지게 되고 변비 증세까지 나타난다. 이럴 경우 옥수수 수염차를 마시면 좋다. 특히 소양인 체질에 좋다.

♥ 제대로 즐기는 법

① 물 400ml에 오이 1/2~1/3, 양파 1개, 옥수수수염 한 줌을 넣고 두 시간 정도 끓인다.

② 너무 많이 마시는 것은 삼간다. 처음에는 1회에 20g내외에서 시작하여 점차 양을 늘려나가는 것이 좋다.

③ 한꺼번에 많이 우려 놓고 냉장 보관해 두면 편리하다.

④ 식전에 수시로 마시고 기름진 음식 먹은 후에도 잊지 말 것.

> **참고하세요!**
>
> 이런 사람, 옥수수 수염차 절대 금물!
>
> ◎ 몸이 잘 붓지 않는다. 안 부어도 열이 있는 사람은 먹어도 됨.
> ◎ 몸이 차고 소화가 잘 안 된다. 소음인의 경우 기가 약하여 살이 찐다. 이럴 경우에는 황기차가 좋다. 또 소화기에 열이 많아서 식욕이 땡기는 사람은 녹차를 마시면 좋다. 녹차의 시원한 성질이 1차 열을 내려주고 2차 식욕이 덜 땡기도록 해준다.
> ◎ 변비가 심하다.
> 변비가 심한 소양인이라면 동규자차를 강력 추천한다. 대소변이 잘 나오도록 도와주면서 부기까지 빼준다.

61. 율무차
-먹어도 살 안 찐다-

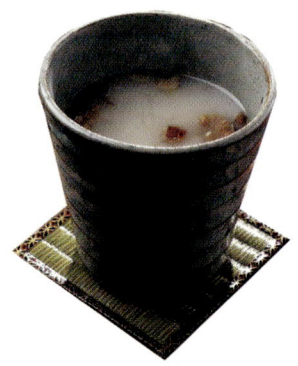

한의원에서 최근 가장 강력하게 미는 다이어트 음료이다. 율무의 달고 독하지 않은 맛 때문에 처음 시도하는 사람도 얼마든지 장기 복용이 가능하다. 칼로리가 높을 것 같지만 마시면 밥맛을 떨어뜨리게 하는 작용 덕분에 다이어트 효과는 높다.
왕성한 식욕을 떨어뜨리면서도 기운은 여전히 쑥쑥 솟는다. 피부까지 매끈하게 가꿔준다. 율무와 불임은 관계가 없다. 단 임신 중에는 피하는 것이 좋다.

이런 사람에게 딱 좋아
성격이 느긋하고 무엇이든 잘 먹으면서 고집이 센 태음인은 먹으면 먹는 대로 살로 가는 치명적인 스타일이다. 대부분 물살로 몸의 습을 없애주고 수분의 대사(이뇨)작용을 도와주어야 된다. 먹어도 배가 고프다면, 그래서 일찌감치 다이어트를 포기했다면 밥 대신 율무차로 포만감을 느끼도록 해보라.

♥ 제대로 즐기는 법

① 율무를 팬에 볶았다가 미숫가루처럼 간다. 시판 가루를 구입하면 편리하다.

② 하루 3번 식전에 마셔야 한다. 밥은 지어먹어도 좋고 현미멥쌀(쌀)과 율무의 비율은 1:1로 한다. 보리차처럼 끓여 물 대신 마셔도 좋다.

③ 자판기에서 파는 율무차로는 다이어트 효과를 기대할 수 없다.

참고하세요!

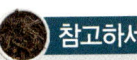 **참고하세요!**

이런 사람, 율무차 절대 금물!

◎ 소화가 잘 안 되는 사람이나 변비가 있는 사람은 피할 것. 대장의 수분까지 흡수해 더 심한 변비를 유발할 수 있다. 잠이 안 오는 예민 체질도 금물이다.

◎ 잠이 잘 안 올 때는 칡차를 마셔야 한다. 칡은 머리의 열을 빼주며 기를 내려주는 역할을 한다. 따라서 칡차를 주기적으로 마시면 불면증도 고치고 살도 뺄 수 있다.

◎ 율무로도 해결되지 않는 왕성한 식욕이 나타날 때는 현미차를 복용하는 것이 좋다. 마신 후 곧 변을 보고 싶을 정도로 소화가 잘 되는 게 주 특징이다. 이 뇨 작용까지 뛰어나 식사 대신 수시로 마셔주면 허기도 채워주면서 몸 속 수분과 노폐물을 쏙 빼준다. 큰 어려움 없이 체중을 감량하기 좋은 음료이다. 특히 현미의 씨눈에 의한 생명력과 비타민, 미네랄 등이 풍부해 백미를 먹는 것보다 낫다. 소화가 잘 되고 설사를 멈추게 하는 효과도 있다.

62. 현미대나무밥
-화와 열을 내려주고 성인병 예방-

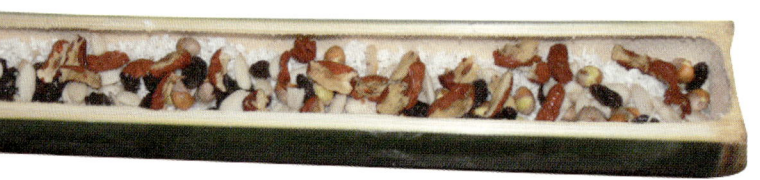

여름의 특징이라면 낮에는 찌는 듯한 더위가 나타나고 밤에도 열대야로 잠을 설치기가 일쑤다. 열대야로 잠을 설치면 그 다음날은 하루종일 조는 둥 마는 둥 하며 일을 하게 되니 일의 능률도 떨어지고 직장동료들의 눈총도 피할 수 없다.

특히 화와 열이 많은 소양인과 태음인의 경우는 그러지 않아도 화와 열이 많은데 더운 날씨가 계속되면 에어콘과 선풍기를 최대로 틀어 놓아도 시원하지가 않고 얼음을 씹어 먹어도 먹을 때는 시원하나 그것도 잠시 뿐이다.

이런 무더운 여름에는 바로 한 밥이면서도 시원한 밥을 먹고 싶지만 모두 익혀서 먹는 음식으로 뜨거운 밥뿐이다. 그럴 경우 화와 열을 내려주면서 무더운 여름을 이길 수 있는 밥으로 좋은 것이 대나무밥이다.

한의학에서 대나무는 잎, 줄기, 뿌리 모두를 한약재로 쓴다. 성질은 달면서도 찬 성질이 있어 심장, 위장, 폐의 열을 빼주는 효능이 있다. 특히 대나무의 줄기를 긁어서 이용하는 죽여(竹茹)는 심장과 폐의 열을 내려주고 가래를 삭게 하여 위열로 인한 구토, 구역, 속의 미식거림증세를 없애준다. 또 대나무를 60cm 정도로 쪼개서 중심부분을 가열하면 액이 나오는데 이것을 모은 죽력(竹瀝)은 열을 내리는 작용이 강하고 담을 없애주며 중풍, 정신혼미, 졸도, 폐열로 인해 숨이 차고 가슴이 답답한 증세에 좋다.

현미대나무밥은 대나무통에밥을 하게 되면 대나무 속의 죽여와 죽력의 효능이 밥에 스며들게 되어 따뜻한 밥에 시원한 대나무의 효능이 가미된다고 할 수 있다. 여기에 체질에 맞게 현미, 율무, 팥 녹두를 넣으면 화와열을 내리고 고혈압, 당뇨, 동맥경화 등의 성인병을 예방하며 화병, 얼굴과 목의 땀, 가슴이 답답하거나 열이 얼굴로 올라가는 증세에 좋다.

그러나 소화기능이 약하거나 몸이 찬 경우에는 피하는 것이 좋다. 체질적으로는 소양인과 태음인에 좋고 소음인은 피하는 것이 좋다.

♠ 먹으면 좋은 체질 : 소양인과 태음인

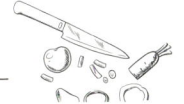

〈재료〉
굵은 대나무통(지름 5cm이상), 현미멥쌀, 녹두, 팥, 율무, 검은콩 등.

〈만드는 법〉
① 대나무를 한쪽은 막히고 한쪽은 뚫리게 자른다.
② 현미멥쌀, 녹두, 팥, 율무, 검은 콩은 물에 불려 놓는다.
③ 대나무통에 소양인은 현미에 팥, 녹두를 넣고, 태음인은 현미에 율무와 검은 콩을 넣는다.
④ 대나무통을 찜통에 넣고 찐다.

63. 대보름의 오곡밥
-모든 체질에 두루 좋은 건강식-

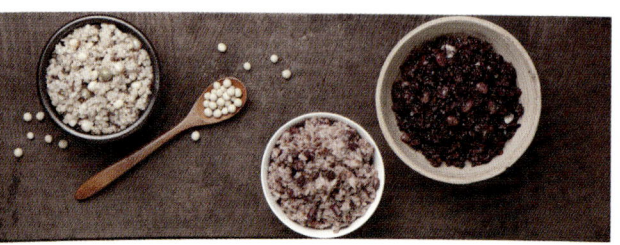

설이 지난 후 바로 오는 정월 대보름에는 정화수를 길어오는 용알뜨기, 밤에 다리를 밟으면 다리의 병이 걸리지 않는다는 다리밟기, 쥐를 없애기 위한 쥐불놀이와 그 외에 줄다리기, 차전놀이, 재웅치기 등이 있고, 대보름 음식으로는 오곡밥, 약밥, 약식, 복쌈, 부럼, 묶은 나물을 먹는 풍습이 있다.

이중 정월 대보름의 대표적인 음식인 오곡밥은 다섯 가지의 곡식을 섞어 지은 밥으로 올해에도 모든 곡식이 잘 되기를 바란다는 뜻으로 먹는 음식이다. 다른 성을 가진 집의 밥을 세 집 이상 먹어야 하고 하루에 아홉 번을 먹어야 좋다고 한다.

이러한 오곡밥은 사상체질적으로 보면 각 체질의 음식이 골고루 섞여 있는 조화된 음식이라고 할 수 있다.

우리 민족이 가장 즐겨 먹는 멥쌀은 성질이 평하고 맛이 달아 소화기를 따뜻하게 하고 살과 근육을 돕는다. 또 설사를 그치게 하는 효과가 있으며 어느 체질이나 먹어도 문제가 없다. 찰진 찹쌀은 성질이 따뜻하고 맛은 달다. 소화기를 보하고 따뜻하게 하며 구토, 설사를 그치게 하는 효과가 있어 소화기가 약한 소음인에게 좋다.

노란 차좁쌀은 비위의 열을 제거하고 소변을 잘 나오게 하며 설사를 멎게 하는 효과가 있어 소화기가 약한 소음인에게 좋다.

곡물 중에 가장 크고 긴 수수는 소화는 덜 되지만 몸의 습을 없애주며 열을 내려주어 태음인에게 좋다.

고단백을 공급하여 주는 콩의 성질이 평하고 맛이 달아 오장(五臟)을 보하고, 십이경락의 순환을 돕는다. 장위(腸胃)를 도와주며 태음인에게 좋은 음식이다.

붉은 팥은 성질이 평하고 맛이 달다. 부종을 빼주고 이뇨작용을 도우며 종기와 농혈(膿血)을 배출한다. 갈증과 설사를 멈추게 하며 화와 열이 많은 소양인에게 좋다.

따라서 건강한 사람에게는 골고루 섞여 있어도 큰 문제는 없으나 건강이 안 좋은 경우에는 자신의 체질에 맞는 곡류를 위주로 하여 먹는 것이 좋다.

♠ 먹으면 좋은 체질 : 모든 체질

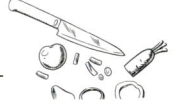

이렇게 만드세요!

〈재료〉
찹쌀 3, 멥쌀 3, 붉은팥, 검은콩 1/2, 수수 1, 좁쌀 1/2, 소금, 밥물 등.

〈만드는 법〉
① 찹쌀과 멥쌀은 씻은 후에 불려놓는다.
② 팥은 터지지 않을 정도로 삶고 팥물은 밥물에 섞어 사용한다.
③ 수수, 콩은 씻어 불려놓고, 차좁쌀은 씻어 놓는다.
④ 찹쌀, 멥쌀에 팥, 콩, 수수를 솥에 넣고 고루 섞는다.
⑤ 팥물과 물을 합하여 소금으로 간을 한 뒤 물을 조금 적게 잡아 밥을 짓는다.

64. 새해 건강 다지는 한방 보양식 3가지

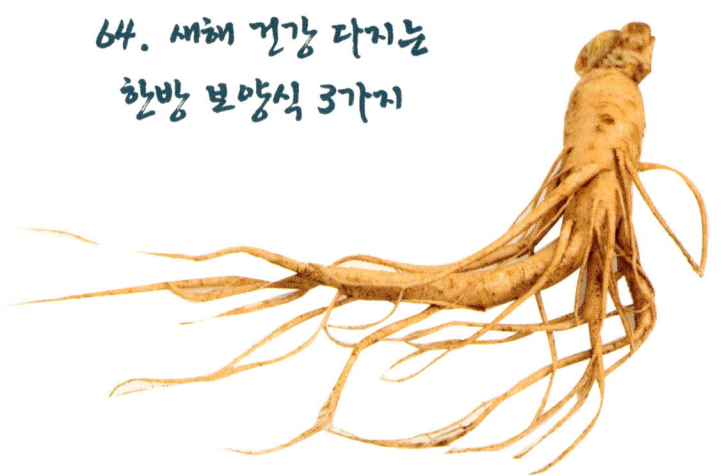

모든 것의 시작은 새로운 희망을 준다. 새해 새 아침을 맞는 느낌도 마찬가지다. 누구는 담배를 끊어보겠다고 각오를 다지기도 하고, 또 어떤 이는 꼭 성공하리라는 다짐을 하기도 한다.

그러나 새해를 시작할 때 반드시 챙겨야 할 것은 일년 건강이다. 건강해야 일도 할 수 있고 성공도 할 수 있으며 돈도 벌 수 있다.

그래서 새해 벽두에 반드시 챙겨야 하는 것은 건강인 것이다.

특히 아침 일찍 출근하여 밤 늦게 퇴근하며 스트레스를 받는 직장인이거나 밤, 낮으로 공부를 하는 학생, 여러 시험공부를 하는 수험생, 점점 연로해 가시는 노인들은 반드시 새해 건강을 다지는 음식을 먹는 것이 좋다.

그러나 이때에 반드시 자기 체질에 맞는 보양식을 먹어야 한다. 아무리 좋은 보약이라고 하더라도 자신의 증세와 체질에 맞지 않으면 오히려 해가 되기 때문이다.

예를 들면 인삼이 보약 중의 보약이지만 열이 많거나 화가 많거나 가슴이 답답하거나 혈압이 높은 경우에는 오히려 병을 더 악화시키는 것을 보면 쉽게 알 수 있다.

따라서 새해 보양식을 할 때도 체질에 맞게 먹는 것이 중요하다.

평소 성격이 예민하고 꼼꼼하며 식사량이 적거나 살이 안 찌거나 식은 땀이 나면서 기운이 빠지거나 소음인인 경우는 인삼황기삼계탕을 먹는 것이 좋다.

또 급하고 직선적이고 화가 많거나 허리가 약하거나 자신의 감정을 억제하지 못하거나 소양인인 경우는 구기자돼지고기찌개가 좋다.

느긋하고 참을성이 많으며 성취욕이 강하거나, 고집이 세거나 몸이 피곤하거나 스트레스를 많이 받거나 태음인인 경우는 연육산약쇠고기국을 먹는 것이 좋다.

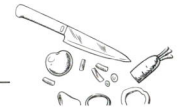 이렇게 만드세요!

① 인삼황기 삼계탕 : 인삼, 황기 각 15g, 영계 한 마리, 찹쌀, 마늘, 파, 생강. 닭을 깨끗이 다듬어 뱃속에 찹쌀, 인삼, 황기를 넣은 후 양념을 넣고 푹 달여서 먹는다. 이 약선은 소음인 체질에 특히 좋다.

② 구기자돼지고기 찌개 : 구기자 100g, 돼지고기 500g, 김치, 소금, 각종 양념류. 구기자를 씻어서 물에 불린다. 돼지고기를 적당한 크기로 썰어 김치, 구기자 양념을 넣어 물을 붓고 찌개를 끓인다. 이 약선은 소양인 체질에 특히 좋다.

③ 연육산약쇠고기탕 : 연육, 산약 각각 30g, 쇠고기 500g, 무, 각종 양념류. 연육, 산약을 씻어서 물에 불린한디. 고기를 적당히 썰어서 연육, 산약, 무, 양념을 넣고 물을 부어 끓여서 탕을 만든다. 이 약선은 태음인 체질에 특히 좋다.

65. 새해 건강을 지키는 보양차 3가지

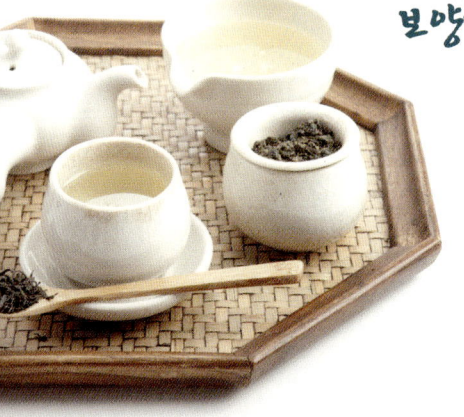

새로운 기분으로 시작하는 새해 새아침, 마음을 하늘을 찌르는 데 몸이 마음대로 안 된다면 비애감을 느끼지 않을 수 없다.
이럴 때 우리 주위에서 쉽게 구할 수 있고, 쉽게 복용을 할 수 있는 것으로 건강차를 활용하는 방법이 있다.
특히 자기 체질에 맞는 것을 복용하면 보다 좋은 효과를 기대할 수 있다. 실제로 보면 위장이 예민한 소음인은 자신의 몸에 안 맞는 것을 금방 알아내고, 소양인은 열이 많은 음식을 먹으면 화가 오른다. 태음인은 자신의 체질에 맞지 않아도 일단은 소화를 시키지만 흡수는 되지 않는다.
따라서 건강차를 마실 때도 반드시 자기 체질에 맞는 것만 마시는 것이 중요한데 각 체질별로 효과를 볼 수 있는 것으로 새해에 마시면 좋은 건강차를 소개하면 다음과 같다.
위장기능이 약하고 쉽게 피곤해 하거나 몸이 차고, 예민하고 꼼꼼하며 식사량이 적거나 소음인인 경우는 인삼대추생강차를 마시는 것이 좋다. 또 쉽게 화를 내고 후회를 하며 마음의 안정이 안 되고 항상 붕 떠있는 느낌이고 항상 찬 음식을 먹고 싶거나 소양인인 경우는 구기자산수유차가 좋다.

비만하고 열이 많고 얼굴이 붉으며 욱하는 성질이 많거나 태음인은 칡호두차나 율무잣차를 마시면 좋다.

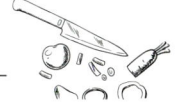 이렇게 만드세요!

① 인삼대추생강차 : 인삼 15~30g, 대추 3~5개, 생강 5~7편
   인삼, 생강, 대추를 같이 넣어 보리차 달이듯이 달이며 기를 보충하려면 인삼의 양을 늘린다. 이 약차는 소음인 체질이 특히 좋다.

② 구기자산수유차 : 구기자, 산수유 각 15g
   구기자, 산수유를 같이 넣어서 보리차 달이듯이 달인 후 신선한 과일과 같이 들면 좋다. 이 약차는 소양인 체질에 특히 좋다.

③ 칡호두차 : 칡 15~30g, 호두 3~5개.
   칡을 넣어 달인 후에 호두를 띄워서 마신다. 이 약차는 태음인 체질에 특히 좋다.

④ 율무잣차 : 율무를 볶아서 미숫가루와같이 가루로 만든다. 율무가루 15~30g을 따뜻한 물에 녹인 후에 잣 5~10개를 넣어 마신다. 이 약차 또한 태음인 체질에 좋다.

66. 꿩떡국
-기혈순환과 근육순환에 효과-

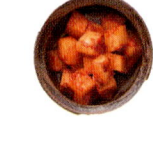
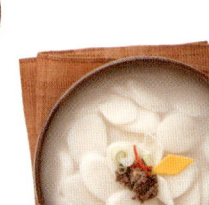
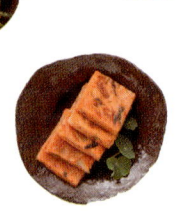

우리나라 최대 명절인 설날의 대표적인 음식은 떡국이다. 지금은 한 살이라도 나이를 덜 먹기를 바라지만 어릴 때 떡국을 먹어야 나이를 먹게 된다는 어른들의 말씀에 몇 그릇씩 먹던 기억도 있다.

우리가 설날 먹는 떡국엔 새로 고침의 뜻이 담겨 있다. 흰색의 떡국을 먹는 것으로 새해를 깨끗하게 시작한다는 의미와 천지만물의 부활신생을 바라는 종교적인 의미다. 이러한 떡국에 빠지지 않는 것이 있다. 흰 떡에 쇠고기나 꿩고기를 넣어 함께 먹는 풍습이다. 궁핍한 시절엔 쇠고기나 꿩 대신 닭을 쓰기도 했다. '꿩 대신 닭'이라는 말도 여기서부터 비롯됐다. 그럼, 설날에 먹던 꿩떡국의 약효를 알아보자.

꿩고기는 기혈 순환 돕고 근육 튼튼히 해

한의학적으로 볼 때 꿩고기는 약간 찬 성질에 시큼한 맛으로 인체 내 기혈의 순환을 도와주고 근육을 튼튼하게 하는 데 이로운 식품이다. 또 위장을 튼튼하게 해주며, 설사, 이질을 멎게 하고 종기를 없애는 효능도 갖고 있다. 체질적으로는 몸이 뜨거운 사람보다는 찬 소음인에게 좋은 음식이다. 그러나 꿩고기는 예로부터 쉽게 구할 수 있는 것이 아니다. '꿩 대신 닭'을 떡국에 이용하는 경우가 많은 것은 이 때문이다. 그렇다고 닭고기의 영양이 꿩에 못 미치는 것도 아니다. 우리 주위에서 쉽게 구할 수 있는 식품 닭고기는 근육 속에 지방이 섞여 있지 않기 때문에 맛이 담백하고 소화 흡수가 잘 되는 게 특징이다. 성질상 따뜻하면서 맛도 달기 때문에 겨울에 몸이 차고 손발이 얼음장 같으며, 소화기능도 약한 사람의 원기를 보양하는 데 제격이다.

꿩고기와 마찬가지로 근육의 뼈를 강하게 하고 식욕을 돋운다. 설사를 다스리며 병후 허약증을 개선하는 데 좋으며 역시 소음인 체질의 소유자들에게 특히 좋다. 다만 몸 속에 화와 열이 많은 체질과 고혈압, 당뇨, 동맥경화 등의 성인병을 가진 사람들에겐 해로울 수 있으므로 설날 떡국을 먹을 때 고기를 빼고 먹는 것이 바람직하다.

♠ 먹으면 좋은 체질 : 소음인

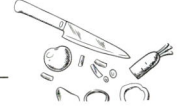

이렇게 만드세요!

〈재료〉
가래떡 400g, 꿩(혹은 닭)고기 200g, 다진 살코기 100g, 달걀, 파, 간장, 깨소금, 참기름, 소금, 후추 등 양념.

〈만드는 법〉
① 꿩(혹은 닭)고기를 채썰고 간장, 다진 파 마늘, 참기름을 양념해 볶다가 물을 넣고 소금으로 간을 맞춰 장국을 끓인다.
② 다진 살코기도 간장, 설탕, 다진 파, 마늘, 깨소금, 참기름을 넣어 양념해 볶는다.
③ 달걀은 지단을 부치고 채썰어 놓는다.
④ 파도 깨끗이 씻어 채를 썬다.
⑤ 가래떡을 먹기 좋게 어슷 썰어 ①에 넣고 끓인다.
⑥ 떡이 떠오르면 ④를 넣고 좀 더 끓인다.
⑦ 대접에 옮겨 담고 미리 준비한 ②,③을 얹어 식탁에 올린다.

67. 대합조개만두
-음기를 보해주는 효능 뛰어나다-

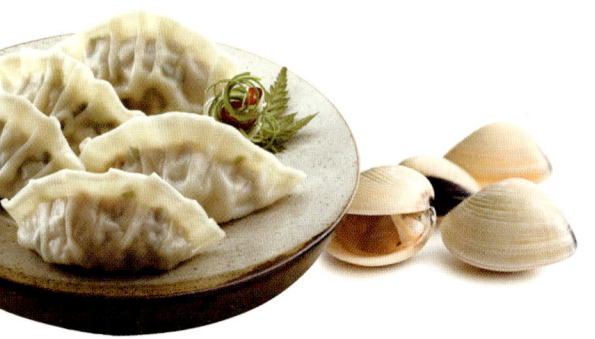

설을 전후하여 먹는 떡국과 함께 잘 먹는 음식이 만두일 것이다. 만두는 그냥 만둣국으로 먹을 수도 있고 떡국에 넣어 먹으면 떡만두국이 되므로 떡국과 같이 먹어도 음식궁합이 잘 맞는 음식이다. 또한 만두만을 쪄 먹어도 간식으로도 좋고 한 끼의 음식으로도 대용할 수 있는 좋은 음식이다.

이러한 만두는 전통적으로 만두껍질의 종류에 따라, 소재료에 따라, 모양에 따라, 조리 방법에 따라 모양, 맛, 영양이 각각 다양한 종류의 만두가 만들어진다. 이들 중 음기(陰氣)를 보충하여 주고 성인병에 좋은 것이 대합조개만두이다.

우리 주위에서 구할 수 있는 대합조개는 성질이 차면서도 단맛이 나고 짠 성질이 있다. 음(陰)을 보충하여 주며 혈(血)을 만들어 주는 효능도 있다. 특히 열을 내려주며 해독하는 기능이 있어 화와 열이 많거나 음이 허하여 허열이 생기거나 화병이 있거나 가슴이 답답하고 머리가 아픈 경우에 좋다. 또 여성의 하혈과 대하증에도 좋고 술을 깨게 하는 효능이 있기도 하다.

체질적으로는 소양인과 태양인에게 좋다.

경제적이면서 고단백의 영양을 공급해주는 돼지고기는 다른 고기에 비하여 열을 내려주고 음기를 보충하여 신장을 보해주는 효능이 있다. 또 건조한 것을 윤택하게 하고 조열(燥熱)로 인한 기침, 변비에 좋다.

그러나 단백질 함량은 낮고 지방과 콜레스테롤의 성분이 높기 때문에 고혈압, 동맥경화, 심장병 등이 있는 사람은 피하는 것이 좋다.

따라서 대합조개만두는 화와 열이 많으나 음이 부족하여 상체로 열이 많이 올라가는 사람에게 음기를 보충하여 주어 열을 내리는 효과가 있으며 소양인에게 좋은 음식이다.

♠ 먹으면 좋은 체질 : 소양인

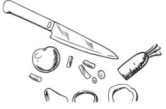 이렇게 만드세요!

〈재료〉
대합 600g, 돼지고기 100g, 김치 150g, 두부, 밀가루, 달걀, 다진파, 간장, 깨소금, 참기름, 소금, 후추 등 적당량.

〈만드는 법〉
① 대합은 깨끗이 씻어 살을 꺼내 내장을 빼고 다시 씻어 물기를 뺀 다음 다진다.
② 고기는 곱게 다져 간장, 파, 참기름, 깨소금, 후추로 양념을 한다.
③ 다진 살코기는 으깬 두부, 간장, 설탕, 다진 파, 마늘, 깨소금, 참기름을 넣어 양념한다.
④ 김치는 다져서 꼭 짠다.
⑤ 준비한 모든 양념을 섞어 양념하며 소를 만든다.
⑥ 조개껍데기 안을 깨끗이 씻어 물기를 없앤 후 안쪽에 밀가루를 뿌리고 준비한 소를 가득 채운 후, 다시 밀가루를 뿌리고 달걀은 황백으로 갈라 옷을 입혀 끓는 물에 익혀 낸다.
⑦ 접시에 푸른 야채를 깐 후 대합조개만두를 예쁘게 올려놓는다.

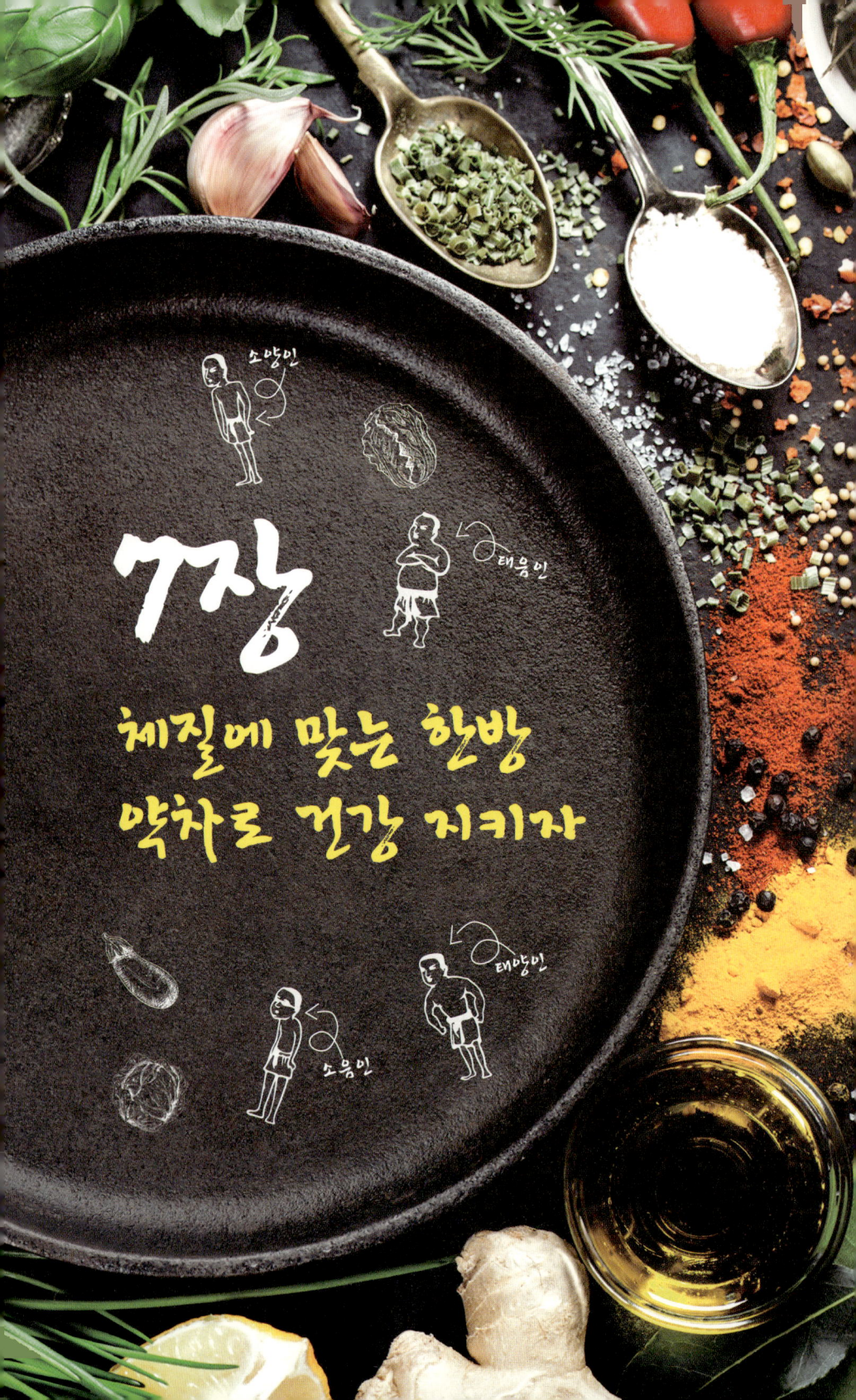

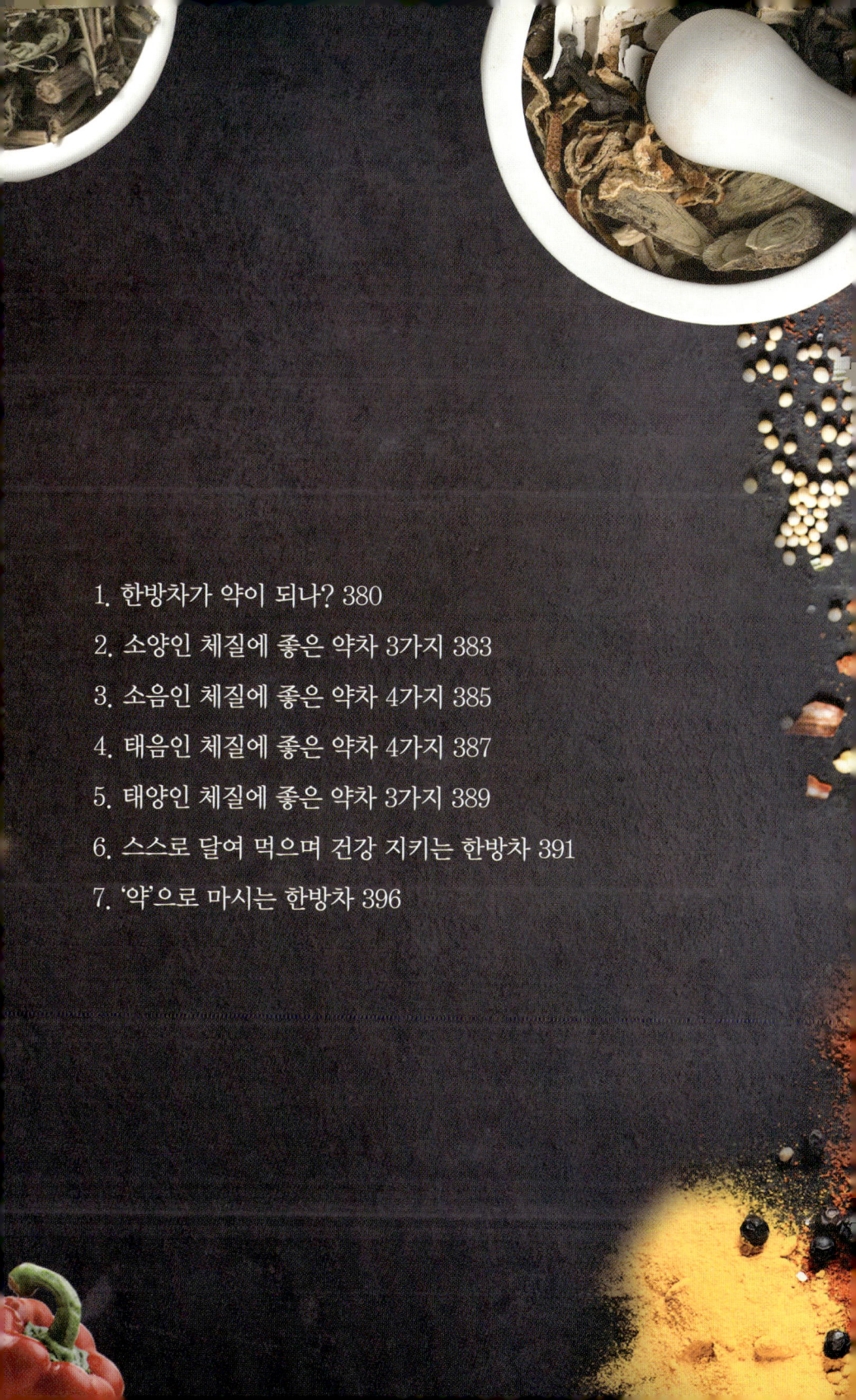

1. 한방차가 약이 되나? 380
2. 소양인 체질에 좋은 약차 3가지 383
3. 소음인 체질에 좋은 약차 4가지 385
4. 태음인 체질에 좋은 약차 4가지 387
5. 태양인 체질에 좋은 약차 3가지 389
6. 스스로 달여 먹으며 건강 지키는 한방차 391
7. '약'으로 마시는 한방차 396

1. 한방차가 약이 되나?

한의학에서 차는 질병을 치료하고 예방하는 데 없어서는 안 되는 것 중 하나다. 풀뿌리나 나뭇잎 중의 아주 미세한 양을 마시는 것이지만 습관적으로 오래 복용하면 건강에 큰 영향을 미친다.

그러나 차를 마실 때도 반드시 체질적인 특성을 고려해야 한다. 그렇지 않으면 오히려 건강을 해치게 된다.

일례로 혈압이 높거나 열이 많은 사람이 인삼차를 마시게 되면 머리가 아프다든가 열이 나는 증상을 흔히 겪게 된다. 이것은 차 한 잔에도 사람마다 좋은 차, 나쁜 차의 궁합이 있다는 단적인 예이다. 소화 장애가 있거나 몸이 찬 사람이 녹차를 수시로 마시는 것이 건강을 더욱 악화시킬 수 있다.

다음은 각 체질별로 건강에 도움이 되는 여러 가지 차들의 효능에 대하여 소개하고자 한다.

① 소음인의 차

소음인은 몸이 차고 위장의 기능이 약한 관계로 따뜻한 성질의 약재가 차로 마시기에 좋다. 인삼차는 소음인에게 명약으로 기를 보해주고 소화기능도 도우며 손발을 따뜻이 해준다. 생강차는 소화기능과 혈액순환을 돕고 감기에 좋으며, 귤차, 유자차, 레몬차는 소화기능을 돕고 기의 운행을 돕는다. 대추차는 위의 기능을 돕고 마음을 안정시키며 진액을 보충해준다. 꿀차는 폐와 장의 진액을 보충해 주고, 당귀차와 천궁차는 보혈을 하여 몸 안의 피를 공급해준다.

계피차는 내장과 손, 발을 따뜻이 해주고, 두충차는 하초기능을 튼튼히 하며 뼈를 강하게 해준다. 또 인삼, 대추, 생강을 같이 섞어서 차로 마시면 보기, 보혈에 좋다.

② **소양인의 차**

소양인은 열이 많고 성격이 급한 체질로 대체적으로 시원한 성질의 약재가 알맞다. 산수유차, 구기자차는 하초의 기능을 돕고 강정기능이 있다. 보리차는 열을 내리고 이뇨작용이 있으며, 결명자차는 눈을 맑게 해준다.

이런 차 외에도 당근즙, 녹즙, 참외, 수박, 포도, 토마토 등의 과일즙 등도 차와 마찬가지로 효과가 있다.

③ **태음인의 차**

태음인은 비만하고 혈압, 당뇨, 동맥경화 등의 성인병이 다른 체질에 비하여 많기 때문에 습, 담, 열을 없애주는 차가 좋다.

일반적으로 말하는 설록차, 작설차 등이 특히 잘 맞는다. 또 맥문동차, 천문동차는 폐를 보해주고 진액을 보충해주는 효능이 있다. 오미자차는 기침을 멈추게 하고 진액을 보해준다. 설록차와 작설차는 피를 깨끗이 해주고 정신을 맑게 해준다. 음양곽차는 하초의 기능을 돕고 습을 제거한다. 용안육차는 보혈하고 마음을 안정시킨다. 율무차는 몸 안의 습을 제거하고 피부를 깨끗이 해주어 비만에 좋으나 변비가 있는 사람은 피하는 것이 좋다. 칡차는 목의 뻣뻣함을 풀어주고 진액을 생기게 하며 간을 해독하여 주는 효과가 있다.

④ **태양인의 차**
태양인은 화가 많은 체질로서 맑은 성질의 차가 좋다. 모과차는 근육에 힘이 없거나 몸이 나른하거나 감기에 걸렸을 때에 좋다. 감잎차는 피를 맑게 해주며, 오가피차는 하초를 보해주고 뼈와 근육을 튼튼히 해준다.

2. 소양인 체질에 좋은 약차 3가지

몸에 열이 많은 체질이냐, 그렇지 않느냐 하는 것은 단순히 손발이 따스하다거나 혹은 차다로 구분하면 안 된다.

본래 몸 속에 열이 많은 소양인도 손발은 차가운 경우가 있다. 좀더 확실한 구분 방법은 인삼이다. 인삼은 뜨거운 성질을 가진 약재이므로 인삼을 먹었을 때 화끈화끈거리는 사람은 몸 속에 열이 많은 체질이다. 반대로 몸이 따스해지면서 보해지는 사람은 속이 냉한 사람이다.

이 구별법을 통해서 열이 많은 집으로 판명이 났다면 자꾸 위로 솟아 오르려는 화기를 가라앉혀주는 차를 마시면 건강에 유익하다. 화기를 내려주는 대표적인 한방 약차를 소개하면 다음과 같다.

① 결명자차

결명사는 눈을 밝혀주는 약차로 유명하다. 간 질환이 있어서 혈압이 오르거나 눈이 나빠질 때 마시면 특히 좋다. 고혈압으로 생기는 두통이나 가슴 답답증, 어지럼증에도 효과적이다.

마시는 법 : 반질반질한 결명자를 사서 살짝 볶아 두었다가, 볶은 결명

자 4큰술에 물 6컵 정도를 붓고 붉은 빛이 돌 때까지 끓여 마신다.

② **구기자차**

구기자차는 침전된 콜레스테롤을 제거하고 간에 축적된 지방을 분해 하여 성인병에 좋은 차이다. 신경 쇠약이나 시력 감퇴에도 효과가 있다.
마시는 법 : 늦은 봄에 딴 연한 잎을 손가락 마디 만큼 채로 썰어 그늘에서 3일 정도 말린 후 녹차처럼 우려 마신다. 열매는 보리차처럼 물에 끓이며 된다.

③ **산수유차**

산수유는 신장을 보호하고 간에 좋다. 특히 신장이나 자궁이 안 좋은 사람이 산수유차를 오래 마시면 기를 높일 수 있다. 소양인에게 특히 좋은 차다.
마시는 법 : 산수유 열매를 물에 끓인 후 우려내어 마신다. 구기자와 함께 넣고 끓여도 잘 맞는다.

3. 소음인 체질에 좋은 약차 4가지

① 생강차

몸이 차고 저혈압인 사람에게 가장 좋은 차이다. 이 차는 혈액 순환을 도와 몸을 금방 따스하게 한다. 흰 파뿌리를 함께 넣어 진하게 끓이면 감기약 대용으로도 효과적이다.

마시는 법 : 생강은 알이 굵고, 잘랐을 때 흰 것이 좋다. 생강은 껍질을 벗겨 저민 후 물 2L에 생강 16g을 넣고 끓인다. 설탕이나 꿀을 타 마신다.

② 계피차

모든 장기의 기능을 촉진한다. 중추신경계의 흥분을 가라앉히면서 피의 순환을 왕성하게 한다. 특히 소음인에게 좋은 차이다.

마시는 법 : 계피를 짧게 잘라 깨끗이 씻은 다음 물을 붓고 끓이다가 끓어오르면 불을 줄이고 20분간 은근히 달인다. 찌꺼기는 체로 걸러내고 설탕을 타서 마신다.

③ 인삼차

원기를 크게 보해주는 차이다. 기가 허하고 맥박이 약한 사람에게 특히 좋다. 하지만 감기 초기일 때나 음식에 체했을 때는 절대 쓰지 말아야 한다. 열이 많은 사람이 많이 마시면 종종 숨이 막히는 현상도 있을 수 있다.

마시는 법 : 수삼이나 건삼을 물에 넣고 끓인다. 인삼차를 마실 때는 무나 진한 녹차, 커피 등은 마시지 않는 편이 좋다.

④ 인삼대추차

인삼은 원기를 보해주는 대표적 재료이다. 기가 허하고 맥박이 희미한 사람에게 가장 좋다. 무기력하면서 식욕이 없고 헛배가 부를 때도 효과가 좋다.

4. 태음인 체질에 좋은 약차 4가지

평소 느긋하지만 욱하는 성질이 있고 원래 체격이 큰 사람, 말랐더라도 뼈대가 굵은 편인 사람, 이목구비가 선명하고 입술이 두터운 사람은 태음인 체질로 분류해야 한다.

이런 태음인 체질에는 열을 없애주고 피와 정신을 맑게 하는 약차를 마시는 것이 좋다. 대표적인 종류를 소개하면 다음과 같다.

① 오미자차

몸속의 혈당치를 떨어뜨리는 효과가 있어 당뇨 환자가 오래 마시면 좋다. 간에도 좋은 효과가 있어 만성간염 환자에게도 좋은 차이다.

마시는 법 : 오미자를 냉수에 씻어 건진 후 주전자에 넣고 한소끔 끓인 뒤 불을 끈다. 지나치게 끓이면 떫은 맛이 나거나 한약 같은 맛이 나므로 주의한다.

② 맥문동차

심장을 맑게 하고 답답함을 없애주며 대변을 잘 보게 한다. 마른 기침이 날 때나 마음이 답답하고 불안하며 불면증이 있을 때도 효과적이다.
마시는 법 : 맥문동 6~12g을 물로 달여 차로 마신다. 하루 3~4회 정도 마시면 좋다.

③ **칡차**
경직된 근육을 풀어주고 열을 내리며 진액을 생성하여 갈증을 멎게 하는 효능이 있다. 따라서 칡차는 주로 감기 발열을 다스리고 두통과 목의 뻣뻣함을 개선한다.
또 열병으로 인한 답답한 갈증에 효과가 있고, 이질, 설사 증상에도 응용된다.
마시는 법 : 갈근 6~15g을 물로 달여 하루 세 번 복용한다.

④ **율무차**
주요 약효는 비장을 튼튼하게 하고 습을 유익하게 하는 효능이 있다. 또 열을 내리고 농을 배출하기도 한다.
따라서 율무는 주로 설사나 풍습성 관절질환으로 굴신이 제대로 되지 않는 증상에 효과가 있다.
또 부종이나 여성 대하증을 개선하기도 한다.
마시는 법 : 율무 9~30g을 물로 달여 차처럼 마신다.

5. 태양인 체질에 좋은 약차 3가지

머리와 목덜미가 발달하고 허리 부위가 가는 사람, 먹는 것에 비해선 살이 잘 찌지 않는 체질은 태양인 체질로 분류한다. 이러한 태양인 체질인 경우에 마시면 좋은 한방 약차를 소개하면 다음과 같다.

① 솔잎차

솔잎에는 풍(風)을 몰아내고 습(濕)을 건조하게 하며 살충과 가려움증을 멎게 하는 효능이 있어 습관성 요통이나 두통, 불면증 등에 대하여 예방하고 치료하는 효과가 있다.

특히 솔잎차에는 비타민 C가 풍부하게 함유돼 있어 비타민 C의 결핍으로 인해 빚어지는 각종 질병을 예방하는 효과도 있다. 또 인체 조직의 기능을 조절하고 촉진하여 체내의 노폐물을 체외로 배출시켜 인체의 건강을 증진시킨다.

특히 솔잎차는 암세포에 대해서도 억제작용이 있고 위십이지장궤양과 간장, 신장 등의 질환에도 효과가 있다.

마시는 법 : 솔잎을 깨끗이 씻은 다음 믹서기에 넣고 으깨어 그 즙을 걸

러낸 뒤 끓여서 하루 3~4회 정도 차로 마신다.

② 모과차

토할 때나 설사할 때 모과를 달여 마시면 위를 따뜻하게 해주는 효과가 조다. 뼈가 아플 때도 좋고 간을 편안하게 하기도 한다.

마시는 법 : 말린 모과로 차를 끓일 때는 다 익은 모과를 끓는 물에 반나절 정도 담갔다가, 햇볕에 조글조글해질 정도로 말린 후 쪼개 붉은 빛이 날 때까지 다시 말린다. 물 2L에 마른 모과 40g을 넣어 끓인다. 생모과는 설탕에재웠다가 숙성시켜 차로 마신다.

③ 오가피차

바람이 들어서 쑤시고 저리는 통증, 근육 경련에 효과가 있다. 소변이 제대로 나오지 않는 등 하체가 부실할 때 주로 쓴다.

마시는 법 : 건조된 오가피 뿌리, 줄기 9~15g을 물로 달여 차로 마신다.

6. 스스로 달여 먹으며 건강 지키는 한방차

(1) 인삼물
두고두고 먹을 수 있는 가정 상비약

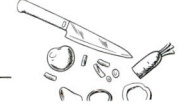 이렇게 만드세요!

〈재료〉
수삼 5뿌리, 대추 3개, 물 3L

〈만드는 법〉
① 수삼, 대추를 깨끗이 씻는다. 이때 수삼은 중간 크기로 준비해서 흐르는 물에 씻어 물기를 뺀다. 대추도 물로 씻어서 물기를 뺀다. 대추는 주름 사이사이에 먼지가 많기 때문에 작은 솔로 문질러 닦으면 좋다.
② 제일 큰 주전자 하나에 수삼 5뿌리를 넣는다. 수삼이 5뿌리일 때 대추는 3개 정도가 좋다. 수삼과 대추는 함께 쓰면 서로 상승작용을 일으켜 효과를 높인다. 커다란 주전자 용량인 3L에 수삼은 5뿌리 정도가 적당하다.
③ 두툼한 냄비에서 중불로 끓인다.
바닥이 두툼한 냄비에 수삼과 대추, 물을 넣고 중불에서 은근히 끓인다. 처음부터 불을 너무 세게 하면 물만 끓어 넘칠 뿐 은근하게 우러나지 않는다.

④ 물이 반으로 졸았을 때 따라낸다.
　　오랫동안 끓여 인삼물이 반으로 줄어들면 물만 따라낸다. 여기에 다시 3L의 물을 붓고 다시 한 번 재탕한다.
⑤ 첫 번째 끓인 물과 재탕 무를 함께 섞는다.
　　재탕한 물도 양이 반으로 줄어들면 따라낸다. 첫 번째 끓인 물과 재탕한 물은 농도 차이가 있으므로 함께 섞어서 통에 담아 보관한다.
⑥ 끝까지 우려 먹으려면 삼탕한다.
　　삼탕도 같은 물의 양으로 똑같이 끓인다. 삼탕 인삼물은 농도가 매우 약하기 때문에 아이들이 마시도록 따로 보관해둔다.
⑦ 남은 수삼으로 정과 만들기
　　삼탕하고 난 후 대추는 건져내고 수삼을 설탕에 넣은 다음 약한 불에서 은근히 조린다. 달콤 쌉쌀할 정과로 만들어서 간식이나 안주로 먹는다.

(2) 생강차

그때그때 우려 먹으면 좋은 차

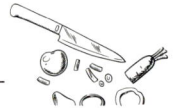

〈재료〉
생강 2뿌리, 물 400ml, 꿀 약간 (많은 양을 끓일 때는 생강 400g에 물 3L가 적당하다)

〈만드는 법〉
① 티포트 하나에 생강 2톨이 적당하다. 2~3인이 둘러 마실 생강차를 끓인다면 생강은 중간 것으로 2톨이 알맞다. 만약 한꺼번에 우려서 두고두고 마실 차라면 제일 큰 냄비에 물 3L를 붓고 생강 400g을 넣으면 된다.
② 생강은 껍질을 벗겨 저민다.
　　생강은 물에 껍질째 씻은 후 껍질을 얇게 벗긴다. 얇게 저며 써는데, 너무 얇으면 잘 우러나지 않는다. 생강을 조금만 쓸 때는 생강을 대충 으깬 후 가는 베보에 넣어 우리기도 한다.

③ 중불에서 은근히 끓인다.
  냄비에 물을 붓고 저민 생강을 넣어 중불에서 은근히 끓인다. 물이 반으로 줄어들 때 따라내어 마신다.
④ 마실 때는 꿀을 섞어 먹는다.
  생강차를 잔에 따르고 꿀 약간을 넣어 마신다. 생강과 꿀은 몸의 열을 보하는 같은 성질을 가지고 있어 서로 잘 어울린다.
⑤ 많은 양을 끓일 때는 재탕한다.
  많은 양으로 생강차를 끓일 때는 인삼물과 마찬가지의 방법으로 2번 우린다. 첫 번째 생강물과 재탕물을 함께 섞어 보관해 둔 후 마실 때마다 뜨겁게 데워 마신다.

(3) 모과차

설탕에 재워 마시는 과일차

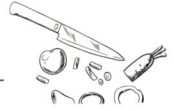
이렇게 만드세요!

〈재료〉
모과 600g, 설탕 600g

〈만드는 법〉
① 모과는 생각보다 단단하다. 모과는 껍질째 깨끗이 씻어서 칼로 4~6등분한다. 푹 익지 않은 모과는 과육이 단단해서 칼이 잘 들어가지 않으므로 조심해야 한다. 모과를 다듬을 때는 가운데 씨도 도려낸다.
② 모과와 설탕량은 똑같이 맞춘다.
  모과는 얇게 저며 썬 후에 밀폐 용기에 켜켜이 담으면서 사이사이에 설탕을 뿌린다. 모과와 설탕은 동량으로 맞추고 실온에 두어야 한다. 그래야 설탕이 잘 녹는다.

③ 모과청이 충분히 생길 때까지 둔다.
한 달 이상 두면 꿀 같은 모과청이 충분히 나오면서 숙성된다. 모과 청이 많을수록 차가 맛있다.
④ 모과 과육은 따로 끓여 붓는다.
모과청 1큰술을 찻잔에 담고 모과 과육은 물에 넣은 끓인 다음 찻잔에 부어 마신다.

(4) 현미차

집에서 끓여 먹는 곡차

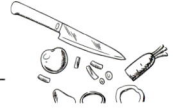 이렇게 만드세요!

〈재료〉
현미 2컵, 물 적당량.

〈만드는 법〉
① 현미는 씻어서 물기를 걷어낸다. 현미를 물에 살짝 씻어 건진 다음 겉에 물기가 없을 정도로 널어 말린다.
② 살짝 볶는다. 바닥이 두툼한 냄비나 프라이팬에서 현미 알이 조금씩 하얗게 튀길 정도로만 볶는다.
③ 볶은 현미는 냉동실에 보관한다.
볶은 현미는 열기가 식을 때까지 두었다가 밀폐용기에 담고 냉동실에 보관한다. 현미차를 끓여 마실 때마다 조금씩 덜어 사용한다.
④ 보리차처럼 끓여 마신다.
물 3컵에 현미 2큰술을 넣고 보리차처럼 끓여 마시면 된다. 더 많은 양을 끓여둘 때는 물 10컵에 현미 1/2컵 정도가 적당하다.

7. '약'으로 마시는 한방차

① 소화가 안 될 때는 창출차

명치 부위가 더부룩하고 답답하며 소화가 안될 때 창출차가 효과적이다. 식욕부진이나 속이 메스꺼울 때, 구토가 있을 때도 좋다. 창출은 몸속의 습기를 몰아낸다.

마시는 법 : 창출은 면보로 닦아 놓는다. 냄비에 창출 20g과 물 2L를 담고 중불에서 끓인다. 맛이 우러나면 체에 걸러낸다.

♠ 먹으면 좋은 체질 : 소음인

② 먹는 게 없는 데도 살이 찔 때는 율무차

옛 한의서에 의하면 율무차를 오래 마시면 몸이 가벼워지고 기를 북돋아준다고 기록돼 있다.

현내 약리힉 연구에 의하면 율무에는 비교적 많은 탄수화합물과 단백질이 함유돼 있고 지방이나 무기질, 비타민 등이 풍부하게 들어있는 것으로 밝혀졌다. 특히 약리 실험에서는 율무가 호흡, 심장, 근육을 흥분시키는 유지방 성분이 들어있고 또 항암작용도 있는 것으로 나타났다.

따라서 율무는 건강 장수를 위한 약재 중 하나로 손꼽힌다.

특히 여름철에 율무차를 즐겨 마시면 기를 북돋아주고 진액을 생성한다. 또 이뇨작용이 있고 습(濕)을 몰아내는 작용이 있어 율무차를 자주 마시면 비만을 예방할 수 있다.

마시는 법 : 율무는 잡껍질을 없앤 다음 잘 씻어 체에 받쳐 물기를 뺀다. 말린 율무를 냄비에서 노릇하게 볶는다. 볶은 율무 20g을 담고 여기에 물 600ml를 부어서 절반이 되도록 달인다.

♠ 먹으면 좋은 체질 : 태음인

③ 추위를 많이 탈 때는 계피차

몸 속에 뭉쳐있는 냉기를 풀어주고 비장과 위장을 덥게 한다. 손발과 아랫배가 냉하면서 맥박이 희미한 허약 체질, 허리와 무릎이 냉하면서 아픈 증상에 특히 좋다.

마시는 법 : 계피는 잘 말린 것으로 준비하여 면보로 닦는다. 냄비에 계피 20g과 물 2L를 담고 중불에서 끓인다. 차의 색이 갈색이 되면 체에 걸러 놓는다.

♠ 먹으면 좋은 체질 : 소음인

④ 술 많이 먹는 남편, 간이 안 좋을 때 인진쑥차

인진쑥은 황달을 치료하는 데 가장 중요한 약재이다. 인진쑥 한 가지만 써도 되고 보조 약재를 섞어 써도 된다. 인진쑥은 담즙의 분비를 증가시키면서 혈압을 내리는 작용도 있기 때문이다.

마시는 법 : 쑥은 깨끗하게 바짝 말린 것으로 준비하여 지저분한 것을

제거한다. 냄비에 말린 쑥 20g과 물 2L를 붓고 은근히 끓인다.

♠ 먹으면 좋은 체질 : 소음인

⑤ 삐걱삐걱, 관절이 안 좋을 때 두충차

두충은 뼈와 근육을 튼튼하게 해서 허리, 무릎이 시큰시큰 아플 때 효과가 있다. 몸이 허약한 여성이 임신을 했을 때 마시면 태아를 안정시킬 수 있다.

마시는 법 : 두충은 체에 받쳐 흔들어 손질한 다음 면보로 닦는다. 냄비에 두충 20g 과 물 2L를 붓고 약한 불에서 끓인다. 물이 반으로 줄어들면 잔에 담고 기호에 따라서 희석해 먹는다.

♠ 먹으면 좋은 체질 : 소음인

⑥ 자고 나면 얼굴이 퉁퉁 부을 때 옥수수 수염차

옥수수 수염은 이뇨작용이 탁월하다. 또한 혈압을 떨어뜨리고 담즙분비를 촉진하는 효과가 있어 비뇨기계 질환과 간염, 황달 등에 쓰인다.

마시는 법 : 옥수수 수염을 깨끗하게 말려둔다. 말린 옥수수 수염을 한번 씻어서 물기를 없앤 후 냄비에 옥수수 수염 15g과 물 2L를 붓고 끓인다. 반으로 줄어들면 거즈에 걸러 마신다.

♠ 먹으면 좋은 체질 : 소양인

⑦ 생리통이 심할 때 당귀차

당귀는 생리불순, 생리통, 폐경 등에 두루 효과가 있다. 이로 인해 몸이 허약할 때도 마시면 좋다. 산후에 복통이나 저리는 통증, 경락 흐름이 원활하지 못할 때도 효과적이다.

마시는 법 : 냄비에 당귀 20g과 물2L를 담고 중불에서 은근히 끓인다. 맛이 충분히 우러나면 체에 걸러 마신다.

♠ 먹으면 좋은 체질 : 소음인

⑧ 평소에 땀을 많이 흘릴 때 먹으면 좋은 약차

◎ 땀이 나면서 탈진될 때는 황기차

땀이 나면서 탈진이 되는 것은 기가 허하고 쇠해약해졌다는 증거이다. 황기는 이런 증상 외에도 권태, 무기력증에도 효과가 있다. 황기는 속을 든든히 하면서 부기를 가라앉히는 면에서 인삼보다 낫다.

마시는 법 : 황기는 넓은 그릇에 담에 면보로 닦는다. 냄비에 황기 20g과 물 2L를 붓고 중불에서 은근히 끓인다. 향기와 맛이 충분히 우러나면 마신다.

♠ 먹으면 좋은 체질 : 소음인

◎ 마음이 불안할 때는 용안육차

용안육은 보혈과 정신 안정, 그리고 심장과 비장의 기능을 돕는 효과가 뛰어나다. 현대 약리학 연구에 의하면 용안육에는 단백질과 당질, 지방 등 3대 영양분이 모두 함유돼 있는데 특히 당질은 주로 포도당으로써 인체에 쉽게 흡수되어 생명활동에 필요한 에너지로 전환되는 것으로 밝혀졌다.

이밖에도 비타민 B1과 B2, 또 혈관을 강하게 하는 비타민 P와 C가 함유돼 있기도 하다.

마시는 법 : 용안육은 마른 면보로 손질해 놓는다. 냄비에 용안육 20g 과 물 1L를 넣고 중불에서 은근히 끓인다. 물이 반으로 줄어들 때까지 달인다.

♠ 먹으면 좋은 체질 : 태음인

⑨ 설사가 심할 때는 감잎차

감잎은 허약 체질이나 과로를 보해주는 역할을 하면서 장의 기운을 북돋아준다. 설사뿐만 아니라 아랫배가 나온 사람에게도 좋고 비타민 C의 보고이기도 하다.

마시는 법 : 말린 감잎은 체에 받쳐 흔들어 손질한다. 냄비에 물 3L를 붓고 감잎 30g을 넣어 끓인다. 수면에 떠오른 하얀 막은 건져내고 물이 반으로 줄어들도록 끓인 후 마신다.

⑩ 기침이 멎지 않을 때는 맥문동차

맥문동은 폐와 위에 주로 작용하는 한방차로 폐가 안 좋아 기침이 나는 감기에 좋다. 비슷한 효과가 있는 천문동을 섞어서 끓여 마시면 천식이나 마른 기침, 가래가 없는 기침이 좋다.

마시는 법 : 수분이 있고 연할 갈색을 띄는 맥문동을 사다가 물 2L에 맥문동 20g을 넣고 끓인다. 물이 반 정도 줄어들 때까지 푹 달여서 먹으면 된다.

♠ 먹으면 좋은 체질 : 태음인

⑪ 감기에 좋은 레몬차

레몬에는 레몬산이 함유돼 있어 노화된 피부를 펴주는 작용이 있다. 특히 레몬에 함유돼 있는 비타민 C는 감기를 예방하는 데 좋은 효과를 나타낸다. 또한 기의 순환이 잘 되게 한다.

마시는 법 : 레몬을 얇게 썬 다음 설탕을 켜켜이 뿌려 실온에 둔다. 냄비에 레몬 과육 4~5쪽 레몬청을 담고 물을 6컵 정도 부은 후 은근히 끓인다.

♠ 먹으면 좋은 체질 : 소음인